XIANDAI HULI GUANLI YU CAOZUO GUIFAN

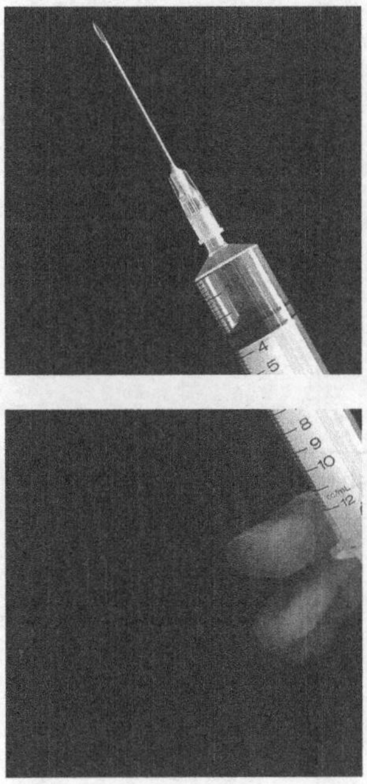

现代护理管理与操作规范

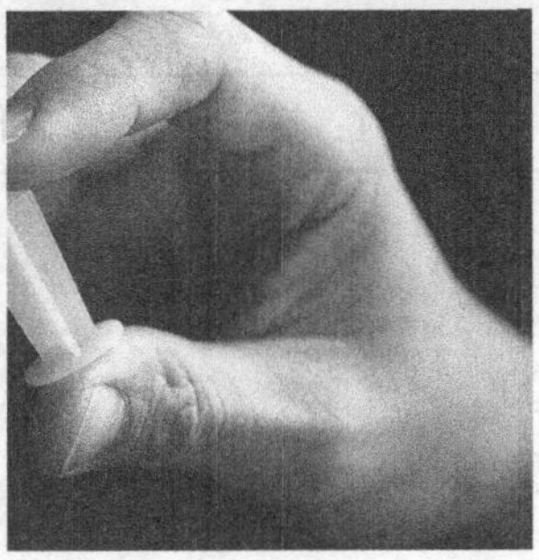

主 编 孔 芝 韩凤云 周 妙 乔海燕 郭利娟 孟庆芳

科学技术文献出版社
SCIENTIFIC AND TECHNICAL DOCUMENTATION PRESS
·北 京·

图书在版编目（CIP）数据

现代护理管理与操作规范 / 孔芝等主编. — 北京：科学技术文献出版社, 2018.8
ISBN 978-7-5189-4756-0

Ⅰ. ①现… Ⅱ. ①孔… Ⅲ. ①护理学 Ⅳ. ①R47

中国版本图书馆CIP数据核字(2018)第185083号

现代护理管理与操作规范

策划编辑：曹沧晔　　责任编辑：曹沧晔　　责任校对：赵　瑗　　责任出版：张志平

出 版 者　科学技术文献出版社
地　　址　北京市复兴路15号　邮编 100038
编 务 部　(010) 58882938，58882087（传真）
发 行 部　(010) 58882868，58882870（传真）
邮 购 部　(010) 58882873
官方网址　www.stdp.com.cn
发 行 者　科学技术文献出版社发行　全国各地新华书店经销
印 刷 者　济南大地图文快印有限公司
版　　次　2018年8月第1版　2018年8月第1次印刷
开　　本　880 × 1230　1/16
字　　数　406千
印　　张　13
书　　号　ISBN 978-7-5189-4756-0
定　　价　148.00元

前　言

随着社会的发展和现代护理技能的日新月异，对护理人才的技术要求也大大提高。学海无涯，临床护理工作者只有不断学习，提高专科知识和技术水平、加强管理，才能更好地为患者解除病痛。

本书由具有深厚护理学专业知识和丰富临床实践经验的一线资深护理骨干编写，着重介绍了护理管理、常规护理技术、常见疾病护理等。内容具体、详实，更加贴近临床，更加突出整体护理，有利于临床各科护理同仁参阅使用。

虽然众编委已反复校对、多次审核，但书中难免有疏漏之处，殷切希望使用本书的广大读者提出宝贵意见和建议，以便再版时进一步完善。

编　者

2018 年 8 月

目　录

第一章

护理安全管理

第一节　护理安全文化的构建

随着社会的进步、经济的发展和法制法规的不断健全，人们的健康、法制、自我保护意识和维权意识不断增强，对护理服务的要求也越来越高，医疗护理纠纷也逐渐增多，护理实践将面临更加复杂的环境。特别是新的《医疗事故处理条例》和《侵权责任法》颁布实施以后，对护理安全管理提出了更高的要求。如何保证护理工作的安全，科学实施护理安全管理，控制护理缺陷和差错事故的发生成为护理管理者面临的重大问题之一。

一、与护理安全文化相关的几个概念

"安全文化"的概念是在1986年苏联切尔诺贝利核电站爆炸事故发生后，国际原子能机构在总结事故发生原因时明确提出的，INSAG（国际核安全检查组）认为安全文化是存在于单位和个人中的种种素质和态度的总和，是一种超越一切之上的观念。安全文化是为了人们安全生活和安全生产创造的文化，是安全价值观和安全行为准则的总和，体现为每一个人，每一个单位，每一个群体对安全的态度、思维程度及采取的行为方式。

"医院安全文化"的概念是由Singer等于2003年首先提出的。医院安全文化就是将文化的所有内涵向以安全为目的的方向推进的一种统一的组织行为，以及医院内所有员工对待医疗安全的共同态度、信仰、价值取向。护理安全文化是医院安全文化的重要组成部分。

护理安全是指在实施护理全过程中患者不发生法律和法定的规章制度允许范围以外的心理、机体结构或功能上的损害、障碍、缺陷或死亡。护理安全管理是护理管理的核心，是护理质量的重要标志之一。

护理安全文化是护理管理中引入的新概念，美国围术期注册护士协会（AORN）把护理安全文化定义为一个组织具有风险知识、安全第一的工作理念，把差错作为组织改进的机遇，建立差错报告系统及有效的改进机制，即认为如果一个组织缺失护理安全文化，大部分患者的安全将得不到保障。护理安全文化包含8个观点3种意识。8个观点为预防为主、安全第一、安全超前、安全是效益、安全是质量、安全也是生产力、风险最小化和安全管理科学化；3种意识为自我保护意识、风险防范意识、防患于未然的意识，被认为是护理安全文化的精髓。Mustard认为建立护理安全文化是评价护理质量和识别、预防差错事故的重要手段。因此护理安全文化的建立是确保护理安全的前提和保证，护理安全文化的构建和完善是护理管理者面临的一个重要课题。

二、护理实践中存在的不安全因素

1. 制度不健全或不详尽　护理规章制度是护理安全的基本保证，规章制度不健全或不详尽，使护士在实际工作中无章可循，遇到问题时不知如何应对，往往会对患者的安全构成威胁及护理纠纷的发生。

2. 人力资源不足　充足的护理人员配置是完成护理工作的基本条件，超负荷的工作常使护理人员无法适应多角色的转变，极易出现角色冲突。

3. 护理人员能力与岗位不匹配　护理过失的发生与护士素质和能力有着直接的联系，护士队伍日趋年轻化，工作中缺乏经验，专科知识不扎实，急救操作不熟练，病情观察不仔细，发现问题、处理问题不及时，这些都是造成护理不安全的隐患。

4. 仪器、设备　仪器、设备保养或维修不及时，抢救仪器、设备不能及时到位或没有处于备用状态，极易导致护理安全问题的发生。

5. 沟通渠道不通畅　医务人员彼此之间有效的沟通是患者安全工作的重要前提，医护之间缺乏沟通和协调，如病情变化时未及时通知医生、医嘱开立时间与护士执行时间不一致、医生临时口头医嘱过后漏补、病情记录内容出现差异等，都是导致纠纷的隐患。

三、护理安全文化的构建内涵

人类自从有了“护理”这一活动，护理安全就一直贯穿于护理活动的始终，总结后形成了许多安全防范的方法和措施，逐渐构建了护理安全文化，丰富了现代护理内容。护理安全文化的建设，从现代护理现状看，单单关注护士的护理措施与方法是远远不够的，我们还应该关注患者心目中的安全问题（医疗安全、人身安全、生活安全等等）。

1. 改变护理安全的观念　根据安全促进理论，建立新的安全护理的理念，包括：差错将发生在任何系统和部门，没有人能幸免，通过努力，寻找、发现系统和部门中的薄弱点；在纠正错误之前，首先找出问题发生的根本原因；纠错不是纠正直接的问题而是纠正整个系统，不把一个问题简单地判断为“人的因素”；简化工作流程，避免出错；对差错者提供帮助。

2. 以护理质量文化促进护理质量改进　护理质量文化的内容分为护理质量文化内层（精神层）、中层（制度层）、外层（物质层）3层，共同构成了护理质量文化的完整体系。内层主要体现在质量价值观、质量意识与理念、质量道德观方面；中层包含质量方针、目标、管理体系、质量法律、法规、标准制度；外层包括护士的质量行为、质量宣传教育、开展质量月活动、院容院貌等。3个层次相互作用，其中内层（精神层）是关键的部分，是护理人员质量价值观和道德观、质量管理理念及质量意识与精神的结合。只有建立持续改进、追求卓越的理念，不断对中层进行完善，使其适应“以人为本，以文化为人”的管理理念，且成为护理人员自觉遵守的行为准则，外层（物质层）才会呈现长久、真实的卓越。

3. 建立共同的安全价值观　构建安全文化体系首先要统一思想，建立共同的安全价值观。护理部利用安全培训班、晨会、安全活动日等深入病房，参加医护人员的安全交流活动，让全体护理人员懂得安全是一切医疗护理工作的基础，它在效率与效益之上，为了安全，必要的牺牲和投入是必需的，也是值得的。安全无小事，护理无小事，因为我们面对的是既神圣又脆弱的生命。共同的安全价值观便于指令性任务的执行，高度的统一行动，在提高工作效率的同时也始终保持着安全意识。

安全文化是安全工作的根本，倡导安全自律遵守。著名经济学家于光远有句名言：“国家富强在于经济，经济繁荣在于企业，企业兴旺在于管理，管理优劣在于文化。”营造安全文化氛围，做好护理安全管理工作，首先必须在全体人员中树立护理安全的观念，加强职业道德教育，时刻把患者安危放在首位。建立安全第一的观点，让每位护理人员都明白，在护理的各个环节上都可能存在安全隐患，如果掉以轻心势必危机四伏，给患者带来不可弥补的伤害。树立安全的心理素质、安全的价值观。

护理安全管理是一个系统工程，必须建立起长效管理机制，营造安全文化氛围，使人人达到“我会安全”的理想境界。人的管理重点关键在于管好人、教化人、激励人、塑造人，是所有管理中最重要的环节。管理重点在规范化阶段护士、实习护生、新入院或转科患者、危重患者及疑难病患者的管理。规范化阶段护士、实习护生临床工作经验不足，加之工作环境的刺激性，工作目标的挑战性，学习与工作中的“精神压力”“紧迫感”、考试、评比、检查、竞赛、护理质量控制等，心理应激耐受力差，难以适应工作环境，正确指导她们把这些看作是适度的心理应激，是促进学习工作的手段，是人正常功能活动的必要条件，把工作看成是一件快乐的事情对待，就能逐渐树立良好的心理素质。新入院或转科的患者由于发病或病情发生变化等，易产生焦虑或猜疑而导致心理应对不良，危重患者及疑难病患者病情变化快、反复，不易察觉，甚至出现突然死亡等严重问题，一旦碰到患者病情变化，规范化阶段护士及实习护生心理准备不足，就会显得惊慌，易给患者及家属带来不安全感，易引起护理纠纷。护士长要经常提醒她们，利用晨会、床头交接班、科务会上反复讲，天天看，怎么做，如何应对，使她们心理逐渐承受，并以以往血的教训警示患者。

4. 建立系统的护理差错分析方法　对护理差错事件进行登记和分析。原因分析包括组织和管理因素、团队因素、工作任务因素、环境因素、个人因素、患者因素等方面。组织和管理因素包括制度、工作流程、组织结构等；团队因素指交流与合作、沟通等；环境因素包括设备、布局设置等；个人因素包括知识、经验、责任心等；患者因素包括患者的情感状态、理解能力、配合程度等。通过对护理差错事件的原因和性质的系统分析，找出造成护理差错的量化数据，为护理管理者找出关键环节提供理论依据。

5. 实施人性化的处理程序，建立畅通的护理差错报告制度　护理工作的复杂、多样、重复等特点使护理人员难免出现这样或那样的差错。这就需要从已发生的事件及错误中分析存在的问题，制定好预防差错发生的策略。同时实施“无惩罚性护理不良事件上报制度”，改变传统的惩罚性措施，把错误作为一个改进系统、预防不良事件发生的机会，转变过去那种对出现护理安全隐患的个人予以经济处罚、通报批评、延迟晋升等做法，护理差错不纳入当事人及部门领导的绩效考核体系。从过去强调个人行为错误转变为重视对系统内部的分析，这并不是否认问责制，而是因为这样会阻止护理人员对护理安全隐患进行正确的报告，难以实现患者的安全。科室做好自查工作，防范差错事故的发生，出现护理差错时要及时上报，科室或护理部要在例会上对差错事故进行分析，目的是查找原因、吸取教训，避免类似的错误再次发生。护理部定期组织质控小组对上报的差错进行分析讨论，提出解决问题的参考意见，给全院护理人员提供一个分享经验的平台，有效的差错报告体系不仅增加了患者的安全，也为护理管理提供了一个可持续进行的护理质量改进的有效途径。

6. 建立标准化护理工作流程　管理者在制定护理工作流程时，必须有一个指导思想，即简化程序，将所需解决的问题减少到最低程度，在不违反原则的前提下，尽可能使流程简单，既减少差错，又提高工作效率。同时建立、修订护理工作流程时，必须从系统、防御的角度去制定。

7. 护理管理者对安全问题的关注与参与　护理管理者必须树立安全第一的思想，把安全管理作为首要的任务来抓，经常对系统进行重新评估和设计，同时要参与护理安全文化的教育工作，做好护理安全的检查工作。

8. 倡导团队协作精神，加强与合作者及患者的沟通　护理工作连续性强，环环相扣，护理人员之间的监督、协助、互补能有效发现、堵截安全漏洞；同时和医院的其他工作人员，尤其是医护双方加强沟通交流，认真听取不同意见，共同做好安全问题的防范，加强医院内各科室的协作与交流，有效防止差错的发生；提倡医护药检一体化，医护人员间的默契配合和高度信任，临床药师的及时指导，电脑医嘱的 PASS 系统等多方位体现团队协作精神，也更促进了护理安全文化氛围的形成。

9. 患者安全满意度调查　患者对安全的参与更直接有效地满足患者对安全的需求。有文献报道某医院每月进行床边护理满意度调查和出院患者电话回访，其中包含了征求患者对治疗、检查、用药、护理措施等心存疑问的方面，了解患者的需求，让患者参与患者的安全，加强医护患之间的沟通，明确告知患者在治疗护理过程中潜在的危险，在沟通中达成安全共识，使患者放心，家属满意，取得了满意的效果。

通过构建护理安全文化，改变护理安全的观念、促进质量文化的建设、建立健全护理安全管理制度，以及护理风险应急和管理预案、合理调配护理人力资源、加强医护患之间的沟通、开展患者安全满意度调查等，旨在减少护理安全隐患，减少护理差错和纠纷的发生。但护理安全文化的建设是一项长期、持续的工作，是一项系统工程，还需要结合我国具体国情，从多角度、多层面分析护理安全问题，提出针对性预防措施，在护理实践过程中不断总结和发展护理安全文化。

（孔　芝）

第二节 护理安全管理组织架构、职责

一、目的

为了进一步加强护理安全管理，落实各级护理人员职责和各项护理规章制度，加强护理安全前馈管理，及时发现护理安全隐患并制定落实整改措施。

二、目标

(1) 建立护理质量安全管理体系。

(2) 加强护理安全制度的建设。

(3) 及时发现及纠正护理安全隐患。

(4) 杜绝严重差错事故的发生，降低护理缺陷发生率，保障患者安全。

三、护理安全小组架构

护理质量管理与持续改进委员会→护理安全小组→科护理安全小组（3～4 名）→病区护理安全员（至少1名）。

四、护理安全小组主要职能

(1) 制定临床护理安全考核标准。

(2) 制定质控计划及考核内容。

(3) 督促指导所在科室护理安全相关制度执行情况，及时发现存在问题并适时提出修改建议。

(4) 及时发现本科室护理安全工作过程中的存在问题、安全隐患，并针对护理安全存在问题进行原因分析，提出改进意见并落实整改措施。

(5) 协调处理护理制度建设方面的有关工作。

(6) 定期组织护理缺陷分析，提出改进建议。

(7) 定期修订各项护理应急预案并检查落实情况。

五、工作程序

(1) 凡护理部下发的护理安全相关的规章制度，由科护士长及病区护士长逐层宣传及落实，护理安全小组协助做好落实工作及落实情况的反馈。

(2) 凡需要责任追究的事项（护理质量及服务缺陷、意外事故等）由所在科室病区、科护士长、护理部及相关安全小组成员负责调查核实并提出处理及整改意见，再由护理部病房管理组及护理部主任讨论决定。

(3) 安全小组成员根据工作职能开展工作，针对临床护理安全工作实际所收集和提出的意见和建议由病区－科－护理部逐级提出和汇总讨论，最后交由护理质量管理与持续改进委员会和护理部主任会议讨论决定。

六、工作要求

(1) 安全小组成员随时发现及收集有关护理安全制度及护理工作过程中的安全隐患，并及时提出相关整改措施。

(2) 安全小组成员每月按《护理安全隐患检查标准》对所管辖病区进行检查，以发现病区安全隐患，并与相关护理管理人员共同分析原因，提出整改措施并进行追踪落实。

(3) 每半年逐级组织安全小组成员进行有关安全工作研讨并提出护理安全工作的改进措施。

（4）每月对护理缺陷进行讨论分析、定性并提出整改意见。

（孔 芝）

第三节 护理不良事件上报系统的构建与管理

确保住院患者安全是临床护理的基本原则，是护理质量管理的核心。目前患者安全问题已经在全世界范围内引起高度重视。美国等国家的实践证明，医疗差错和不良事件报告系统的建立能促进医疗质量和患者安全，达到医疗信息的共享，最终达到减少医疗错误、确保患者安全的目的。在2005年国际医院交流和合作论坛上国内外专家指出，报告系统的建立是最难的，因为有诸多因素阻碍着不良事件的呈报。

中国医院协会在《2007年度患者安全目标》中明确提出“鼓励主动报告医疗不良事件”，体现了“人皆会犯错，犯错应找原因”的管理理念，所以营造鼓励个人报告护理不良事件并能让护士感到舒适的外部环境十分重要。卫生部2008年在《医院管理年活动指南》中也明确要求各卫生机构要鼓励报告医疗不良事件，但是目前还没有建立规范化、制度化的医疗不良事件外部和内部报告系统。

一、与护理不良事件相关的几个概念

护理不良事件是指在护理工作中，不在计划中，未预计到或通常不希望发生的事件。包括患者在住院期间发生的跌倒、用药错误，走失、误吸窒息、烫伤及其他与患者安全相关的非正常的护理意外事件，通常称为护理差错和护理事故。但为准确体现《医疗事故处理条例》的内涵及减少差错或事故这种命名给护理人员造成的心理负担与压力，科学合理对待护理缺陷，所以现以护理不良事件来进行表述。

患者安全是指患者在接受医疗护理过程中避免由于意外而导致的不必要伤害，主要强调降低医疗护理过程中不安全的设计、操作及其行为。

二、护理不良事件分级标准

1. 护理不良事件患者损伤结局分级标准　香港医管局关于不良事件管理办法中不良事件分级标准内容如下：0级事件指在执行前被制止；Ⅰ级事件指事件发生并已执行，但未造成伤害；Ⅱ级事件指轻微伤害，生命体征无改变，需进行临床观察及轻微处理；Ⅲ级事件指中度伤害，部分生命体征有改变，需进一步临床观察及简单处理；Ⅳ级事件指重度伤害，生命体征明显改变，需提升护理级别及紧急处理；Ⅴ级事件指永久性功能丧失；Ⅵ级事件指死亡。

2. 英国患者安全局（National Patient Safety Agency，NPSA）为患者安全性事件的分级　根据NPSA为患者安全性事件的分级定义如下：无表示没有伤害；轻度表示任何需要额外的观察或监护治疗患者安全性事件，以及导致轻度损害；中度表示任何导致适度增加治疗的患者安全性事件，以及结果显著但没有永久性伤害；严重表示任何出现持久性伤害的患者安全事件；死亡表示任何直接导致患者死亡的安全性事件。

三、影响护理不良事件上报的因素分析

1. 护理不良事件上报影响因素的分析　有学者调查结果显示：临床护士护理不良事件上报影响因素中，排序前5位的是担心因个人造成的不良事件影响科室分值、害怕其他人受到影响、担心上报其他同事引起的不良事件影响彼此间关系、担心被患者或家属起诉、担心上报后会受处罚。长期以来，护理差错或事故多以强制性的，至少是非自愿性的形式报告。在医院内部，护理人员的职称晋升、年终评比等通常都与不良事件或过失行为挂钩，一旦发生就一票否决，而且会对自身的名誉造成伤害。在实际操作中，护理不良事件的上报缺乏安全、无责的环境。在护理不良事件发生后，更多的护士首先选择告知护士长或者自己认为可信的同事，这在一定程度上影响了安全且保密的上报环境。同时，目前国内恶

劣的医疗环境，患者对于医院和医务人员的不理解，往往带来严重的过激行为，医疗纠纷的社会处理机制尚不健全，医院对于医疗纠纷的处理一筹莫展，护理人员更加担心不良事件的报告会给医疗纠纷的处理“雪上加霜”，这导致了护理人员更加不愿主动报告医疗不良事件。

2. 人口学资料对护理不良事件上报的影响　学者调查结果显示，大专学历者平均得分高，本科学历者最低。不同学历护士护理不良事件上报影响因素评分比较，差异有统计学意义（$P<0.01$）。学历高者，对于理论知识掌握相对更全面，对护理安全也有较高的认识。有研究表明，对不良事件的认知程度决定着对一项护理操作是否定义为不良事件的判断能力。护理人员会因为错误的操作没有造成患者的伤害而不上报，他们不认为此类事件是不良事件。而医护人员对于医疗不良事件报告有足够的认知及正向态度是成功报告的关键。中专学历者不良事件上报影响因素平均得分低，可能是因为本院中专护士人数少，一般参加基础护理工作，不良事件发生率较低，从而对是否上报的矛盾也小。不良事件上报影响因素平均得分护师最低，护士最高。10～19 年工龄者平均得分最低，1～9 年工龄者次之，20 年及以上者平均得分最高。不同职称和工龄护士的护理不良事件上报影响因素评分比较，差异有统计学意义（均 $P<0.01$）。其原因可能是工龄长的护士大多未经过系统的理论学习，第一学历普遍较低，对于不良事件的认知多从临床经验中总结得出。同时，在实际临床工作中，工龄长的护士因为其丰富的临床经验多需负责临床带教任务，若实习护士发生不良事件，带教老师仍需要担当一定的责任，这同样关系个人利益，同时存在对实习护生职业发展的影响，在一定程度上影响了不良事件的上报。10～19 年工龄的平均得分最低，可能是该年龄段护士学历相对提高，经过一定时期的临床工作，具有一定的临床经验，同时科室资深护士对其仍有监督作用，而且该阶段的护士有较多的机会参加各种护理继续教育，对于新理论新知识的掌握较好，对护理安全认识较深，因而对不良事件多能主动告知给护士长或年长护士。1～9 年工龄的护士多为临床新护士，工作经验不足，发生不良事件的概率较大，但是又害怕上报对自己、对科室有影响，害怕受罚影响其职业生涯发展；另一方面，对不良事件的认识相对不足，从而影响其对护理不良事件的主动上报。

四、提高护理不良事件自愿上报的措施

1. 加强护理人员对不良事件的安全认知和医疗法律意识的培养　有学者认为，给予医护人员对不良事件适当的训练和教育可促进报告行为。医护人员若相信报告不良事件可用来预防错误的再发生，就会相信可以透过资讯从中获益，分享学习，进而促进其报告行为。Kohn 等指出，要促进医护人员的认知水平，就必须了解不良事件报告系统的流程、报告的种类、目的及责任，不良事件的定义和报告后的利益。因此，应给予医护人员对不良事件的训练和教育，加强医护人员的认知水平，培养其正确的态度。

2. 加强护理人员业务素质培训　临床实践表明，护士的素质和能力与护理差错、事故的发生往往有着直接的联系，是维护安全护理最重要的基础。因此，加强护士业务素质培训，提高理论知识水平，对提升护理质量非常重要。护理管理者既要做好护士“三基”培训，又要重视对护士专科理论和专科技能的培训，并加强考核，提高护士业务素质，保证工作质量。同时，对于临床带教老师，要加强带教过程中的护理安全意识，避免不良事件发生。

3. 转变管理模式，实行非惩罚报告体制，创造不良事件上报的无惩罚性环境，营造“安全文化”氛围　其核心是避免以问责为主要手段来管理差错事故。应建立一套规范化、制度化的护理不良事件内部和外部报告系统，明确强制报告和自愿报告的范畴，委托专项研究机构负责对医疗不良事件报告系统的执行情况进行督查。一方面让护理人员按照规范程序进行强制报告，对未报告事件的部门或个人进行处罚；另一方面鼓励自愿上报，加强整个系统的保密性，并对报告数据及时进行分析、评价，查找不良事件发生的根本原因，同时提出的改进建议应该针对系统、流程或制度，而不仅针对个人，营造一种“安全文化”的氛围，把不良事件上报的管理制度提升到文化管理的层次，放弃目前拒绝承认错误、惩罚失败的文化，使医院每位护理人员在正确的安全观念支配下规范自己的行为。

五、护理不良事件上报系统的构建

目前，中国医疗卫生行业中推行已久的是医疗事故报告系统，不良事件报告系统尚处于初步阶段。护理不良事件报告系统有两种形式，即强制性报告系统和自愿报告系统。

强制性报告系统（Mandatory Reporting Systems，MRS）主要定位于严重的、可以预防的医疗差错和可以确定的不良事件，规定必须报告造成死亡或加重病情最严重的医疗差错。通过分析事件的原因，公开信息以最少的代价解决最大的问题。

自愿报告系统（Voluntary Reporting Systems，VRS）是强制性报告系统的补充，鼓励机构或个人自愿报告异常事件，其报告的事件范围较广，主要包括未造成伤害的事件和近似失误，由于不经意或是及时的介入行动，使原本可能导致意外伤害或疾病的事件或情况并未真正发生。医疗事故报告系统的应用，体现了医疗管理者希望在医务人员医疗实践过程将安全提升到最优先地位的一种行为，使患者安全降低至最低值。

护理不良事件报告系统可分为外部报告系统和内部报告系统。内部报告系统主要以个人为报告单位，由医院护理主管部门自行管理的报告系统；外部报告系统主要以医院护理主管部门为报告单位，由卫生行政部门或行业组织管理的报告系统。

1. 建立护理不良事件的管理机构和信息系统　成立质量控制科负责对不良事件的登记、追踪，并联合护理部对不良事件进行通告和处理。此外医院还在内部网站上建立不良事件报告系统，可以通过该系统进行不良事件网络直报，使质控科和护理部能在第一时间得知不良事件的发生并通知护理风险管理委员会采取相应的预防和补救措施。

2. 制作统一的护理不良事件自愿报告系统登记表　借鉴美国等国家的医院异常事件、用药差错和事故报告制度的做法，建立电子版护理不良事件自愿报告系统登记表，采用统一的护理不良事件报告表。记录项目包括：发生日期、时间、地点、患者基本情况、护士基本情况、发生问题的经过、给患者造成的影响、引起护理不良事件的原因、改正措施等。

3. 护理不良事件的报告程序　发生不良事件后，护士长立即调查分析事件发生的原因、影响因素及管理等各个环节，并制订改进措施。当事人在医院的内网中填写电子版《护理不良事件报告表》，记录事件发生的具体时间、地点、过程、采取的措施和预防措施等内容后直接网络提交，打印一式 2 份，签名后 1 份提交护理部，1 份科室留存。根据事件严重程度和调查进展情况，一般要求 24 ~ 48h 内将报告表填写完整后提交护理部（患者发生压疮时，按照压疮处理报告制度执行）。事件重大、情况紧急者应在处理的同时口头上报护理部和质控科。针对科室报告的不良事件，护理部每月组织护理风险管理委员会分析原因，每季度公布分析处理结果，并跟踪处理及改进意见的落实情况，落实情况列入科室护理质量考核和护士长任职考评内容。

4. 护理不良事件的报告范围　护理不良事件的发生与护理行为相关，如违反操作规程、相关制度等。护理不良事件的发生造成患者的轻微痛苦但未遗留不良后果，如漏服口服药、做过敏试验后未及时观察结果又重复做；护理不良事件的发生未造成伤害，但根据护理人员的经验认为再次发生同类事件有可能会造成患者伤害，如过敏者管理不到位、标识不全；存在潜在的医疗安全或医疗纠纷事件，如对特殊重点患者未悬挂安全警示标识等。

5. 护理不良事件的报告原则　报告者可以报告自己发生的护理不良事件，也可以报告所见他人发生的护理不良事件。报告系统主要采取匿名的形式，对报告人严格保密，自愿报告者应遵循真实、不得故意编造虚假情况、不得诽谤他人，对报告者采取非处罚性、主动报告的原则。主动报告包括：护士主动向护士长报告，总护士长主动向护理部报告。

6. 建立“患者安全质量管理”网络　建立护理部主任、总护士长、科护士长三级管理体系。有计划地跟踪检查，以保证每一项措施能够落实到位。制订出“护理安全质量检查表”，每月对全院的各护理单元进行检查，督促措施的落实，纠正偏差，以此保证各项护理安全工作的实施。

7. 全体护理人员参与质量安全控制　将科室各项护理质量安全指标分配到个人，内容包括护士仪表、医德医风规范要求、病房管理、特级及一级护理质量、基础护理质量、急救物品、药品、器械管理、消毒隔离管理、护理文书书写管理、用药安全等，结合各岗位工作质量标准，每日进行自查互查。

8. 组织学习培训　组织护士学习各项护理质量安全标准，要求护理人员明确掌握本病区质量安全的内容及标准，发现他人或自己存在的质量与安全隐患、护理缺陷主动报告，不徇私情，不隐瞒。

9. 自愿报告管理方法　成立三级护理不良事件自愿报告管理系统，由病区－护理部－主管院长逐级上报。发生护理不良事件后护理人员应立即报告护士长，并积极采取措施，将损害降至最低。护士长将每月自愿报告的护理不良事件进行分类、统计、汇总，及时上报至护理部，并在每月的质量安全会议上对各种护理不良事件发生原因进行分析，了解管理制度、工作流程是否存在问题，确定事件的真实原因，提出整改措施，护理部根据全院不良事件发生情况，组织专家进行调查研究，提出建议，并及时反馈给一线临床护理人员，对典型病例在全院点评。点评时不公布科室及当事人姓名，点评的目的主要是为预防此类事件的再次发生。主管院长负责对相关工作制度、流程进行审查。

10. 制定护理不良事件自愿报告处理制度　传统的管理模式在不良事件发生后需逐级上报并进行讨论，还要"确定事故性质，提出讨论意见"，最终按照责任的大小给予个人和科室相应的处罚。这种以惩罚为主的传统的管理模式成为护理人员不敢报告不良事件的主要因素。对医疗不良事件进行开创性研究的美国医学专家 Lucian Leape 教授提出，发生差错后担心被惩罚是当今医疗机构内患者安全促进的唯一最大障碍。同时国外的实践也表明在非惩罚性的环境下，员工更乐于指出系统的缺陷，报告各类意外事件和安全方面的隐患。为此护理管理部门应尽快建立一个非惩罚性的、安全的不良事件报告系统，确保各种不良事件能够迅速、高效地呈报给护理管理部门，便于护理管理人员对事件集中分析，从对系统的纠正方面来揭示需要关注的伤害和伤害发生发展的趋势，为医院护理质量的提高提供最佳指导意见。对自愿报告责任护士免于处罚，自愿报告人员为消除护理安全隐患提出合理化建议的、对保障护理安全有贡献的给予奖励。

11. 制订实施管理办法　如下所述。

（1）自查与他查：根据全院统一的《护理质量检查标准》及《患者安全目标》管理的要求，每日进行自查与他查，对检查中存在的问题，潜在的安全风险做到及时记录，及时纠正。

（2）班后小结：要求每位护士在下班前，对自己的工作进行认真审查，针对自己工作中存在的问题，潜在的风险及时记录，确认并改进后签名，第2天上班前阅读，以提醒自己及警示他人。

（3）组织讨论：护士长每月对表中记录的护理质量安全问题进行归类总结，每月在护士业务学习会上组织全科护士进行原因分析讨论，并共同提出改进措施。

（4）考核：护理人员绩效考核实施量化考核制，即与季度之星评选挂钩，根据护士工作质量进行考核评分，对主动报告的不良事件，如果在规定的时间内及时阅读并改进的，不扣个人质量分，并适当加分。若护理不良事件由患者或家属指出，或护士长日查中查出，在当事人个人绩效考核成绩中适当扣分。

总之，患者的护理安全是医院管理的核心内容之一。护理管理者应了解护理不良事件上报影响因素和程度，采取相应的措施，应用科学的管理原则和处理方式，建立更完善的不良事件报告系统，为患者创建安全的就医环境，确保患者就医安全。

（孔　芝）

第二章

护理质量管理

护理质量是医院质量的重要组成部分，护理质量管理是护理管理的核心，有效实施，持续不断完善改进护理质量管理，对促进人们健康和医院的发展起到重要作用。

第一节　质量管理概述

质量是医院发展的基础，是医院管理的核心工作。护理质量是衡量医院服务质量的重要标志之一，是护理工作的核心，是一个不断发展、持续改进的过程。在医疗市场竞争日益激烈及人们生活水平不断提高的今天，如何把握护理质量管理的重点，确保护理质量稳步提升，提高患者的满意度，是护理管理者的中心任务，也是医院护理工作的主要目标。因此，理解质量管理的基本概念是具备现代质量管理最新思想的前提。

一、质量管理的基本概念

1. 质量（quality）　在管理学中，质量是指产品、过程或服务满足规定要求的优劣程度。国际标准化组织（international organization for standardization，ISO）对质量的定义为反映实体满足明确或隐含需要的能力特征总和。

质量一般包含三层含义，即规定质量、要求质量和魅力质量。规定质量是指产品或服务达到预定标准；要求质量是指产品或服务的特性满足了顾客的要求；魅力质量是指产品或服务的特性远远超出顾客的期望。

2. 质量管理（quality management）　指组织为使产品或服务质量能满足不断更新的质量要求，达到顾客满意而开展的策划、组织、实施、控制、检查、审核及改进等有关活动的总和。质量管理，就是保证向消费者提供高质量产品或服务的活动过程，它明确了以下两层含义：质量管理是各级管理者的职责，但必须由最高管理者负责和推动；质量管理的实施涉及组织中的所有成员，因此应全员参与并承担责任。质量管理中要考虑经济因素，因为产品或服务的价格和用户满意程度与质量成本直接相关。质量管理的核心是制订、实施和实现质量方针与目标，质量管理的主要形式是质量策划、质量控制、质量保证和质量改进。它是全面管理的一个中心环节。

3. 质量体系（quality system）　指为实施质量管理所构建的组织结构、实施程序和所需资源等组成的有机整体，是全面质量管理的基础。按体系目的可分为质量管理体系和质量保证体系两类。

4. 质量策划（quality planning）　指确定质量目标和要求，以及采用质量体系要素并规定必要运行过程和相关资源的活动。

5. 质量控制（quality control）　指为达到质量要求对影响服务的各环节、各因素所采取的贯穿于整个活动过程中的操作技术和监视活动。质量控制的目的是控制产品或服务形成过程中的各个环节，使它们达到规定的要求，把缺陷控制在其形成的早期并加以消除。

6. 质量保证（quality assurance）　指为了向服务对象提供足够的信任，表明组织能够满足质量要求，而在质量体系中实施并根据需要证实信任度的全部有计划和有系统的活动。质量保证的重点是为组织具有持续、稳定地提供满足质量要求的产品（或服务）能力提供信任。

7. 持续质量改进（continuous quality improvement） 指增强组织满足要求的能力的循环活动。其方法是实施 PDCA 循环，持续改进是指质量改进，不是一次性的活动，而是长期不间断地实施 PDCA 循环的过程。持续性质量改进是全面质量管理的重要组成部分，其本质是持续、渐进的变革。

二、质量管理发展的三个阶段

质量管理是随着生产的发展和科学技术的进步而逐渐形成和发展起来的，按照质量管理所依据的手段、方式、管理范围及质量观的不同，质量管理的发展先后经历了三个阶段。

1. 质量检验阶段 质量检验阶段的质量观认为“符合标准”就是合格的产品质量。这一理念始于 20 世纪 40 年代，其基本观点是质量是以符合现行标准的程度作为衡量依据。只有被定义出来产品的规格标准可以被有效地检查，才能确定其产品的符合度。早期的质量管理是在泰勒的科学管理理论指导下，把质量检验从生产过程中分离出来，对产品质量进行有组织的专职检验。这种质量控制主要是事后的检验和质量评价，而无法在生产过程中起到预防和控制作用，即它只能挑出不合格产品，但无法预防和控制不合格产品的产生，结果必然会给企业造成损失。

2. 统计质量控制阶段 统计质量控制阶段的质量观认为质量应该以适合顾客需要的程度即“适用性”，作为衡量的依据。这一理念始于 20 世纪 60 年代，人们已经开始把顾客需求放在首要位置，质量管理开始运用数理统计法原理，实行了统计质量控制方法，即在生产过程中，通过抽样检验控制质量。质量管理工作开始从单纯的产品检验发展到对生产过程的控制，管理重点由“事后把关”变为“事先预防”，衡量产品最终的质量标准不仅仅是产品的规格，还包括了客户“隐含”的期望。

3. 全面质量管理阶段 20 世纪 80 年代，质量管理进入到全面质量管理（total quality management）阶段，这一时期所提出的“全面顾客满意”概念又将质量管理带入一个新的阶段。全面质量管理的思想和方法，赋予了质量管理新的内涵，使质量管理水平得到较大的提高。全面质量管理的理念是组织应该以“全面顾客满意”为核心，它涉及组织运行的全部过程，组织的全体员工都应具有质量管理的责任。

这一新的质量管理理论很快被各国所接受，同时各国又根据本国的国情加入自己的实践成果，使质量管理发展到一个新的阶段，即全面质量管理阶段。全面质量管理的理论和方法在全球的运用获得了极大的成功，被誉为 20 世纪管理科学最杰出的成就之一。

20 世纪 90 年代，摩托罗拉、通用电气等世界顶级企业相继推行六西格玛（6Sigma）管理，即强调“100 万件产品或 100 万次服务只有 3.4 件产品或 3.4 次服务没有达到标准”，这几乎趋近到人类能够达到的最完美的境界，六西格玛（6Sigma）管理法是菲利普·克劳士比提出的“零缺陷”管理思想在实践中的应用。“零缺陷”管理的主旨是采取预防控制和过程控制，通过流程的设计、优化与持续改进降低成本，其核心是追求零缺陷生产，防范产品责任风险，提高生产率和市场占有率，提高顾客满意度和忠诚度。认为产品质量是设计与制造出来的，而不是检查出来的。强调第一次就把事情做对，而不是事后去纠正。

三、质量管理的思想和基本方法

随着质量管理理论在现代工业生产领域的不断发展和完善，先进的质量管理理念和方法也逐渐形成。美国费根堡姆提出的“全面质量管理”的思想和方法，赋予了质量管理新的内涵，使质量管理水平在统计质量管理的基础上得到了较大的发展和提高。乔治·费雪发明的六西格玛质量管理法，进一步确立了全新的卓越质量观念，这种新的管理方法在美国摩托罗拉和通用电气两大公司中推行取得了显著效果后，全世界各行各业积极引进推广应用，并在实践中得到丰富和发展。在医院护理质量的管理中，全面质量管理和六西格玛管理法的应用，不仅有效改进了护理管理过程中存在的一些缺陷，更全面促进了医院护理质量管理的持续发展和质量的提升。

（一）全面质量管理

1. 定义　全面质量管理（total quality management，TQM）就是指一个组织以质量为中心，以各部门和全体人员参与为基础，以向顾客提供满意的产品和服务为目的，充分发挥专业技术和科学管理方法的作用，最经济地保证和提高质量的一种科学管理途经。全面质量管理并不等同于质量管理，它是质量管理的更高境界，不仅是一种管理的方法，更是一种以质量经营组织的战略，最终目的是在追求顾客满意，组织成员和社会广泛受益的同时，使组织持久成功。

全面质量管理强调全过程的管理、全企业管理、全员管理的观点，一切以预防为主，一切用数据说话，体现了质量管理的基本思路，也反映出管理理论的精髓。

2. 核心思想　全面质量管理的核心思想集中体现在“三全”的管理方法：①全员参与质量管理，是指产品质量人人有责，把质量控制工作落实到每一名员工，要求人人做好本职工作的同时，全体人员都参与质量管理工作；②全过程的质量管理，是指要把质量形成的全过程的各个环节或有关因素控制起来，形成一个综合性的质量管理体系，做到预防为主，防检结合，不断改进；③全部门的质量管理，是指要以质量为中心，重点抓与产品质量有关各部门的各项工作，以良好的工程质量和工作质量来保证产品质量。

3. 特点　全面质量管理的特点主要体现在全员参加、全过程控制、管理对象的全面性、管理方法的全面性，以及经济效益和社会效益的全面性等几个方面。

（1）全员参加：产品质量的好坏，是许多生产环节和各项管理工作的综合反映。工作中任何一个环节、任何一个人的工作质量，都会不同程度地直接或间接地影响产品质量。全面质量管理中的质量管理不单是管理部门的事，它是各部门、各阶层的全体人员共同参加的活动，是“为实现共同的目的，大家有系统地共同搞质量管理”。因此，质量管理活动必须是所有部门的人员都参加的“有机”组织的系统性活动。

（2）全过程控制：全面质量管理强调首先企业建立质量管理体系，将企业的所有员工和各个部门的质量管理活动有机地组织起来，将产品质量的产生、形成和实现全过程的各种影响因素和环节都纳入到质量管理的范畴，把过去的以事后检验和核查为主转变为以预防和改进工作为主，强调质量是在设计、生产过程中逐渐形成的，不断改进的，不能只信赖最后的检验、核查，即从管结果转变为管因素。

（3）管理对象的全面性：全面质量管理的对象是质量，而且是广义的质量，不仅包括产品质量，还包括工作质量。只有将工作质量提高，才能最终提高产品和服务质量。除此之外，管理对象全面性的另一个含义是，对影响产品和服务质量因素的全面控制。影响产品质量的因素很多，概括起来包括人员、机器设备、材料、工艺方法、检测手段和环境等方面，只有对这些因素进行全面控制，才能提高产品和工作质量。

（4）管理方法的全面性：全面质量管理强调广泛应用统计学方法和技术，但由于影响产品质量因素的复杂性：既有物质因素，又有人为因素；既有生产技术因素，又有管理因素；要搞好全面质量管理，就不能单靠统计学技术，而应该根据不同的情况、针对不同的因素，灵活运用各种现代化管理方法和手段，将众多的影响因素系统地控制起来，实现统筹管理。在全面质量管理中，除统计学方法外，还经常用到各种质量设计技术、工艺过程的反馈控制技术、最优化技术、网络计划技术、预测和决策技术，以及计算机辅助质量管理技术等。

（5）经济效益和社会效益的全面性：企业在市场经济条件下的主要目的是取得最大的经济效益。但全面质量管理中经济效益的全面性，除保证企业能取得最大产品经济效益外，还应树立“以顾客为中心”的服务思想，质量最终以顾客的满意度为衡量标准。

（二）持续质量改进

持续质量改进是在全面质量管理基础上发展起来的更注重过程管理、环节质量控制的一种质量管理理论，其内涵是调动一线职工“群策群力”，参与到质量改进的举措中来。近年来进行的医疗质量持续改进，用于医院各科，使医院内人人参与提高医疗质量，使医疗质量不断提高。“医疗质量持续改进计划”主要以完善质控管理网络体系、改进质量评估考核体系、建立信息报告分析体系和创建质量管理教育培训体系为主要内容。

护理持续质量改进是以护理质量数据管理和护理电子病历资料为基础，以电子病历质量控制系统对患者的护理过程进行自动监控，以护理质量管理系统为评价，实现护理质量基础数据采集，护理质量自动分析、监控，质量风险前瞻预防，并通过计算机监督、分析，高效率地进行护理质量管理，达到护理管理手段的科学化和护理质量的持续改进。

（三）六西格玛管理

1. 含义　西格玛（σ）是希腊字母，在统计学中表示质量特征值偏离正态分布均值的大小，即标准差。西格玛代表诸如单位缺陷、百万缺陷或错误的概率性，西格玛值越大，缺陷或错误越少。六西格玛水平接近于零缺陷水平，即

$1\sigma=68\%$的产品或提供的服务达到要求。

$3\sigma=99.7\%$的产品或提供的服务达到要求。

$6\sigma=99.999\,997\%$的产品或提供的服务达到要求。也就是说做100万件事情或100万次服务只有3～4件是有缺陷的。这几乎趋近人类能够达到的最完美的境界。

六西格玛管理法是一种统计评估法，通过“测量”一个过程有多少缺陷，系统地分析消除缺陷的措施与方法并尽可能地接近“零缺陷”。六西格玛管理法的重点是将所有的工作作为一种流程，采用量化的方法分析流程中影响质量的因素，找出最关键的因素加以改进从而达到更高的客户满意度。

2. 核心思想　六西格玛管理的核心是追求零缺陷生产、防范产品责任风险、降低成本、提高生产率和市场占有率，提高顾客满意度和忠诚度。具体体现在以下四个方面：

（1）是组织追求精细管理的一种理念，是一种基于统计技术的过程和产品质量改进的方法。

（2）强调从组织整个经营的角度出发，而不只是强调单一产品、服务或过程的质量，强调组织要站在顾客的立场上考虑质量问题，采用科学的方法，在经营的所有领域追求“零缺陷”的质量，大大减少组织经营全领域的成本，提高组织的竞争力，提高顾客满意度，彻底打破了传统的“提高质量就意味着增加成本”的老观念。

（3）组织实施它的目的是消除无附加值活动，缩短生产周期，使顾客更满意，从而增加利润。

（4）组织的注意力同时集中在顾客和组织两个方面，无疑会给组织带来诸如顾客满意度提高、市场占有率增加、缺陷率降低、成本降低、生产周期缩短、投资回报率提高等绩效。

3. 特点

（1）以顾客为关注焦点：六西格玛是以顾客为中心，关注顾客的需求。它的出发点就是研究顾客最需要、最关心的东西，它强调“倾听顾客的声音”。这就需要去调查和分析，了解顾客最需要什么，再针对需求来确定管理项目，将重点放在顾客最关心、对组织影响最大的方面。

（2）高度依赖统计数据：统计数据是实施六西格玛管理的重要工具，以数字来说明一切，所有的生产表现、执行能力等，都量化为具体的数据，改善的成果，如成本节约、利润增加等，也都以统计资料与财务数据为依据。这是一种高度重视数据，依据数字和数据进行决策的管理方法。用数据说话是六西格玛的精髓。

（3）重视改善产品和业务流程：六西格玛管理将重点放在产生缺陷的根本原因上，认为质量是靠流程的优化来改善的。六西格玛管理有一整套严谨的工具和方法来帮助企业推广实施流程优化工作，识别并排除那些不能给顾客带来价值的成本浪费，消除无附加值活动，缩短生产、经营循环周期。

（4）有预见的积极主动管理：六西格玛包括一系列工具和实践经验，它用动态的，即时反应的，有预见的，积极的管理方式取代被动的习惯，掌握了六西格玛管理方法，就好像找到了一个重新观察质量管理的放大镜。人们发现缺陷存在于企业的每个角落。促使管理者和员工变被动为主动地进行管理和改善，这样，企业就始终处于一种不断改进的过程中。

（5）倡导无界限合作，勤于学习的企业文化：六西格玛管理扩展了合作的机会，使人们意识到流程改进在工作中各个部门、各个环节的相互依赖性，加强部门之间、上下环节之间的合作和配合，才能

提高产品的质量。由于六西格玛管理所追求的品质改进是一个永无终止的过程，而这种持续的改进必须以员工素质的不断提高为条件，因此，有助于形成勤于学习的企业氛围。事实上，导入六西格玛管理的过程，本身就是一个不断培训和学习的过程，通过对全员进行分层次的培训，使大家都了解和掌握六西格玛管理的要点，充分发挥员工的积极性和创造性，在实践中不断进取。

4. 五步循环改进法　六西格玛用 DMAIC 方法体系对过程进行改进。

（1）定义（define）：界定核心流程和关键顾客，站在顾客的立场，找出对他们来说最重要的事项，也就是关键要理清团队章程，以及核心事业流程。

（2）评估（measure）：找出关键评量，就是要为流程中的瑕疵，建立衡量基本步骤。人员必须接受基础概率与统计学的训练，及统计分析软件与测量分析等课程。为了不造成员工的沉重负担，不妨让具备六个标准差实际推行经验的人，带着新手一同接受训练，帮助新手克服困难。对于复杂的演算问题，可提供自动计算工具，减少复杂计算所需的时间。一般将界定和衡量看作第一阶段，此阶段要求能定义客户要求，并将客户要求转化为六西格玛项目的技术和工具，量化及识别客户要求，并将其与公司战略相结合，从而制订六西格玛项目计划并预测收益的技术。另外，各类测量系统的分析技术及过程底线的分析技术也将结合运用。

（3）分析（analyze）：探究误差发生的根本原因。运用统计分析，检测影响结果的潜在变量，找出瑕疵发生的最重要根源。所运用的工具包含许多统计分析工具，包括相关回归分析、方差分析、假设检验、各种图形分析工具等。

（4）改善（improve）：找出最佳解决方案，然后拟订行动计划，确实执行。这个步骤需不断测试，看看改善方案是否真能发挥效果，减少错误。

（5）控制（control）：确保所做的改善能够持续下去。衡量不能中断，才能避免错误再度发生。在过去许多流程改善方案里，往往忽略了控制的观念；而在六西格玛管理中，控制是长期改善品质与成本的关键。因而控制阶段的主要任务就是对前几个阶段所取得的改善成果进行保持，确保过程不再回复至改善前的状态。

（四）质量管理体系

1. 国际标准化组织（ISO）概述　国际标准化组织（international organization for standardization）即“ISO”。ISO 族标准就是该组织在 1994 年提出的概念，是指“由 ISO/TC176（国际标准化组织质量管理和质量保证技术委员会）制定的所有国际标准”。ISO 不是指一个标准，而是一组标准的统称。其中 ISO9000 是 ISO 发布的一万两千多个标准中最畅销、最普遍的产品。

ISO9000 族标准的灵魂是质量改进，持续质量改进（continual quality improvement，CQI）思想，强调“保证高质量服务过程的管理过程”和“质量改进程序或过程”—过程的改进，持续性的改进，积极的改进，预防性的改进。ISO9000 质量管理体系强调过程管理，根据其指导思想，护理质量评价强调应从患者入院到出院所涉及的每一个环节的质量进行，体现预防为主的原则。

随着我国行业管理国际化进程的加速，国内卫生行业有管理专家认为，“医院管理的发展趋势将会是：开展医疗质量实时控制，进行病种质量管理与持续质量改进，通过 ISO9000 质量体系认证，引入循证医学，实施临床途径，以医院质量的超严要求为目标，以质量管理的数字化为基础，以持续质量改进和质量管理创新为手段，以科学管理与文化管理有机结合为根本。”这也说明了目前我国医院管理发展的新动向。

2. JCI 认证的概述　JCI 是国际医疗卫生机构认证联合委员会国际部（joint commissionon accreditation of healthcare organizations，JCAHO）的简称，也是世界卫生组织（WHO）认可的全球评估医院质量的权威评审机构。JCI 认证是一种医院质量管理和改进的有效手段，属于国际医院质量评审方法。

JCI 认证一直致力于改善医疗服务质量，制定并完善了一整套符合各国医疗机构实际情况的医院服务和管理标准，并通过评价医疗机构是否符合标准来保证患者得到持续、安全和高质量的服务。1998 年成立了由医疗、护理、行政管理和公共政策等方面的国际专家组成的 JCI 认证组织，它是一个独立的非营利性、非政府机构。一般而言，JCI 评审属于自愿性质。

JCI标准的最大特点是以满足服务对象的全方位合理需求作为主要的依据，其理念是最大限度地实现医疗服务“以患者为中心”，并建立相应的政策、制度和流程，以鼓励持续不断的质量改进，规范医院管理。原卫生部于2005年开始引入JCI标准，结合我国通过JCI评审认证医院的成功经验，与我国医院评审实践相结合，颁布的《医院管理年评价指南（试行）》成为我国医院评审的雏形。2011年正式颁布了以患者需求为导向，以“质量、安全、服务、管理、绩效”为重点的《三级综合医院评审标准（2011年版）》，体现了以过程（核心）质量指标和结果质量指标并重的评审模式。

3. ISO与JCI认证的区别　ISO与JCI都属于国际认证标准，其区别在于ISO国际通用标准适用于公司、工厂等产品生产和销售类企业，ISO的目的是要促使流程标准化以维持质量的恒定性；JCI标准则是专门用于医疗机构认证的国际医疗行业标准，JCI就是要在标准化的流程中，更进一步做到全面提升、整体改善；而且每三年对被认证单位进行复审，以确保质量。

JCI标准中有368个标准（200个核心标准，168个非核心标准），主要针对医疗、护理过程中最重要的环节，如患者获得医疗护理服务的途径与连续性、患者健康状况的评估、医院感染控制与预防、患者及其家属的权利以及健康教育等。同时JCI标准也重视公共设施及安全的管理、员工资格与培训、质量改进、医院领导层的协调与合作，以及信息管理等。

（孔　芝）

第二节　护理质量管理概述

护理质量管理是护理管理的核心，也是护理管理的重要职能。护理质量不仅取决于护理人员的业务素质和技术水平，同时与护理管理方法的选择和管理水平也是密不可分。当今护理管理的核心是以人为本，是科学性与文化性的有机统一。如何为患者提供全面、连续、整体的高质量的服务，满足他们的社会、心理、身体各方面的需求，已成为所有护理管理者面临的首要任务。

一、护理质量管理的基本概念

（一）护理质量

护理质量（nursing quality）是指护理活动的特性满足要求的程度，即护理人员为服务对象提供的护理服务既要符合职业道德规范和操作规程，又要满足服务对象明确和潜在的要求。是在护理过程中形成的客观表现，直接反映了护理工作的职业特色和工作内涵。它是衡量护理人员素质、护理领导者水平、护理业务技术和工作效果的重要标志。

传统的护理质量主要是指对患者的临床护理水平，即执行医嘱是否及时、准确，生活护理是否到位，规章制度是否健全以及落实程度，有无护理缺陷，护理文书是否合格等。随着医学模式转变，护理工作更具独立性，护理服务的内涵也在不断扩展。现代护理观所反映的护理质量，要求护理服务以健康为中心，帮助人们从生理、心理、社会等方面维护和促进健康，关注生命质量。由此，对护理人员的能力、素质提出更高要求，即护理人员能综合运用自然科学、社会科学以及人文学科等方面的知识，帮助人们保持或重新获得身体内外环境的动态平衡、心理健康，能积极适应社会；要求护理人员能全面地评估人们的健康状况，提出护理诊断，采取必要措施，预防和治疗人们现有的及潜在的健康问题。因此，护理质量的内涵应包括以下内容：

（1）是否体现整体护理观念：护理服务是否从人们的整体需要出发，把患者看作是生物、心理、社会、文化的统一体，独立地通过护理活动满足患者多方面的需要，使患者达到接受检查、治疗、手术和康复的最佳状态。

（2）是否以护理程序为核心规范护理活动：护理评估是否全面，诊断是否准确，计划是否可行，措施能否到位，整个护理程序是否处于螺旋式递进的变化之中。

（3）对医学知识的认知水平、技术操作水平与有效工作量：护理人员属于专业技术人员，不能等同于其他行业的服务人员，与其他医技人员相比，同样必须具备丰富的自然科学知识，尤其是医学知识和技术创新能力，否则很难担负起守护生命的使命。

（4）基础护理、专科护理以及个体化的健康宣教实施程度。

（5）是否存在护理缺陷，以及是否有预防为主的零缺陷服务意识。

（6）患者对就医环境、生活服务、服务态度、各部门协调程度的满意度。

（二）护理质量管理

护理质量管理（nursing quality management）是以医院护理系统各级人员全员参与，其他有关部门与相关人员密切配合为基础，建立完善的质量管理体系，以系统论为指导思想，一切从顾客出发、从患者的整体需要出发，有效控制护理质量的全过程和各影响因素，最经济地保证和提高护理质量的科学管理方法。开展护理质量管理，首先，建立护理质量管理体系并保证有效运行；其次，制订护理质量标准作为管理的依据；第三，对护理过程中构成护理质量的各要素，按标准进行质量控制，最终达到满足服务对象需要的目的。在护理质量管理过程中，各个环节相互制约，相互促进，不断循环，形成一套质量管理体系和技术方法，以最优的技术、最低的成本、用最短的时间达到最优质的护理服务效果。

二、护理质量管理的意义

护理工作是为保持和促进人的健康服务的职业，对患者的生命健康负有重大责任，护理工作必须体现以健康为中心的服务思想，对人民大众的健康负责，不断提高技术水平和服务质量。护理质量是医院综合质量的重要组成部分，护理质量管理的意义特殊：首先，护理服务的主要对象是患者，护理服务活动同人的健康甚至生命息息相关，护理质量的好坏直接关系到患者的生死安危，在一切质量中，生命质量第一，人的安危第一，护理质量管理负有重大的社会责任。其次，护理质量管理涉及医院的各个部门和医疗工作的各个环节，与医院的发展息息相关，随着我国改革开放的不断深入，医疗市场竞争日趋激烈，高品质的服务质量成为医院赖以生存的基础，不断完善护理质量管理，使护理质量管理有条件和能力实现规范化、现代化和国际化，在医院的全面建设和发展中必将起到积极作用。

三、护理质量的基本标准

（一）标准与护理质量标准

1. 标准与标准化的概念

（1）标准（standard）：是为在一定范围内获得最佳秩序，对活动或结果规定共同的和重复使用的规则、导则和特性的文件。标准是计量现实或预期工作成果的尺度，它必须以科学实验或实践经验为基础，经有关方面一致认定，由公认机构批准，以特定形式发布，具有一定的权威性。我国的标准分国家标准、行业标准、地方标准和企业标准四级。

（2）标准化（standardization）：是为在一定范围内获得最佳秩序，对实际或潜在的问题制订共同和重复使用规则的活动，也是科学地制订标准和贯彻执行标准的全部活动过程，即标准的形成和执行过程。标准是标准化的核心，并非一成不变，它从实践中来又回实践中去，并随实际需要和条件的变化经常深化与扩展。因此，标准化的过程是一个周而复始的过程，每个周期的终点就是下一活动的起点，每完成一个循环就使标准得到进一步完善和提高。

2. 制订护理质量标准的原则

（1）科学性与先进性原则：制订质量标准要有科学依据以及大量事实经验为基础，以能够满足患者需要，有利于规范护士行为，提高护理质量，促进护理学科发展为根本目的。

（2）实用性与合理性原则：从客观实际出发，按照医院当前基础条件下的护理水平制订护理质量标准，标准值基于事实又略高于事实，即标准应经过努力才能达到。

（3）可衡量性原则：标准尽量用数据来表达即量化指标。

（4）民主性管理原则：制订质量标准应具有群众基础，所属护理成员应参与制订过程，共同确定质量要素和标准，体现民主管理。

（5）严肃性与相对稳定性原则：标准一经发布，就成为规则、准则，就应具有权威性与约束力，强制性与指令性标准就成为真正意义上的质量管理法规，其他规范性标准也应发挥其规范质量行为的作用。因此，需要保持各项标准的相对稳定性。

3. 护理质量标准体系　护理质量管理对象繁多，内容复杂，范围广，其分类方法尚未统一规定，目前使用较多的是根据质量控制三级网络结构理论划分，将护理质量管理标准分为三大体系。

（1）要素质量标准体系：要素质量指提供护理工作基础条件的质量，是构成护理工作质量的基本要素。既包括护理技术操作的要素质量标准，也包括管理的要素质量标准：主要有：人员配备质量，如编制人数及职称、学历等；技术质量，如业务功能，可开展的业务服务项目及合格程度；仪器设备质量，装备水平和设备管理情况；药品物资质量，如药品、物质、器材配备情况；环境质量，如建筑设施，医疗护理活动空间，环境管理等；时限质量，如排班、值班、传呼系统等；基础管理质量，如护理工作制度、岗位职责、护理常规、操作规程、护理文书书写规范等文件或手册。

（2）环节质量标准体系：环节质量是指各种要素通过组织管理形成的各项工作能力、服务项目及其工作程序方面的质量，包括从就诊到入院、诊断、治疗、疗效评价及出院等各个护理环节的质量。它们是一环套一环，强调的是保障医疗服务体系的连贯性，实质是护理活动的过程质量。既包括管理工作，也包括护理业务技术活动过程，还包括护理人员与医生、医技及后勤人员之间的协同工作。这是护理活动整体质量体系的重要组成部分，项目繁多、内容复杂、范围广、技术性强，有执行医嘱、观察病情、护理文件书写，有技术操作、心理护理、健康教育，还有与其他部门的协调和人员交往等。

（3）终末质量标准体系：终末质量是指患者所得到的护理效果的综合质量，与要素质量和环节质量密不可分，是从患者角度评价所得到的护理效果，是通过质量评价形成的指标体系。这类指标包括护理技术操作合格率、分级护理合格率、护理缺陷发生率、患者与社会对护理服务的满意度等。通常以数据为依据综合评价护理终末效果的优劣。通过这样的事后检查、综合月报年报等统计分析，可以不断总结经验教训，以质量讲评等形式反馈控制护理过程，促进护理质量不断提高。

（二）护理质量管理常用标准

1. 护理技术操作质量标准　包括基础护理技术操作和专科护理技术操作。

总标准：严格执行三查七对，正确、及时、省力、省物，严格执行无菌操作原则，操作熟练，体现人本关怀等。

每一项护理技术操作的质量标准可以分为三个部分：准备质量标准（包括护理人员的准备、环境准备和物品的准备），环节质量标准（操作过程中的各个步骤），终末质量标准（操作完成后达到的效果）。如“静脉输液”操作（标准由各省市护理质控中心或医院护理部制订），总分为100分，80～90分为合格（医院分级管理评审标准）。标准值：100%。

计算公式：

$$护理操作技术合格率 = \frac{护理技术考核合格人数}{护理操作技术考核抽查人数} \times 100\%$$

2. 临床护理质量标准　包括分级护理质量标准（特级护理质量标准、一级护理质量标准、二级护理质量标准与三级护理质量标准）和护理服务质量标准。

特级护理质量标准包括：专人护理，备齐急救物品和药品；制订并执行护理计划；严密观察病情，正确及时做好各项治疗与护理，建立特别护理记录单；做好各项基础护理和专科护理，无护理并发症。

一级护理质量标准包括：密切观察病情，30min至1h巡视患者一次，准备相应急救物品；制订并执行护理计划，建立危重患者护理记录单，记录准确到分；做好晨晚间护理，保持皮肤清洁，无压疮（具体质量标准由各省市护理质控中心或医院自定，总分为100分，合格分根据等级医院评审标准及医院护理管理目标确定）。

计算公式如下：

$$特级、一级护理合格率 = \frac{特级、一级护理合格人数}{抽查特级、一级护理总人数} \times 100\%$$

护理服务质量标准主要针对护理人员的服务态度（表情、言行）、及时性、主动性、患者感知的技术操作水平和解答问题等满意程度，设计问卷发给患者或陪护人员。问题可分多个级别，如很满意、较满意、一般、不满意、很差。很满意与较满意为满意，标准值：85%，计算方法如下：

$$满意度 = \frac{满意问卷数}{发放问卷总份数} \times 100\%$$

3. 病房管理质量标准　包括护理人员仪容、仪表、劳动纪律考核标准，药品管理质量标准，急救物品管理质量标准，病室管理质量标准，消毒隔离工作质量标准等。

急救物品管理质量标准：急救物品、药品完整无缺，处于备用状态；做到及时领取补充，及时检查维修，无过期药品；四固定：定人管理、定点放置、定时核对、定量供应。标准值：100%，计算公式如下：

$$急救物品完好率 = \frac{急救物品完好件数}{抽查急救物品总件数} \times 100\%$$

消毒隔离工作质量标准：病室、治疗室、换药室管理有序，无菌物品置专柜贮存，有计划地使用，无过期物品；一次性无菌物品管理符合要求（一人一针一管一用，一消毒或灭菌），各项监测（空气、工作人员手指、物体表面、各种消毒液浓度或含菌量）符合标准；有专门处置室，污物正规处理。

标准值：无菌物品灭菌合格率100%，一次性物品“五个一”执行率100%。

4. 护理文书书写质量标准　护理信息化的发展及优质护理服务的要求，护理文件逐渐趋向电子化、表格化，节省护理人力物力。但检查标准还没有变化。护理文书包括病室交班报告、体温单、医嘱单、一般患者记录单、危重患者记录单、手术护理记录单及专科护理记录单等。总标准：客观、真实、准确、及时、完整，字迹清晰、无涂改、无错别字。依据记录单内容不同要求不同，一份病历包含的所有护理文件分值汇总，总分 100 分，80 分为合格。标准值：85% ~95%（不同等级医院），计算公式如下：

$$护理文件书写合格率 = \frac{书写合格份数}{抽查文件总份数} \times 100\%$$

四、护理质量管理方法

现在临床常用的护理质量管理的方法有 PDCA 循环、品管圈（QCC）法、失效模型与效应分析、根因分析法及以患者满意度为导向的护理质量管理方法等。其中 PDCA 循环是护理质量管理最基本的方法之一。

（一）PDCA 循环

20 世纪 50 年代著名美国质量管理专家戴明博士提出的 PDCA 循环管理模式，又称“戴明”环，即计划（plan）、执行（do）、检查（check）、处理（action）四个阶段的循环反复过程，是一种程序化、标准化、科学化的管理方式。在当今企业管理中得到广泛应用。这个循环包括了质量系统活动必须经历的四个阶段八个步骤，是全面质量管理反映质量管理客观规律和运用反馈原理的系统工作方法，如图 2－1 所示。

1. PDCA 循环的内容与步骤

（1）P（plan）：计划，第一阶段，包括四个步骤：

第一步，调查分析质量现状，找出存在的问题。

第二步，查出产生质量问题的原因。

第三步，找出影响质量问题的主要因素。

第四步，针对主要原因研究对策，制订出明确具体的执行计划，即回答“5W1H”内容：为什么要这样做（why）？做什么（what）？谁来做（who）？什么时候做（when）？在什么地方做（where）？怎样做（how）？

（2）D（do）：执行，第二阶段，管理循环的第五个步骤，按预定计划具体组织实施的过程。

（3）C（check）：检查，第三阶段，是管理循环的第六个步骤，把执行结果与预定目标进行对照，寻找和发现执行中的问题，总结成功经验与失败教训，以指导下一步工作。

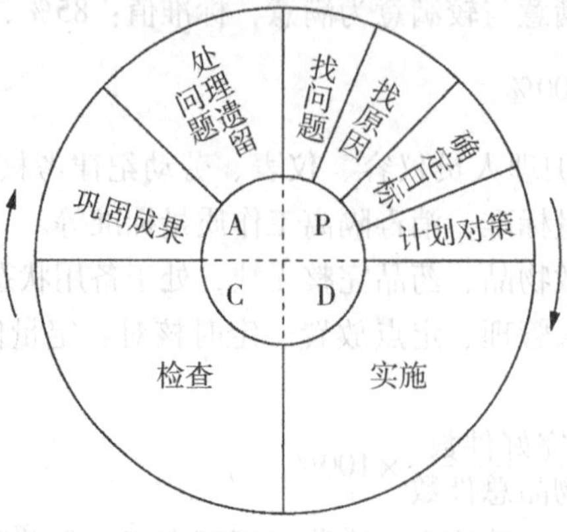

图 2-1　PDCA 循环八个步骤

（4）A（action）：处理，第四阶段，包括管理循环的两个步骤，即第七个步骤，巩固成绩，把成功经验纳入标准规范惯性运行，将失败教训记录在案防止再发生；第八个步骤，将遗留问题和新发现问题转入下一循环中去解决。

这种循环周而复始，原有的质量问题解决了，又会产生新的问题，问题不断产生，又不断解决，循环不止。这就是质量管理持续改进的过程，也是护理质量管理必须遵循的工作方法。

2. PDCA 循环的特点

（1）系统性：PDCA 循环作为科学的工作程序，其四个阶段的工作具有完整性、统一性和连续性特点。在实际工作中，缺少任何一个环节都达不到预期效果。

（2）关联性：作为一种科学管理方法，具有大环套小环，小环保大环，互相联系，互相促进，每转动一周就提高一步的特点。医院、护理部、各科室与个人，就是不同的大环、中环和小环。在这一过程中，它们彼此关联紧密衔接，每一个循环持续的时间，反映管理工作的效率，如图 2-2。

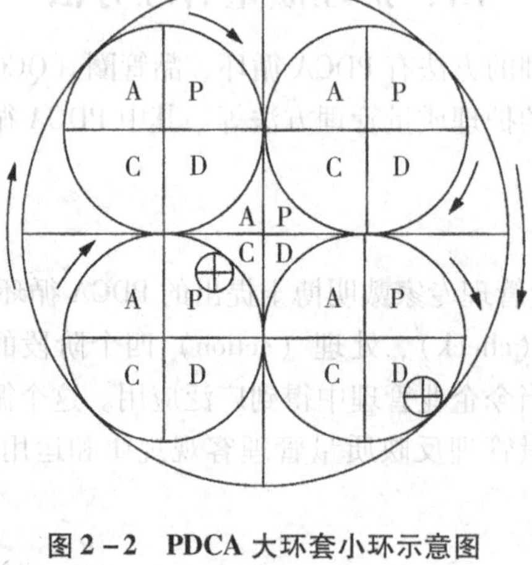

图 2-2　PDCA 大环套小环示意图

（3）递进性：每次循环，都有新的目标，都能解决一些新的问题，会使质量提高一步，接着又制订新的计划，在较高基础上开始新的循环，周而复始，不断循环，不断提高（图 2-3）。

3. PDCA 循环的应用　护理质量管理是医院质量管理大循环中的一个小循环，并与医疗、医技、后勤、行政等部门质量管理小循环共同组成医院质量管理的大循环。它们解决各自的质量问题，同时它们之间，又需要互相协调和配合，各部分的循环都应围绕医院这个大循环进行运作，大循环又要保小循环，只有这样医疗护理质量才得以稳步提高，医院的发展才能进入一个良性循环轨道。然而，医院质量管理是按照医疗质量形成的规律，对医疗质量进行计划、组织、领导、控制，以保证和提高医疗护理质量的管理。医疗卫生领域中，质量管理有其自身的敏感性、特殊性和复杂性，如何运用全面质量管理的思想提高医疗护理质量是一个值得深入研究的课题。在医院质量管理中，应根据全面质量管理的理论，结合卫生系统改革的新形式、新要求，开展广泛的质量教育，健全质量管理制度，实现质量标准化，完善质量保证体系，建立质量信息系统，遵循医院质量管理的基本原则：患者至上，质量第一，费用合理；预防为主，不断提高服务质量；全过程、全部门和全员的系统质量管理原则；标准化与数据化原则；科学性与实用性原则。

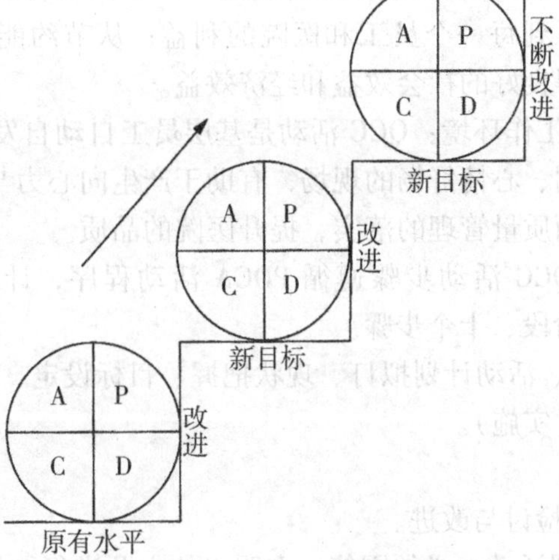

图2-3 PDCA循环螺旋式上升示意图

（二）品管圈法

1. 品管圈基本概念 品管圈（quality control circle，QCC）是指同一工作现场的人员自动自发地进行品质管理活动所组成的小组。该小组由相同、相近或互补的工作场所的人员自动自发组成（一般5~12个人，人员太多，将会影响讨论的品质），然后全体合作、集思广益，按照一定的活动程序，应用品质管理（QC）的手法工具对自己的工作现场不断进行维持与改善的活动，它对提升医院质量管理有着积极的作用。

1962年，日本石川馨教授（发明了鱼骨刺图）首先创建了质量管理小组活动，也称为QC小组活动，1964年，美国质量管理专家朱兰博士向世界各国介绍了日本的QC小组活动，推动了世界各国QC小组活动的开展和普及。

通过QCC活动，除了可以改善工作品质，解决部门存在的问题外，更重要的是通过对员工进行品管手法的培训教育，使改善工作变成一种工作习惯，并提供展示个人才能和价值的平台，在改善过程中即可显现出成果，让员工享受品质改善的成就感、价值感。

通常的QCC讨论会，利用业余时间，每月1~2次，时间不超过1h。一般来说，每个改善的主题，从开题到结题时间为半年至一年为宜。达到的结果及改善的过程，均以品管统计手法中的图表来表示。成果卓越的QCC经遴选后可在QCC成果发表会上参加竞赛。

2. QCC活动的精神和目的

（1）QCC活动的精神：QCC活动在我国护理工作中开展很广泛，若要取得理想的成效，首先应彻底了解QCC活动的精神。

1）尊重人性，营造愉快的工作环境：过去的观念多采用限制性或强制性的管理，对待员工采用监督、命令的方式；而QCC活动是采用人性化的管理，尊重人性，鼓励员工多动脑，多提意见，营造愉快的工作环境。

2）开发无限脑力资源：QCC活动使员工们一起进行研究、分析、解决现存问题，从中获得成功的乐趣，体现自身的价值和工作的意义，这种感受会使员工产生更高的工作热情，激发出巨大的积极性和创造性，自身的潜在智力与能力得到更大限度的发挥。

3）推行质量管理的有效模式，提高医院品质：医院若能有组织有计划地推行QCC活动，使员工们自动自发地发掘问题、改善问题，那么生产的有形成果及无形成果，必能发展及促进医院品质，提升医院竞争力。

（2）QCC 活动的目的

1）提高员工素质，激发员工的积极性和创造性：提高现场基层管理者的管理能力及领导力；提高基层员工的品质意识、问题意识及改善意识，提高员工的工作成就感，增加员工的向心力和创造力。

2）改进质量，提高品质，增加社会效益和经济效益：QCC 活动将改善质量渗透到每位员工及现场的每一个角落，质量的提高关系到每一个员工和医院的利益；从节约能源、提高服务意识方面选择课题，开展扎实的活动，才能取得良好的社会效益和经济效益。

3）建立文明、心情舒畅的工作环境：QCC 活动是基层员工自动自发的质量改善活动，通过此活动改善现场的管理，建立一个文明、心情舒畅的现场，有助于产生向心力与归属感，使员工们做事更积极主动，沟通顺畅，更有利于全面质量管理的落实，提升医院的品质。

3. QCC 活动的基本步骤　QCC 活动步骤遵循 PDCA 活动程序，计划（plan）、执行（do）、检查（check）、处理（action）四个阶段、十个步骤。

P 阶段：选定课题（计划）、活动计划拟订、现状把握、目标设定、解析、对策拟订。

D 阶段：对策实施与检讨（实施）。

C 阶段：效果确认（检查）。

A 阶段：标准化（处理）、检讨与改进。

（1）选定课题：每期品管圈活动，必须围绕一个明确的主题进行，结合现场工作，从品质、成本、效率、安全、服务、管理等方面来选题，主题的选定以品管圈活动在三个月左右能解决为原则。

主题选定的步骤及运用的质量管理方法，如表 2－1 所列。

表 2－1　主题选定的步骤

选题步骤	可用的 QCC 手法
①列出工作场所的问题点	头脑风暴＋亲和图
②对问题加以讨论及理解	记名式团体技巧法、查检表
③对问题进行评价	评价表、记名式团体技巧法、优先次序矩阵
④选定主题	
⑤说明衡量指标的定义及计算公式	
⑥说明主题选定的理由	

1）首先利用头脑风暴的方式，列出工作场所的问题，问题的来源是满足患者的需求、上级主管的要求及医院环境、流程的改善等；QCC 小组成员列出 4～8 个问题点，应确认主题是否明确，一般而言，明确的主题应包含三项元素：

动词（正向或反向）＋名词（改善的主体）＋衡量的指标。

例如：降低＋门诊患者＋领药等候时间。

通过讨论、评价选出适当的主题，如表 2－2 所列。

2）选定主题后，说明衡量指标的定义及计算公式：衡量指标应该是可以测量出来或者是以“外部顾客”的“知觉”衡量出来的，应用适当的指标单位。同时说明主题选定的理由。

表 2－2　主题评价表

	分数/评价项目	上级政策	可行性	迫切性	圈能力	总分	顺序	选定
评价说明	1	没听说过	不可行	半年后再说	需要多个部门配合			
	3	偶尔告知	可行	明天再说	需要一个部门配合			
	5	常常提醒	高度可行	分秒必争	能自行解决			

注：评分方法为优（5 分），一般（3 分），差（1 分）；每个圈员对每一个主题均要打分。

（2）活动计划拟订：开展 QCC 活动强调目的性、规划性，应首先拟订一个活动的计划书，它将贯穿 QCC 活动的整个过程，并有效监督活动进程，从而保障活动的顺利进行。按照 QCC 活动步骤的时间顺序拟订各步骤所需时间，在一个完整的 PDCA 循环中，一般 Plan（由主题选定到对策拟订）占活动总时间的 30%，Do（对策实施与检讨）占活动总时间的 40%，Check（效果确认与标准化）占活动总时间的 20%，Action（检讨与改进）占活动总时间的 10%；也可根据实际情况和品管圈的经验及能力适当调整。时间安排好后，应决定圈员的工作分配，应充分发挥每一个圈员的潜能和聪明才智，安排适当的工作任务。

（3）把握现状，找出问题的症结：主题选定并拟订计划表后，就进入 QCC 活动关键的一步——现状把握，主要是掌握事实，了解问题的现状，严重程度，为设定目标提供依据。

1）明确工作流程：把现在的工作进行归纳总结成简单明了的流程图，从而掌握工作的全貌。

2）查检：明确了工作流程后，寻找出主题错综复杂的影响因素，收集正确、有用的数据，通过制作查检表、层别法分类整理资料，通过柏拉图（图 2－4）确定改善的重点。

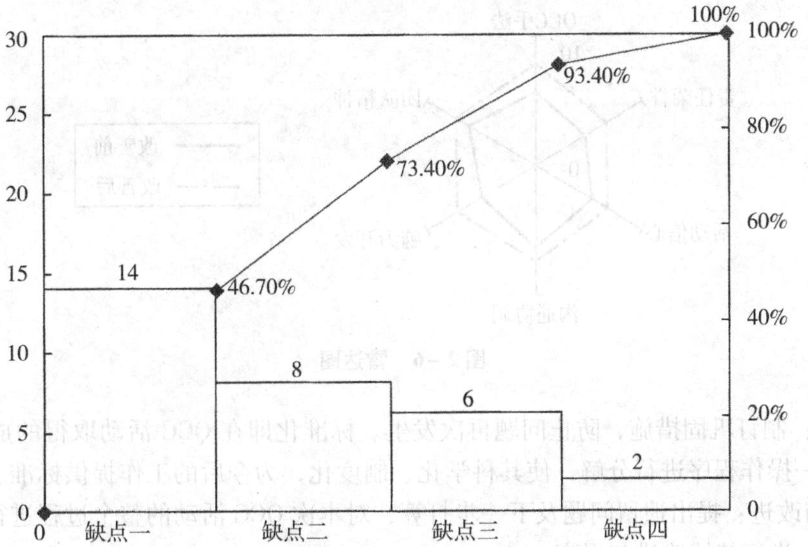

图 2－4　检查缺点柏拉图

（4）确定本次活动所要达到的目标：根据课题的类型设定，可由上级部门制订、文献检索查证或者利用公式计算。

目标值＝现状－（现状×改善重点×圈能力）

注：现况值由查检表中得出；改善重点由柏拉图中以 80/20 原则得出；圈能力是本主题所有圈员的圈能力平均分占圈能力满分的百分比。

（5）解析：利用特性要因分析法（图 2－5）、系统图、关联图等工具，从人、机、环、法、料五方面分析产生主要问题的各种原因，并找出主要的因素。

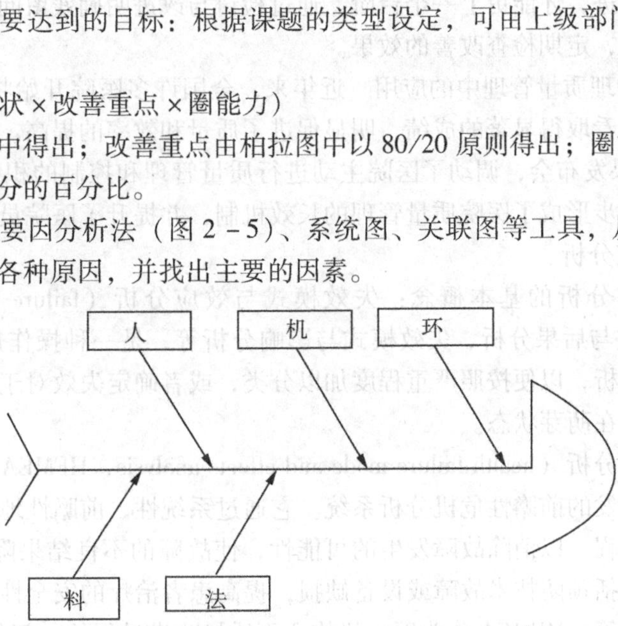

图 2－5　石川馨图（鱼骨图）

(6) 制订对策：针对选出的要因，探讨所有可能的改善对策，并进一步从中选取最合适的方案进行排序，决定实施顺序的过程。对策的选择从可行性、效益性和经济性三方面考虑，利用创造性思维方式，制订出切实可行的、有效的措施。

(7) 对策实施与检讨：按照拟订的对策，分工合作进行实施，收集、总结实施后的数据，利用直方图进行对策实施后的结果检讨。

(8) 效果确认：检查对策实施后所取得的效果。QCC 活动取得的效果一类是“有形成果”，一类是“无形成果”。

有形成果的计算：

目标达成率 = [（改善后数据 - 改善前数据）÷（目标设定值 - 改善前数据）] ×100%

进步率 = [（改善后数据 - 改善前数据）÷改善前数据] ×100%

无形成果一般用雷达图表示（图 2 -6），从成员的解决问题的能力、责任心、沟通协调、自信心、团队凝聚力、积极性、品管手法等方面进行对比，说明每位成员自身素质的提高及团队能力的提高。

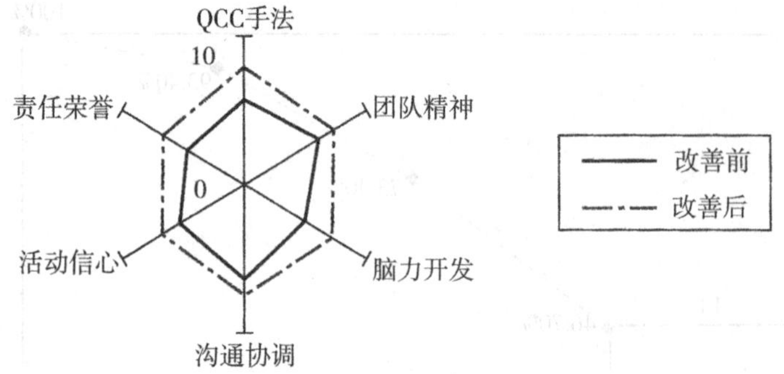

图 2 -6　雷达图

(9) 标准化：制订巩固措施，防止问题再次发生。标准化即在 QCC 活动取得的成果的基础上将改善后的工作的每一操作程序进行分解，使其科学化、制度化，为今后的工作提供标准。

(10) 检讨与改进：提出遗留问题及下一步打算，对本次 QCC 活动的整个过程进行全盘的反省与评价，并运用 PDCA 进行持续改进与提高。

任何的改善都不可能是十全十美，一次 QCC 活动不可能解决所有的问题，总会存在不足，找出不足之处，持续进行质量改进，才能更上一个台阶。通过检讨与改进明确残留问题或新发生问题，同时追踪本次标准化的遵守状况，定期检查改善的效果。

4. QCC 活动在临床护理质量管理中的应用　近年来，全国许多医院开始将 QCC 活动应用于护理质量管理中，从文献报道来看取得显著的成绩，明显促进了质量和效率的提高。许多省市的护理质控中心也多次举办 QCC 项目成果发布会，调动了医院主动进行质量管理和控制的积极性，推动了先进质量管理工具的应用和实践，初步形成了医院质量管理的长效机制，并提升了医院员工的精神面貌。

(1) 失效模式与效应分析

1) 失效模式与效应分析的基本概念：失效模式与效应分析（failure mode and effects analysis, FMEA），又称为失效模式与后果分析、失效模式与影响分析等，是一种操作规程，旨在对系统范围内潜在的故障或风险加以分析，以便按照严重程度加以分类，或者确定失效对于该系统的影响，寻找预防或改进措施，把故障消灭在萌芽状态。

医疗失效模式与效应分析（health failure mode and effects analysis, HFMEA）是由美国退伍军人局及国家患者安全中心共同研发的前瞻性危机分析系统。它通过系统性、前瞻性地检查某个流程可能发生故障的途径，重新设计该流程，以消除故障发生的可能性，使故障的不良结果降到最小。HFMEA 在医疗风险管理中的应用主要包括预防技术故障或设备缺损，提高患者治疗的安全性，以及识别患者和医疗服务者存在的潜在危险因素等。HFMEA 作为医疗机构全面质量改进过程的一部分，旨在提高医疗安全。

失效模式与效应分析的基本步骤包括：

A. 组建 HFMEA 项目团队：团队包括主要的管理者、员工及流程相关知情人。制订团队目标、时间框架、期望结果，并确定每位团队成员的角色，明确工作流程，制作流程图。

B. 失效模式分析并确认根本原因：①确定失效模式的严重度等级，即严重度（severity，S）。严重度是指某种潜在失效模式发生时产生影响的严重程度。取值范围在 1~10 分，1 表示“伤害非常不可能发生”，10 表示“严重伤害非常可能发生”。②确定失效模式的发生概率等级，即发生率（occurrence，O）。发生率是指某项潜在的失效模式的发生概率。发生概率越高，潜在失效模式发生可能性越大。取值范围在 1~10 分之间，1 表示“非常不可能发生”，10 表示“非常可能发生”。③确定失效模式的检测度等级，即检测度（likelihood of detection，D）。检测度是指当某项潜在失效发生时，根据现有的控制手段及检测方法，能准确检出的概率。失效越难检测，这个流程就越脆弱。取值范围在 1~10 分，1 表示“非常可能被检测到”，10 表示“非常不可能被检测到”。

计算风险优先级别：决定每个失效模式的严重度和发生的可能性，采用风险矩阵计算风险指数，并进行风险排序。风险优先数（risk priority number，RPN）是严重度（S）、发生率（O）和检测度（D）的乘积。失效模式的行动优先次序为：RPN 越高，越需立即行动；当严重度指标是 9~10 时，不论 RPN 值是多少，都必须立即采取行动。当改善行动实施后，须重新计算 RPN，持续改善直至 RPN 可接受为止。列出需要改善的失效模式，确认失效模式的根本原因。

C. 拟订行动计划：针对每一个失效模式的根本原因进行逐一分析，并进行改进措施。

D. 效果及分析：经过改进的措施或流程的实施，对实施后的结果进行分析总结，避免了在系统流程中的故障和风险，提高了质量安全。

2）失效模式与效应分析在临床护理质量管理中的应用：失效模式与效应分析是前瞻性危机分析系统，主要通过系统性、前瞻性地检查某个流程可能发生故障的途径，重新设计该流程，以消除故障发生的可能性，使故障的不良结果降到最小。FMEA 在护理风险管理中的应用主要针对新设备、新流程中，预防设备缺损或流程缺陷，提高患者治疗的安全性，以及识别患者和护理人员存在的潜在危险因素等。失效模式与效应分析可从流程涉及的医疗人员、环境与医疗设备等，检视危害患者安全的高风险因子，找出潜在失效模式、失效原因与失效影响，进行危害分析，提出改善方案，从而避免对患者的伤害、提高医疗质量。

（2）根本原因分析法

1）根本原因分析法的基本概念：根本原因分析（root cause analysis，RCA）是一项结构化的问题处理法，用以逐步找出问题的根本原因并加以解决，而不是仅仅关注问题的表征。根本原因分析是一个系统化的问题处理过程，包括确定和分析问题原因，找出问题解决办法，并制订问题预防措施。在质量组织管理方面，根本原因分析能够帮助管理者发现组织问题的症结，并找出根本性的解决方案。

2）根本原因分析法的基本步骤：根本原因分析法首先成立 RCA 小组，找出为什么会发生质量缺陷，并记录每一个可能的答案。然后，再逐一对每个答案追问一个为什么，并记录下原因。并对所有的原因进行分析。通过反复问一个为什么，能够把问题逐渐引向深入，直到你发现根本原因。找到根本原因后，就要选择改变根本原因的最佳方法，从而在根本上解决问题。根本原因分析法常用的工具有因果图、头脑风暴、鱼骨图。

3）根本原因分析法在临床护理质量管理中的应用：根本原因分析法作为一种质量管理的模式，已广泛应用于护理不良事件的管理中，其核心是一种基于团体的、系统的、回顾性的不良事件分析法，找出系统和流程中的风险和缺陷并加以改善，从错误中反思，学习与分享经验，可以做到改善流程，事先防范，从多角度、多层次提出针对性的预防措施，预防同类不良事件的再次发生，以此改变传统质量管理中只解决单一事件，治标不治本的缺点。

（孔　芝）

第三节 护理质量评价与持续改进

护理质量评价是护理质量管理的重要一环，评价一般指衡量所订标准是否实现或实现的程度，是对护理工作成效大小、工作优劣、进展快慢、对策正确与否等做出判断的过程，评价不仅在工作结束之后，并贯穿在工作的全过程，评价的最终目的在于持续改进护理质量。

评价的形式因内容不同而异，主要有现场考查、考核、问卷、查阅资料等。根据评价时间分定期评价和不定期评价；根据内容分为综合性和目标性专题评价；根据评价主体分为：医院外部评价、上级评价、同级评价、自我评价和服务对象的评价。院内护理质量评价主体一般是以护理部质量控制组、科护士长、护士长三级质控组织为中心，全体护士参与的质量控制组织机构。

一、护理质量评价方法

1. 以要素质量为导向的评价　以要素质量为导向的评价主要是评价构成护理服务要素质量的基本内容，包括与护理活动相关的组织结构、物质设施、资源和仪器设备及护理人员的素质等。具体表现为：①环境，结构、布局是否合理；患者所处的环境是否安全、清洁、舒适等；②护理人员工作安排，人员素质及业务技术水平是否合乎标准，护理工作方式的选择、管理者的组织协调是否以患者为中心；③与护理相关的器械、设备的使用和维护，器械、设备是否处于正常的工作状态，药品、物品数量固定、质量保证是否处于完好状态；④护理人员服务患者的情况，护士是否掌握患者的病情，制订的护理计划和护理措施是否有效，对患者是否实施连续、全程的整体护理；⑤护理文件书写是否规范、及时、完整；医院的规章制度是否落实；后勤保障工作是否到位等。常采用的评价方法有现场检查、考核，问卷调查，查阅资料等。

2. 以优化流程为导向的评价　以优化流程为导向的评价就是以护理流程的设计、实施和改进为导向对护理质量进行评价。护理流程的优化不仅使护理人员做正确的事，而且还知道如何正确地做事。护理流程优化内容涉及管理优化、服务优化、成本优化、技术优化、质量优化、效率优化等指标。具体表现为：①护理管理方面，护理人员配置、排班是否满足患者的需求，护理技术操作流程是否简化、安全等；②服务方面，接待患者是否主动热情，对患者的安置、处置是否妥当及时，入院、住院、出院健康教育是否主动、全面，患者能否理解并接受等；③技术方面，急救流程、操作流程、药物配置流程、健康教育流程等；④成本方面，固定资产、水电、一次性护理耗材等方面的使用情况。常采用的评价方法为现场检查、考核和资料分析。

3. 以患者满意度为导向的评价　患者作为护理服务的直接对象，是对护理工作质量最直接和较客观的评价。以患者满意度为导向的护理质量评价是将监测评比重点放在患者的满意度方面，将监督、评价的权利直接交给患者，既维护了患者的权益，又最大限度地实现了护理工作以满足患者需求为目的的服务宗旨。评价内容包括：护理人员医德医风，工作和服务态度，技术水平，是否护患沟通，满足患者的生活、精神、心理方面的需要，住院全过程的健康教育，病区环境管理，护士长的管理水平等。

常采用的评价方法有：①与患者的直接沟通，这是获取患者满意程度的最佳方式；通常采用公休座谈会、电话回访、来信来访等形式；②问卷调查，调查问卷可通过信函、传真、电子邮件、网上调查、现场发放调查表等形式进行；③患者投诉，医院设投诉电话、投诉信箱来方便患者投诉，广泛获取患者意见。此外，还可以通过新闻媒体的报道，权威机构的调查结果，行业协会的调查结果等获取患者满意度的信息。

二、护理质量评价结果分析

护理质量结果的直接表现形式主要是各种数据，但护理质量评价的结果需要进行统计分析后的信息来表现。护理质量评价结果分析常用定性分析法和定量分析法两种。定性分析法包括调查表法、分层法、水平对比法、流程图法、亲和图法、头脑风暴法、因果分析图法、树图法和对策图法等。定量分析法包括排列图法、直方图法和散点图法的相关分析等。

（一）调查表法

用于系统收集、整理分析数据的统计表通常有检查表、数据表和统计分析表等，如护理文件书写存在缺陷统计表属于检查表。

（二）因果图法

因果图又称特性因素图、鱼刺图。一种发现问题"根本原因"的方法，是用于分析和表示某一结果或现象与其原因之间关系的一种工具。通过分层次地列出各种可能的原因，帮助人们识别与某种结果有关的真正原因，特别是关键原因，进而寻找解决问题的措施。一般以结果出发，首先找出影响质量的大原因，然后从大原因中找出何种原因，再进一步找出小原因，以此类推，直至到问题的根部（图2-7）。

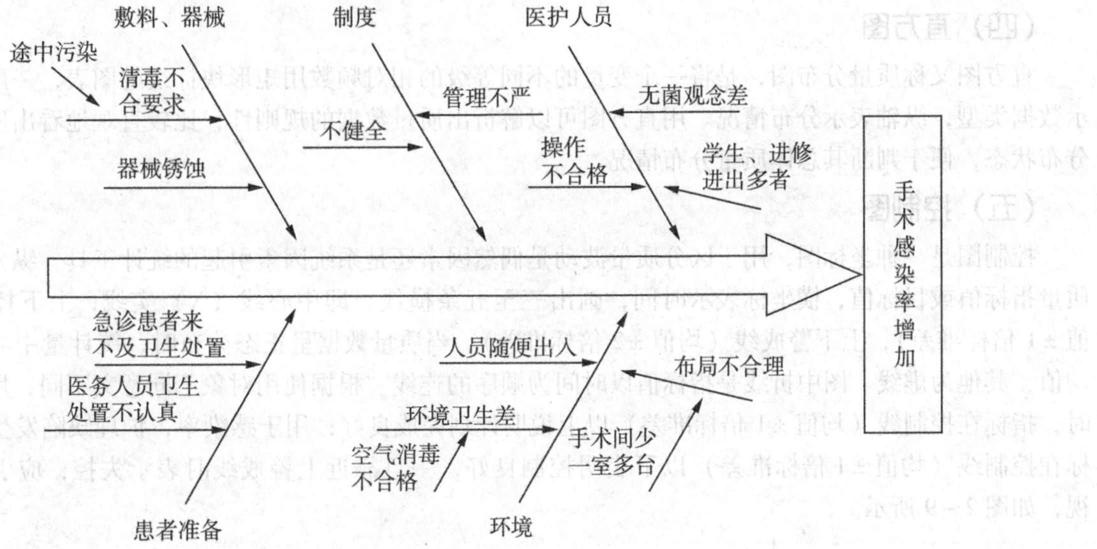

图2-7 某医院手术感染率增加因果分析图

护理质量问题原因查找一般从以下几方面考虑：服务对象、护理人员、护理环境、护理制度、应用的物资等。

（三）排列图法

又称主次因素分析图或帕累特图。用于找出影响质量因素的主要原因，由两个纵坐标、一个横坐标、几个按高低顺序依次排列的长方形和一条累积百分数曲线组成。绘制排列图方法如下（图2-8）：

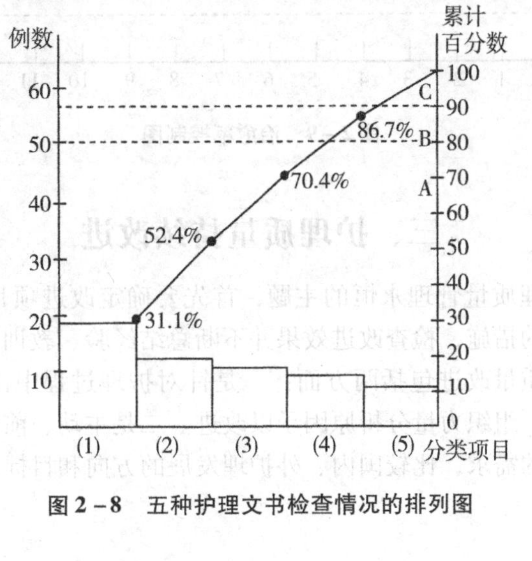

图2-8 五种护理文书检查情况的排列图

(1) 收集在一定时期内护理缺陷的因素和出现频次，并按各因素出现数据大小顺序排列。

(2) 计算累计数（频数）、百分数（频率）、累计次数、累计百分数。

(3) 在图上画出左、右两个纵坐标，左侧标出缺陷件数，右侧标出累计百分数。

(4) 在横坐标上，按各类不同缺陷的件数多少用不同高度的小直方形表示。

(5) 画帕累特曲线，在各直方形右上角上方相应部位画上累计百分数的圆点，依次连接这些圆点所形成的曲线即为帕累特曲线。

应用排列图主要是确定影响质量的主要因素。一般把所有因素分为A、B、C三类。在累计频率80%与90%处各画一条横线，把图分成三个区域，累计频率在80%以内的诸因素是主要因素（A类），累计频率在80%～90%的是次要因素（B类），在90%以上的是一般因素。由于A类因素已包含80%存在的问题，此问题解决了，大部分质量问题就得到了解决。

（四）直方图

直方图又称质量分布图，是将一个变量的不同等级的相对频数用矩形块标绘的图表，一般用横轴表示数据类型，纵轴表示分布情况。用直方图可以解析出质量数据的规则性，比较直观地看出质量特性的分布状态，便于判断其总体质量分布情况。

（五）控制图

控制图是一种坐标图，用于区分质量波动是偶然因素还是系统因素引起的统计工具。纵坐标是表示质量指标值或目标值，横坐标表示时间，画出三至五条横线，即中心线（X）实线，上下控制线（均值±1倍标准差），上下警戒线（均值±2倍标准差）。当质量数据呈正态分布时，统计量中心线表示平均值，其他为虚线。图中折线是指标值以时间为顺序的连线。根据使用对象不同意义不同，用于合格率时，指标在控制线（均值±1倍标准差）以上说明计划完成良好；用于感染率，护理缺陷发生率时，指标在控制线（均值±1倍标准差）以下表明控制良好，一旦靠近上警戒线时表示失控，应引起高度重视，如图2－9所示。

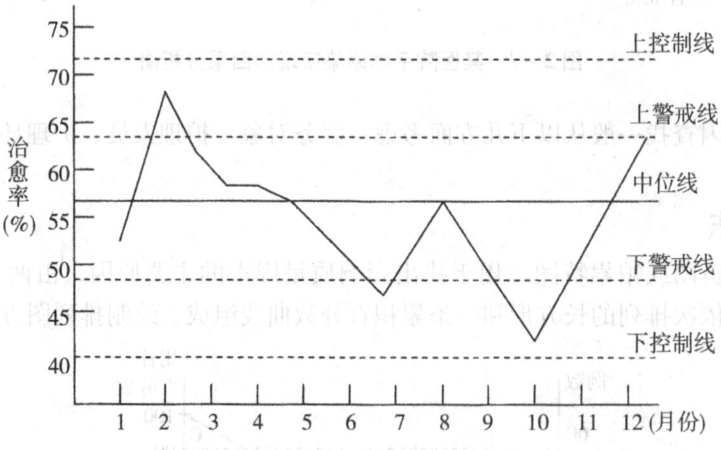

图2－9 治愈率控制图

三、护理质量持续改进

护理质量持续改进是护理质量管理永恒的主题，首先要确定改进项目和方法，设定目标，制订计划、改进措施，落实已改进的措施，检查改进效果并不断总结经验、教训，最终目的是提高护理服务质量，满足患者的需要。护理质量改进包括两方面：一是针对护理过程中出现的、各级管理者检查发现的，或者患者投诉的问题等，组织力量分析原因予以改进。二是主动、前瞻性地针对护理服务过程寻求改进的项目，识别潜在患者的需求，比较国内、外护理发展的方向和目标，寻求改进措施并予以落实。

（韩凤云）

第四节　护理质量缺陷管理

一、护理质量缺陷的相关概念

护理质量缺陷是引发医疗纠纷的重要原因，如何达到护理质量的零缺陷，即如何防范护理质量缺陷是护理管理者应思考的问题。

（一）质量缺陷

质量缺陷（quality defective）是指不符合技术规定的特征表量。有没有质量缺陷是判断质量的基本标准，是质量是否合格的分界线。一切不符合标准的现象都属于质量缺陷。

（二）护理质量缺陷

一切不符合护理质量标准的现象都属于质量缺陷，在护理工作中，由于各种原因导致令人不满意的现象与结果发生，或给患者造成损害统称为护理质量缺陷（nursing quality defective）。护理质量缺陷表现为患者不满意、护理纠纷、差错、事故。

1. 患者不满意　是指患者感知服务结果小于期望的恰当服务且超出容忍区域所形成的一种心理状态。一般有两种反应：一种是不抱怨，继续接受服务，但容忍区域变窄，期望值升高，或直接退出服务；另一种是抱怨，有私下抱怨和公开抱怨之分，如果问题得到迅速而有效的解决，就会维持或提高患者原有满意度，否则就会发生纠纷。

2. 护理纠纷　患者或其家属对护理过程、内容、结果、收费、服务态度等不满而发生的争执，或对同一护理事件护患双方对其原因及结果、处理方式或轻重程度产生分歧发生争议，称为护理纠纷（nursing dispute）。护理纠纷不一定是护理差错。

3. 护理差错　是指诊疗护理工作中，因为医务人员在诊疗护理中的过失，给患者的身体健康造成一定的伤害，延长了治疗时间，但尚未造成患者死亡、残废、组织器官损伤导致功能障碍的不良后果者。任何护理差错都会影响治疗工作的进行或给患者带来不应有的痛苦和不良后果。因此积极防止护理差错是提高护理质量的重要内容。护理差错分严重护理差错及一般护理差错：严重护理差错是指在护理工作中，由于责任或技术原因发生错误，虽给患者造成身心痛苦或影响了治疗工作，但未造成严重后果和构成事故者；一般护理差错是指在护理工作中由于责任或技术原因发生的错误，造成了患者轻度身心痛苦或无不良后果者。

4. 护理事故　按照《医疗事故处理条例》，护理事故是指医疗机构及其医务人员在医疗活动中，违反医疗卫生管理法律、行政法规、部门规章和诊疗护理规范、常规，发生过失造成患者人身损害的事故。

（1）根据对患者人身造成的损害程度，医疗事故可分四级

一级医疗事故：造成患者死亡、重度残疾。

二级医疗事故：造成患者中度残疾、器官组织损伤导致严重功能障碍。

三级医疗事故：造成患者轻度残疾、器官组织损伤导致一般功能障碍。

四级医疗事故：造成患者明显人身损害的其他后果。

（2）医疗事故构成要素：①主体是医疗机构及其医务人员；②发生在医疗护理活动中；③行为的违法性；④过失造成“人身损害”后果；⑤过失行为和损害后果之间存在因果关系。

（3）不属于医疗事故的情形：①在紧急情况下为抢救生命而采取紧急医疗措施造成不良后果；②由于患者病情异常或者患者体质特殊而发生医疗护理以外的不良后果；③在现有条件下，发生无法预料或者不能防范的不良后果；④无过错输血感染造成不良后果；⑤因患方原因延误诊疗导致不良后果；⑥因不可抗力造成不良后果。

二、护理质量缺陷的预防与处理

1. 护理质量缺陷的预防

（1）加强质量管理意识：重视质量意识和质量管理，改善护理基本设施及护理服务流程，增加安全防患意识，消除安全隐患。建立分层质量管理程序。如护理部设有护理质量管理委员会、科室设有护理质量管理小组等，配备专职或兼职人员，负责监督护理人员的护理服务工作，检查护理人员执业情况，接受、处理患者对护理服务的投诉，向其咨询服务，并收集患者、家属、社会对护理服务的评价，及时向有关部门和人员反馈。

（2）加强素质培养：对护理人员加强职业道德教育和常规培训，内容包括专业思想、相关法律法规、护理诊疗常规等；提高护理人员的业务和技术水平，护理技术操作的程序化和规范化；管理好易发生缺陷的薄弱环节和关键环节；认真做好临床带教工作，有效防止实习护生发生护理缺陷。

（3）维护患者的权利：尊重患者、维护患者的权利、与患者建立良好的信任关系是减少护理质量缺陷的基础。护理人员应充分了解患者权利的内容，学习维护患者权利的方法，维护患者的权益。

（4）建立预警机制：一是建立护理不良事件报告系统，来警示护理人员危险的存在，促进护理质量和护理安全管理，并且一旦发生护理缺陷能最大程度地保护患者，将危害降到最低；二是制订护理风险预案，使护理人员及时发现护理缺陷并能有效预防。

2. 护理质量缺陷的处理

（1）患者投诉的处理：当患者不满意而投诉时，首先要耐心接待，认真受理并做好记录。其次，及时采取适当有效的措施；并对投诉问题进行调查，了解原因，评估问题的严重性，分清责任，做出适当的处理；加强护理缺陷应急预案的培训，采取长效机制，防止问题再次发生，做好跟踪调查。

（2）护理差错的处理

1）发生护理差错后，护理人员应立即纠正错误，做好患者的心理工作，同时报告护士长，若属严重差错，护士长24h内报告护理部。

2）护士长组织护理人员对发生的差错的原因及性质进行分析、讨论、提出处理意见和改进措施，填写护理不良事件报告表，交护理部。

3）护理部根据科室不良事件报告的材料，进行调查，核对事实，每季度做出差错统计分析，找出发生的原因及教训，改进工作。

4）护理部对科室不良事件采取无惩罚的报告机制，科室视情节严重程度对当事人给予批评教育、经济处罚或行政处罚。

（3）护理事故的处理：根据《医疗事故处理条例》，当发生医疗护理事故时，应遵循医疗事故处理原则，保护护患双方的合法权益，把事故造成的损害减低到最低限度，按程序正确、及时、稳妥地做好处理工作。

1）发生护理事故后，当事人要向护士长报告，护士长在处理问题的同时报告护理部，护理部及时报告到医院负责人。

2）妥善保管有关的各种原始资料及物品，严禁涂改、伪造、隐匿、销毁。因输液、输血、注射、服药等引起的不良后果，要对现场的物品暂时封存保留，以备检验。

（韩凤云）

第三章

常见症状护理

第一节　发热护理

发热（fever）是在致热源作用下或因各种原因引起体温调节中枢功能紊乱，使机体产热增多，散热减少，体温升高超出正常范围。可分为感染性发热和非感染性发热两大类。感染性发热较常见，由病原体引起；非感染性发热可由病原体之外的各种物质引起，目前越来越引起人们的关注。

发热过程包括3个时期：①体温上升期：其特点是产热大于散热，主要表现为皮肤苍白、疲乏无力、干燥无汗、畏寒，甚至寒战。②高热持续期：其特点是产热和散热趋于平衡，主要表现为面色潮红、口唇干燥、皮肤灼热、全身不适等。③体温下降期：其特点是散热大于产热，体温恢复到正常水平，主要表现为大汗、皮肤潮湿等。

将发热患者在不同时间测得的体温数值分别记录在体温单上，再将各体温数值点连接起来成体温曲线，该曲线的不同形态称为热型（fever type）。某些发热性疾病具有独特的热型，细致观察有助于疾病诊断。常见热型及常见疾病对照见表3－1。

表3－1　常见热型及常见疾病对照表

热型	发热特点	常见疾病
稽留热	体温持续在39～40℃达数天或数周，24h波动范围不超过1℃	大叶性肺炎、伤寒、斑疹伤寒、流行性脑脊髓膜炎
弛张热	体温在39℃以上，24h内温差达1℃以上，体温最低时仍高于正常	败血症、风湿热、重症肺结核、化脓性炎症等
间歇热	体温骤然升高至39℃以上持续数小时或更长，然后下降至正常或正常以下，经过一个间歇，体温又升高，并反复发作，即高热期和无热期交替出现	疟疾、急性肾盂肾炎
回归热	体温急剧上升至39℃以上，持续数日后又骤然下降，但数日后又再出现	霍奇金病
波状热	体温逐渐上升达39℃或以上，发热数日后逐渐下降，数日后又再发热	布鲁菌病
不规则热	发热无规律，且持续时间不定	结核病、支气管肺炎、流行性感冒、癌性发热

一、观察要点

1. 监测体温变化　一般每日测4次体温，高热时应4h测量1次，待体温恢复正常3d后，改为每日1或2次。注意发热热型、程度及经过等。体温超过38.5℃，遵医嘱给予物理降温或药物降温，30～60min后复测体温，并做好记录和交班。

2. 注意水、电解质平衡　了解血常规、血细胞比容、血清电解质等变化。在患者大量出汗、食欲不佳及呕吐时，应密切观察有无脱水现象。

3. 观察末梢循环情况　高热而四肢末梢厥冷、发绀等提示病情加重。

4. 并发症观察　注意有无抽搐、休克等情况的发生。

二、护理措施

1. 降温　可选用物理或化学降温方法。物理降温有局部和全身冷疗两种，局部冷疗采用冷毛巾、冰袋、化学制冷袋，通过传导方式散热；全身冷疗应用温水或乙醇擦浴达到降温目的。药物降温通过机体蒸发散热达到降温目的，使用时应注意药物剂量，尤其是年老体弱及有心血管疾病者应防止虚脱或休克现象的发生。

2. 休息与活动　休息可减少能量的消耗，有利于机体康复。高热患者需卧床休息，低热者可酌情减少活动，适当休息。有谵妄、意识障碍的患者应加床档，防止坠床。保持室内温湿度适宜，空气新鲜，定时开窗通风。

3. 补充营养和水分　提供富含维生素、高热量、营养丰富、易消化的流食或半流食。鼓励患者多饮水，以每日 3 000mL 为宜，以补充高热消耗的大量水分，并促进毒素和代谢产物的排出。

4. 口腔和皮肤护理　每日酌情口腔护理 2 ~ 3 次或晨起、进食前后漱口。注意皮肤清洁卫生，穿棉质内衣，保持干燥。对于长期高热者，应协助其改变体位，防止压疮、肺炎等并发症出现。

5. 用药护理　遵医嘱正确应用抗生素，保证按时、足量、现用现配。

6. 心理护理　注意患者心理变化，及时进行疏导，保持患者心情愉快，处于接受治疗护理最佳状态。

三、指导要点

（1）指导患者了解发热的处理方法，告诉患者忌自行滥用退热药及消炎药。

（2）指导患者注意休息，有利于机体康复。

（3）指导患者食用易消化、高糖的饮食，多饮水。

（4）保持口腔清洁，着宽松、棉质、透气的衣服，以利于排汗。

（5）指导患者积极配合治疗和护理。

（韩凤云）

第二节　呼吸困难护理

呼吸困难（dyspnea）是指患者主观感觉空气不足、呼吸不畅，客观表现为呼吸用力，严重时可出现张口呼吸、鼻翼翕动、端坐呼吸、甚至发绀，辅助呼吸肌参与呼吸运动，并且伴有呼吸频率、深度及节律异常。

一、分类

根据发生机制及临床特点，将呼吸困难归纳为以下 5 种类型。

1. 肺源性呼吸困难　主要是呼吸系统疾病引起的通气、换气功能障碍导致缺氧和（或）二氧化碳潴留。临床上分为：①吸气性呼吸困难：其特点为吸气时呼吸困难显著，重者出现胸骨上窝、锁骨上窝和肋间隙凹陷，即“三凹征”；常伴有干咳及高调哮鸣，多见于喉水肿、气管异物、肿瘤或痉挛等引起上呼吸道机械性梗阻。②呼气性呼吸困难：其特点是呼吸费力，呼气时间延长，常常伴有哮鸣音，多见于支气管哮喘、慢性阻塞性肺疾病等。③混合性呼吸困难：吸气和呼气均感费力，呼吸频率增快，呼吸变浅，常常伴有呼吸音减弱或消失，常由重症肺炎、大量胸腔积液和气胸所致。

2. 心源性呼吸困难　最常见的病因是左心衰竭，亦见于右心衰竭、心包积液等。临床常表现为：①劳力性呼吸困难：常在体力活动时发生或加重，休息后缓解或消失，为左心衰竭最早出现症状。②夜间阵发性呼吸困难：患者在夜间已入睡后因突然胸闷、气急而憋醒，被迫坐起，呼吸深快。轻者数分钟后症状逐渐缓解，重者可伴有咳嗽、咳白色泡沫痰、气喘、发绀、肺部哮鸣音，称为心源性哮喘。③端坐呼吸：患者呼吸困难明显，不能平卧，而被迫采取高枕卧位、半卧位或坐位。

3. 中毒性呼吸困难　是指药物或化学物质抑制呼吸中枢引起的呼吸困难，如酸中毒时出现深而大的呼吸困难等。

4. 神经精神性呼吸困难　常引起呼吸变慢、变深，并伴有节律异常，如吸气突然终止、抽泣样呼吸等。精神性呼吸困难常见于癔症患者。

5. 血源性呼吸困难　重症贫血可因红细胞减少，血氧不足而引起气促，尤以活动后加剧；大出血或休克时因缺血及血压下降，刺激呼吸中枢而引起呼吸困难。

二、观察要点

（1）动态观察患者呼吸情况和伴随症状判断呼吸困难类型。

（2）有条件可监测血氧饱和度，动脉血气变化若血氧饱和度降低到94%以下或病情加重，应及时处理。

（3）密切观察呼吸困难改善情况如发绀是否减轻，听诊肺部湿啰音是否减少。

三、护理措施

1. 体位　患者采取身体前倾坐位或半卧位，可使用枕头、靠背架或床边桌等支撑物，以自觉舒适为原则。避免过厚盖被或穿紧身衣服而加重胸部压迫感。

2. 保持呼吸道通畅　指导并协助患者进行有效的咳嗽、咳痰；每1～2h协助翻身1次，并叩背使痰液排出；饮水、口服或雾化吸入祛痰药可湿化痰液，使痰液便于咳出或吸出。

3. 氧疗和机械通气的护理　根据呼吸困难的类型、严重程度不同，进行合理氧疗和机械通气。监测和评价患者的反应，安全管理机械通气系统，预防并发症，满足患者的基本需要。

4. 休息与活动　选择安静舒适、温湿度适宜的环境，合理安排休息和活动量，调整日常生活方式。若病情许可，改变运动方式和有计划地增加运动量，如室内走动、室外散步、快走、慢跑、打太极拳等，逐步提高活动耐力和肺活量。

5. 呼吸训练　如指导患者做缓慢深呼吸、腹式呼吸、缩唇呼吸等，训练呼吸肌，延长呼气时间，使气体能完全呼出。

6. 心理护理　呼吸困难引起患者烦躁不安、恐惧，而这些不良情绪反应又可进一步加重病情。因而医护人员应评估患者的心理状况，安慰患者，使其保持情绪稳定，增强安全感。

四、指导要点

（1）指导患者采取舒适卧位，合理安排休息与活动。

（2）指导患者保持呼吸道通畅，合理氧疗和机械通气。

（3）指导患者做缓慢深呼吸、腹式呼吸、缩唇呼吸等。

（4）指导患者积极配合治疗和护理。

（韩凤云）

第三节　水肿护理

水肿（edema）是指液体在组织间隙过多积聚使组织肿胀，临床上最常见心源性水肿和肾源性水肿。心源性水肿最常见的病因是右心衰竭，特点是水肿首先出现在身体低垂部位，如卧床患者腰骶部、会阴或阴囊部，非卧床患者的足踝部、胫前。用指端加压水肿部位，局部可出现凹陷，称为压陷性水肿。重者可延及全身，出现胸腔积液、腹腔积液。肾源性水肿可分为两大类：①肾炎性水肿：从颜面部开始，重者波及全身，指压凹陷不明显。②肾病性水肿：一般较严重，多从下肢部位开始，常为全身性、体位性和凹陷性，可无高血压及循环瘀血的表现。

二、观察要点

（1）监测尿量：记录24h出入液量，若患者尿量<30mL/h，应立即报告医生。

（2）监测体重：于每天同一时间、着同一服装、用同一体重计，晨起排尿后，早餐前测量患者体重。

（3）观察水肿的消长情况以及胸腔、腹腔和心包积液。

（4）监测生命体征尤其血压。

（5）观察有无急性左心衰竭和高血压脑病的表现。

（6）密切监测实验室检测结果：如尿常规、肾小球滤过率、血尿素氮、血肌酐、血浆蛋白、血电解质等。

二、护理措施

1. 休息与体位　休息有利于增加肾血流量，提高肾小球滤过率，促进水钠排出，减轻水肿。下肢水肿明显者，卧床休息时可抬高下肢；轻度水肿者应限制活动，重度水肿者应卧床休息，伴胸腔积液或腹腔积液者宜采取半卧位；阴囊水肿者可用吊带托起。

2. 饮食护理

（1）钠盐：限制钠盐摄入，每天摄入量以2～3g为宜。告知患者及家属限制钠盐摄入的重要性以提高其依从性。限制含钠量高的食物如腌或熏制品等。注意患者口味，提高烹饪技术以促进食欲，如可适当使用醋、葱、蒜、香料、柠檬、酒等。

（2）液体：液体摄入量视水肿程度及尿量而定。若24h尿量达1 000mL以上，一般不需严格限水，但不可过多饮水。若24h尿量小于500mL或有严重水肿者应严格限制水钠摄入，重者应量出为入，每天液体入量不应超过前1d/24h尿量加上不显性失水量（约500mL）。液体入量包括饮水、饮食、服药、输液等各种形式或途径进入体内的水分。

（3）蛋白质：低蛋白血症所致水肿者，若无氮质血症，可给予1.0g/（kg·d）的优质蛋白，优质蛋白是指富含必需氨基酸的动物蛋白如鸡蛋、鱼、牛奶等，但不宜高蛋白饮食，因为高蛋白饮食可致尿蛋白增加而加重病情。有氮质血症的水肿患者，应限制蛋白质的摄入，一般给予0.6～0.8g/（kg·d）的优质蛋白。慢性肾功能衰竭患者需根据肾小球滤过率来调节蛋白质摄入量，肾小球滤过率<50mL/min时应限制蛋白摄入量。

（4）热量：补充足够的热量以免引起负氮平衡，尤其低蛋白饮食的患者，每天摄入的热量不可低于126kj/kg，即30kcal/kg。

（5）维生素：注意补充机体所需的各种维生素。

3. 皮肤护理　严密观察水肿部位、肛周及受压处皮肤有无发红、水疱或破溃现象。保持床褥清洁、柔软、平整、干燥，严重水肿者使用气垫床。定时协助或指导患者变换体位，膝部及踝部等骨隆突处可垫软枕以减轻局部压力。使用便盆时动作应轻巧，勿强行推、拉，防止擦伤皮肤。嘱患者穿柔软、宽松的衣服。用热水袋保暖时水温不宜过高，防止烫伤。心力衰竭患者常因呼吸困难而被迫采取半卧位或端坐位，其最易发生压疮的部位是骶尾部，应予以保护；保持会阴部清洁干燥，男患者可用托带支托阴囊部。

4. 用药护理　遵医嘱使用利尿剂，密切观察药物的疗效和不良反应。长期使用利尿剂应监测酸碱平衡和血清电解质情况，观察有无低钾血症、低钠血症、低氯性碱中毒。低钾血症通常表现为肌无力、腹胀、恶心、呕吐以及心律失常；低钠血症可出现无力、恶心，肌痛性痉挛、嗜睡和意识淡漠；低氯性碱中毒表现为呼吸浅慢、手足抽搐、肌痉挛、烦躁和谵妄。利尿剂应用过快过猛（如使用大剂量呋塞米）还可导致有效血容量不足，出现恶心、直立性眩晕、口干、心悸等症状。呋塞米等强效利尿剂具有耳毒性，可引起耳鸣、眩晕以及听力丧失，应避免与链霉素等具有相同不良反应的氨基糖苷类抗生素同时使用。

5. 心理护理　水肿可引发患者焦虑、恐惧等不良情绪反应，不利于疾病的康复。因此医护人员应评估患者的心理状况，安慰患者，使其保持情绪稳定，增强安全感，树立战胜疾病的信心。

三、指导要点

（1）指导患者合理休息，定时更换体位，注意保护受压处。

（2）指导患者进低盐、富含优质蛋白和多种维生素、易消化的饮食。

（3）教会患者通过正确测量每天出入液量、体重等评估水肿变化。

（4）向患者详细介绍有关药物的名称、用法、剂量、作用和不良反应，并告诉患者不可擅自加量、减或停药，尤其是使用肾上腺糖皮质激素和环磷酰胺等免疫抑制剂时。

（韩凤云）

第四节　咯血护理

咯血（hemoptysis）是指喉及喉以下呼吸道任何部位出血经口排出者，分为大量咯血（>500mL/d，或1次>300mL）、中等量咯血（100～500mL/d）、少量咯血（100mL/d）或痰中带血。常见原因是肺结核、支气管扩张症、肺炎和肺癌等。

一、观察要点

（1）患者的生命体征、神志、尿量、皮肤及甲床色泽，及时发现休克征象。

（2）咯血颜色和量，并记录。

（3）止血药物的作用和不良反应。

（4）窒息的先兆症状如咯血停止、发绀、自感胸闷、心慌、大汗淋漓、喉痒有血腥味及精神高度紧张等情况。

二、护理措施

1. 休息　宜卧床休息，保持安静，避免不必要的交谈。静卧休息，可使少量咯血自行停止。大咯血患者应绝对卧床休息，减少翻身，协助患者取患侧卧位，头侧向一边，有利于健侧通气，对肺结核患者还可防止病灶扩散。

2. 心理护理　向患者做必要的解释，使其放松身心，配合治疗，鼓励患者将积血轻轻咯出。

3. 输液护理　确保静脉通路通畅，并正确计算输液速度。

4. 记录　准确记录出血量和每小时尿量。

5. 备齐急救药品及器械　如止血剂、强心剂、呼吸中枢兴奋剂等药物。此外应备开口器、压舌板、舌钳、氧气、电动吸引器等急救器械。

6. 药物应用

（1）止血药物：注意观察用药不良反应。高血压、冠心病患者和孕妇禁用垂体后叶素。

（2）镇静药：对烦躁不安者常用镇静药，如地西泮5～10mg肌内注射。禁用吗啡、哌替啶，以免抑制呼吸。

（3）止咳药：大咯血伴剧烈咳嗽时可少量应用止咳药。

7. 饮食　大咯血者暂禁食，小咯血者宜进少量凉或温的流质饮食，避免饮用浓茶、咖啡、酒精等刺激性饮料。多饮水及多食富含纤维素食物，以保持大便通畅。便秘时可应用缓泻剂以防诱发咯血。

8. 窒息的预防及抢救配合

（1）咯血时嘱患者不要屏气，否则易诱发喉头痉挛。如出血引流不畅形成血块，可造成呼吸道阻塞。应尽量将血轻轻咯出，以防窒息。

（2）准备好抢救用品如吸痰器、鼻导管、气管插管和气管切开包。

(3) 一旦出现窒息，应立即开放气道，上开口器立即清除口腔、鼻腔内血凝块，用吸引器吸出呼吸道内的血液及分泌物。

(4) 迅速抬高患者床尾，取头低足高位。

(5) 如患者神志清醒，鼓励患者用力咳嗽，并用手轻拍患侧背部促使支气管内瘀血排出；如患者神志不清则应迅速将患者上半身垂于床边并一手托扶，另一手轻拍患侧背部。

(6) 清除患者口、鼻腔内的瘀血。用压舌板刺激其咽喉部，引起呕吐反射，使其能咯出阻塞咽喉部的血块，对牙关紧闭者用开口器及舌钳协助。

(7) 如上述措施不能使血块排出，应立即用吸引器吸出瘀血及血块，必要时立即行气管插管或气管镜直视下吸取血块。给予高浓度氧气吸入。做好气管插管或气管切开的准备与配合工作，以解除呼吸道阻塞。

三、指导要点

(1) 告知患者注意保暖，预防上呼吸道感染。

(2) 告知患者保持呼吸道通畅，注意引流与排痰。

(3) 向患者讲解保持大便通畅的重要性。

(4) 告知患者不要过度劳累，避免剧烈咳嗽。

(5) 告知患者注意锻炼身体，增强抗病能力，避免剧烈运动。

(周　妙)

第五节　恶心与呕吐护理

呕吐（vomiting）是胃内容物返入食管，经口吐出的一种反射动作，分为恶心、干呕和呕吐 3 个阶段，亦有呕吐可无恶心或干呕的先兆。恶心（nausea）是一种可以引起呕吐冲动的胃内不适感，常为呕吐的前驱感觉，亦可单独出现，主要表现为上腹部特殊不适感，常常伴有头晕、流涎、脉搏缓慢、血压降低等迷走神经兴奋症状。呕吐可将胃内有害物质吐出，是机体的一种防御反射，具有一定保护作用，但大部分并非由此引起，且频繁而剧烈的呕吐可引起脱水、电解质紊乱等并发症。

一、分类

恶心与呕吐的病因很多，按发病机制可归纳为：

1. 反射性呕吐

(1) 胃炎、消化性溃疡并发幽门梗阻、胃癌。

(2) 肝脏、胆囊、胆管、胰、腹膜的急性炎症。

(3) 胃肠功能紊乱引起的心理性呕吐。

2. 中枢性呕吐　主要由中枢神经系统疾病引起，如颅内压升高、炎症、损伤等。

3. 前庭障碍性呕吐　如迷路炎和梅尼埃病等。

二、观察要点

1. 呕吐的特点　观察并记录呕吐次数，呕吐物的性质、量、颜色和气味。

2. 定时监测生命体征、记录，直至稳定　血容量不足时可出现心率加快、呼吸急促、血压降低，特别是直立性低血压。持续性呕吐致大量胃液丢失而发生代谢性碱中毒时，患者呼吸变浅、变慢。

3. 注意水、电解质平衡　准确测量并记录每天的出入液量、尿比重、体重。观察患者有无失水征象，依失水程度不同，患者可出现软弱无力、口渴、皮肤黏膜干燥和弹性减低，尿量减少、尿比重升高，并可有烦躁、神志不清甚至昏迷等表现。

4. 监测各项化验指标　了解血常规、血细胞比容、血清电解质等变化。

三、护理措施

1. 呕吐处理　遵医嘱应用止吐药及其他治疗，促使患者逐步恢复正常的体力和饮食。

2. 补充水分和电解质　口服补液时，应少量多次饮用，以免引起恶心、呕吐。若口服补液未能达到所需补液量，需静脉输液以恢复机体的体液平衡状态。剧烈呕吐不能进食或严重水电解质失衡时，则主要通过静脉补液给予纠正。

3. 生活护理　协助患者进行日常活动。患者呕吐时应帮助其坐起或侧卧，使其头偏向一侧，以免误吸。吐毕给予漱口，更换污染衣物、被褥，开窗通风以去除异味。

4. 安全护理　告知患者突然起身可能出现头晕、心悸等不适。

5. 应用放松技术　常用深呼吸、交谈、听音乐、阅读等方法转移患者的注意力，以减少呕吐的发生。

6. 心理护理　耐心解答患者及家属提出的问题，消除其紧张情绪，特别是与精神因素有关的呕吐患者；消除紧张、焦虑会促进食欲和消化能力，增强对治疗的信心及保持稳定的情绪均有益于缓解症状。必要时使用镇静药。

四、指导要点

（1）指导患者呕吐时采取正确的体位。

（2）指导患者深呼吸，即用鼻吸气，然后张口慢慢呼气，反复进行。

（3）指导患者坐起时动作缓慢，以免发生直立性低血压。

（4）指导患者保持情绪平稳，积极配合治疗。

（周　妙）

第六节　腹泻护理

腹泻（diarrhea）是指正常排便形态改变，频繁排出松散稀薄的粪便甚至水样便。腹泻的发病机制为肠蠕动亢进、肠分泌增多或吸收障碍，多由饮食不当或肠道疾病引起，其他原因有药物、全身性疾病、过敏和心理因素等。小肠病变引起的腹泻粪便呈糊状或水样，可含有未完全消化的食物成分，大量腹泻易导致脱水和电解质丢失，部分慢性腹泻患者可发生营养不良。大肠病变引起的腹泻粪便可含脓血、黏液，病变累及直肠时可出现里急后重。

一、观察要点

（1）观察排便情况及伴随症状。

（2）动态观察体液平衡状态：严密观察患者生命体征、神志、尿量的变化；有无口渴、口唇干燥、皮肤弹性下降、尿量减少、神志淡漠等脱水表现；有无肌肉无力、腹胀、肠鸣音减弱、心律失常等低钾血症的表现；监测生化指标的变化。

（3）观察肛周皮肤排便频繁时，观察肛周皮肤有无损伤、糜烂及感染。

（4）观察止泻药和解痉镇痛药的作用和不良反应。

二、护理措施

1. 休息与活动　急性起病、全身症状明显的患者应卧床休息，注意腹部保暖。

2. 用药护理　腹泻治疗以病因治疗为主，应用止泻药时应观察患者的排便情况，腹泻控制后应及时停药；应用解痉镇痛药如阿托品时，注意药物不良反应如口干、视物模糊、心动过速等。

3. 饮食护理　食少渣、易消化饮食，避免生冷、多纤维、刺激性食物。急性腹泻应根据病情和医嘱，给予禁食、流质、半流质或软食。

4. 肛周皮肤护理　排便后应用温水清洗肛周，保持清洁干燥，必要时涂无菌凡士林或抗生素软膏保护肛周皮肤，促进损伤处愈合。

5. 补充水分或电解质　及时遵医嘱给予液体、电解质和营养物质，以满足患者的生理需要量，补充额外丢失量，恢复和维持血容量。一般可经口服补液，严重腹泻、伴恶心与呕吐、禁食或全身症状显著者经静脉补充水分和电解质。注意输液速度的调节，老年人易因腹泻发生脱水，也易因输液速度过快引起循环衰竭，故老年患者尤其应及时补液并注意输液速度。

6. 心理护理　慢性腹泻治疗效果不明显时，患者往往对预后感到担忧，结肠镜等检查有一定痛苦，某些腹泻如肠易激惹综合征与精神因素有关，故应注意患者心理状况的评估和护理，鼓励患者配合检查和治疗，稳定患者情绪。

三、指导要点

（1）指导患者正确使用热水袋。

（2）指导患者进食少渣、易消化饮食。

（3）指导患者排便后正确护理肛周皮肤。

（4）指导患者积极配合治疗和护理过程。

（周　妙）

第七节　便秘护理

便秘（constipation）是指正常排便形态改变，排便次数减少，排出过干、过硬的粪便，且排便不畅、困难。便秘的主要发病机制是肠道功能受到抑制。其原因为：器质性病变，排便习惯不良，中枢神经系统功能障碍，排便时间受限制，强烈的情绪反应，各类直肠、肛门手术，药物不合理使用，饮食结构不合理，饮水量不足，滥用缓泻剂、栓剂、灌肠，长期卧床，活动减少等。

一、观察要点

（1）排便情况及伴随症状。

（2）患者生命体征、神志等变化，尤其老年患者。

（3）缓泻剂的作用和不良反应。

二、护理措施

1. 合理膳食　多进食促进排便的饮食和饮料，如水果、蔬菜、粗粮等高纤维食物；餐前提供开水、柠檬汁等热饮，促进肠蠕动，刺激排便反射；适当提供易致轻泻的食物如梅子汁等促进排便；多饮水，病情允许情况下每日液体摄入量应不小于2 000mL；适当食用油脂类食物。

2. 休息与活动　根据患者情况制订活动计划如散步、做操、打太极等。卧床患者可进行床上活动。

3. 提供适当的排便环境　为患者提供单独隐蔽的环境及充裕的排便时间，如拉上围帘或用屏风遮挡；避开查房、治疗、护理和进餐时间，以消除紧张情绪，保持心情舒畅，利于排便。

4. 选取适宜排便姿势　床上使用便盆时，除非有禁忌，最好采取坐姿或抬高床头，利用重力作用增加腹内压促进排便。病情允许时让患者下床上厕所排便。即将手术患者，在手术前有计划地训练其在床上使用便盆。

5. 腹部环形按摩　排便时用手沿结肠解剖位置自右向左环形按摩，可促使降结肠的内容物向下移动，并增加腹内压，促进排便。指端轻压肛门后端也可促进排便。

6. 用药护理　遵医嘱给予口服缓泻药物，对于老年人、儿童应选择作用缓和的泻剂，慢性便秘的患者可选用蓖麻油、番茄叶、大黄等接触性泻剂。使用缓泻剂可暂时解除便秘，但长期使用或滥用又常成为慢性便秘的主要原因。常用的简易通便剂有开塞露、甘油栓等。

7. 灌肠　以上方法均无效时，遵医嘱给予灌肠。

8. 帮助患者重建排便习惯　选择适合自身的排便时间，理想的是早餐后效果最好，因进食刺激大肠蠕动而引起排便反射；每天固定时间排便，并坚持下去，不随意使用缓泻剂及灌肠等方法。

9. 心理护理　应尊重和理解患者，给予心理安慰与支持，帮助其树立信心，配合治疗和护理。

三、指导要点

（1）帮助患者进行增强腹肌和盆部肌肉的运动，以增加肠蠕动和肌张力，促进排便。

（2）指导患者重建正常排便习惯。

（3）指导患者合理膳食，多食水果、蔬菜、粗粮等富含纤维食物。

（4）鼓励患者根据个体情况制订合理的活动计划。

（周　妙）

第八节　疼痛护理

疼痛（pain）是一种复杂的主观感受，是近年来非常受重视的一个常见临床症状之一，也称第 5 生命体征。疼痛的原因包括：温度刺激、化学刺激、物理损伤、病理改变和心理因素等。疼痛对全身产生影响，可致精神心理方面改变如抑郁、焦虑、愤怒、恐惧；致生理反应如：血压升高、心率增快、呼吸频率增快、神经内分泌及代谢反应、生化反应；致行为反应，如语言反应、躯体反应等。

个体对疼痛的感受和耐受力存在很大的差异，同样性质、强度的刺激可引起不同个体产生不同的疼痛反应。疼痛阈是指使个体所能感觉到疼痛的最小刺激强度。疼痛耐受力是指个体所能耐受的疼痛强度和持续时间。对疼痛的感受和耐受力受客观和主观因素的影响。其中客观因素包括个体的年龄、宗教信仰与文化、环境变化、社会支持、行为作用以及医源性因素；主观因素包括以往的疼痛经验、注意力、情绪及对疼痛的态度等。

一、观察要点

（1）患者疼痛时的生理、行为和情绪反应。

（2）疼痛的部位、发作的方式、程度、性质、伴随症状、开始时间以及持续时间等。

（3）评估工具的使用：可根据患者的病情、年龄和认知水平选择相应的评估工具。

二、护理措施

1. 减少或消除引起疼痛的原因　若为外伤所致的疼痛，应酌情给予止血、包扎、固定、处理伤口等；胸、腹部手术后，患者会因咳嗽或呼吸引起伤口疼痛，术前应教会患者术后深呼吸和有效咳嗽的方法。

2. 合理运用缓解或解除疼痛的方法

（1）药物镇痛：是治疗疼痛最基本、最常用的方法。镇痛药物种类很多，主要分 3 种类型：①阿片类镇痛药：如吗啡、哌替啶、芬太尼等；②非阿片类镇痛药：如水杨酸类、苯胺类、非甾体类药物等；③其他辅助类药物：如激素、解痉药、维生素类药物等。镇痛药物给药途径以无创给药为主，可以选择口服、经直肠给药、经皮肤给药、舌下含服给药法，亦可临时采用肌内注射法、静脉给药法、皮下注射给药法，必要时选择药物输注泵。

对于癌性疼痛的药物治疗，目前临床上普遍采用 WHO 所推荐的三阶梯镇痛疗法，逐渐升级，合理应用镇痛剂来缓解疼痛。三阶梯镇痛疗法的基本原则是：口服给药、按时给药、按阶梯给药、个体化给药、密切观察药物不良反应及宣教。其内容包括：①第一阶梯：使用非阿片类镇痛药物，适用于轻度疼痛患者，主要给药途径是口服，常用的药物有阿司匹林、对乙酰氨基酚、布洛芬等。②第二阶梯：使用弱阿片类镇痛药物，适用于中度疼痛患者，常用的药物有可待因、右旋丙氧酚、曲马朵等；除了可待因可以口服或肌内注射外，其他均为口服。③第三阶梯：使用强阿片类镇痛药物，主要用于重度和剧烈癌痛患者；常用药物有吗啡、美沙酮、氧吗啡等，加非阿片类镇痛药物，可酌情加用辅助药；给药途径上，吗啡和美沙酮均可以口服或肌内注射，氧吗啡采用口服给药。患者自控镇痛泵（patient control analgesia，PCA）在患者疼痛时，通过由计算机控制的微量泵主动向体内注射设定剂量的药物，符合按需镇痛的原则，既减轻了患者的痛苦和心理负担，又减少了医务人员的操作。

（2）物理镇痛：常应用冷、热疗法如冰袋、冷湿敷或热湿敷、温水浴、热水袋等。此外，理疗、按摩及推拿也是临床上常用的物理镇痛方法。高热、有出血倾向疾病、结核和恶性肿瘤等患者慎用物

（3）针灸镇痛：根据疼痛部位，针刺相应的穴位，使人体经脉疏通、气血调和，以达到镇痛的目的。

（4）经皮神经电刺激疗法：经皮肤将特定的低频脉冲电流输入人体，可以产生无损伤性镇痛作用。

3. 提供心理－社会支持　积极指导家属理解支持患者，并鼓励患者树立战胜疾病的信心。

4. 恰当运用心理护理方法及疼痛心理疗法　心理护理方法包括：减轻心理压力、转移注意力和放松练习。转移注意力和放松练习可减少患者对疼痛的感受强度，常用方法有：参加活动、音乐疗法、有节律地按摩、深呼吸和想象。疼痛的心理疗法是应用心理性的原则和方法，通过语言、表情、举止行为，并结合其他特殊的手段来改变患者不正确的认知活动、情绪障碍和异常行为的一种治疗方法。

5. 采取促进患者舒适的措施　提供良好的采光和通风房间、舒适整洁的床单位、适宜的温湿度等促进患者舒适。

三、指导要点

（1）指导患者准确描述疼痛的性质、部位、持续时间、规律，并选择适合自身的疼痛评估工具。

（2）指导患者客观地向医务人员讲述疼痛的感受。

（3）指导患者正确使用镇痛药物，如用药的最佳时间、用药剂量等，避免药物成瘾。

（4）指导患者学会应对技巧以缓解疼痛。

（周　妙）

第九节　意识障碍护理

意识障碍（disorders of consciousness）是指人体对外界环境刺激缺乏反应的一种精神状态。大脑皮质、皮质下结构、脑干网状上行激活系统等部位损害或功能抑制即可导致意识障碍。其可表现为觉醒下降和意识内容改变，临床上常通过患者的言语反应、对针刺的痛觉反应、瞳孔对光反应、吞咽反射、角膜反射等来判断意识障碍的程度。

以觉醒度改变为主的意识障碍包括：①嗜睡：患者表现为睡眠时间过度延长，但能唤醒，醒后可勉强配合检查及回答问题，停止刺激后继续入睡。②昏睡：患者处于沉睡状态，正常外界刺激不能唤醒，需大声呼唤或较强烈的刺激才能觉醒，醒后可做含糊、简单而不完全的答话，停止刺激后很快入睡。③浅昏迷：意识大部分丧失，无自主运动，对声、光刺激无反应，对疼痛刺激尚可出现痛苦表情或肢体退缩等防御反应，角膜反射、瞳孔对光反射、眼球运动和吞咽反射可存在。④中度昏迷：对周围事物及各种刺激均无反应，对剧烈刺激可有防御反应，角膜反射减弱、瞳孔对光反射迟钝、无眼球运动。⑤重度昏迷：意识完全丧失，对各种刺激全无反应，深、浅反射均消失。

以意识内容改变为主的意识障碍包括：①意识模糊：患者表现为情感反应淡漠，定向力障碍，活动减少，语言缺乏连贯性，对外界刺激可有反应，但低于正常水平。②谵妄：是一种急性脑高级功能障碍，患者对周围环境的认识及反应能力均有下降，表现为认知、注意力、定向与记忆功能受损，思维推理迟钝，语言功能障碍，错觉、幻觉，睡眠觉醒周期紊乱等，可表现为紧张、恐惧和兴奋不安，甚至冲动和攻击行为。

其他特殊类型的意识障碍如去皮质综合征、无动性缄默症和植物状态等。

一、观察要点

（1）严密观察生命体征、瞳孔的大小及对光反应。

（2）应用格拉斯哥昏迷评分量表（Glasgow coma scale，GCS）了解昏迷程度，发现变化立即报告医师，并做好护理记录。

（3）观察有无恶心、呕吐及呕吐物量与性状，准确记录出入液量，预防消化道出血和脑疝发生。

二、护理措施

1. 日常生活护理　卧按摩床或气垫床，保持床单位整洁、干燥，减少对皮肤的机械性刺激，定时给予翻身、叩背，预防压疮；做好大小便护理，保持外阴清洁，预防尿路感染；注意口腔卫生，对不能经口进食者应每天口腔护理 2～3 次，防止口腔感染；对谵妄躁动者加床档，必要时做适当的约束，防止坠床、自伤、伤人；慎用热水袋，防止烫伤。

2. 保持呼吸道通畅　取侧卧位或平卧头偏向一侧，开放气道，取下活动性义齿，及时清除气管内分泌物，备好吸痰用物，随时吸痰，防止舌后坠、窒息、误吸或肺部感染。

3. 饮食护理　给予富含维生素、高热量饮食，补充足够的水分；鼻饲者应定时喂食，保证足够的营养供给；进食时到进食后 30min 抬高床头可防止食物反流。

4. 眼部护理　摘除隐形眼镜交家属保管。患者眼睑不能闭合时，遵医嘱用生理盐水滴眼后，给予涂眼药膏并加盖纱布。

三、指导要点

指导患者及其家属进行相应的意识恢复训练，如呼唤患者或与患者交谈、让患者听音乐等。

（乔海燕）

第十节　膀胱刺激征护理

尿频、尿急、尿痛合称膀胱刺激征，是膀胱、尿道、前列腺炎症的特征性表现。

一、病因

（1）炎症刺激：泌尿、生殖系统炎症、理化因素所引起的炎症。膀胱内肿瘤、结石因素所引起的炎症。

（2）精神神经因素。

二、分诊要点

1. 收集资料

（1）询问病史，详细见图 3-1。

（2）检查、用药、治疗情况：腹部 X 线片、B 超、肾盂造影、膀胱镜检结果；实验室检查结果；抗生素、化疗药使用情况；外院或既往治疗情况。

2. 分诊检查　生命体征；肾区有无叩痛、压痛；输尿管、膀胱有无压痛。

三、观察及处理

（1）急性重症肾盂肾炎、泌尿系统梗阻，晚期出现寒战、高热等全身中毒症状

1）及时补充液体。

2）遵医嘱及时使用对症药物各抗生素。

3）观察膀胱刺激征和全身症状的改善情况。

（2）交代患者多饮水，注意休息，每天清洗会阴部。

（3）严格做好中段尿标本的采集。

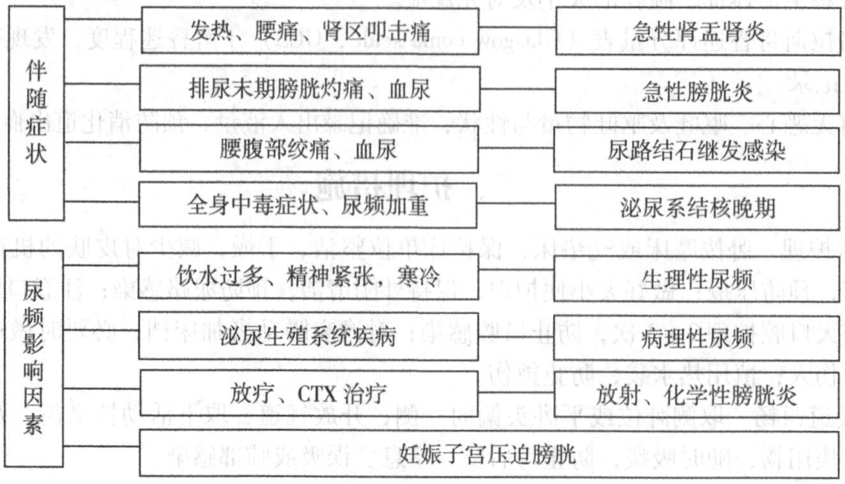

图 3－1　膀胱刺激征伴随症状及影响因素

（乔海燕）

第十一节　血尿护理

血尿（haematuria）是指尿中红细胞数异常增高。每升尿液中含有 1mL 以上血液，则可见肉眼血尿。

一、病因

1. 泌尿系统疾病　占 95%～98%，包括肾和尿路炎症、结石、肿瘤、机械性损伤、血管病变和先天畸形。

2. 全身性疾病　出血性疾病，感染性疾病，代谢性疾病和免疫因素，药物、毒物、放射线损伤。

3. 炎症　泌尿系统邻近器官炎症的刺激、肿瘤的侵蚀。

4. 其他　特发性血尿和运动性血尿。

二、分诊要点

1. 收集资料

（1）快速观察：患者呼吸、循环、意识情况，判断患者有无休克等急救指征。

（2）询问病史，见图 3－2。

（3）检查、用药、治疗情况：X 线片、B 超、IVP、CT、肾动脉造影结果；实验室检查结果；用药情况：细胞毒性药物；外院诊断、治疗、处理。

2. 分诊检查　基本生命体征，重点是血压；腹部触诊、腰部叩诊；皮肤、黏膜；是否有双下肢及水肿程度。

三、观察及处理

1. 患者出血量大时处理方法如下

（1）监测生命体征，密切观察精神志变化、周围末梢循环情况。

（2）开通大静脉双管快速补液。

（3）急查血常规、血型、配血以备输血。

2. 止血药的使用　观察用药效果及不良反应。判断为上尿路出血时，不宜大剂量使用止血药，以免凝血血块阻塞尿路；用药时特别要观察尿色、尿量变化。

3. 其他　协助患者正确留取标本，及时追查结果；做好各项检查及急诊手术的准备：如膀胱镜，剖腹探查前准备。

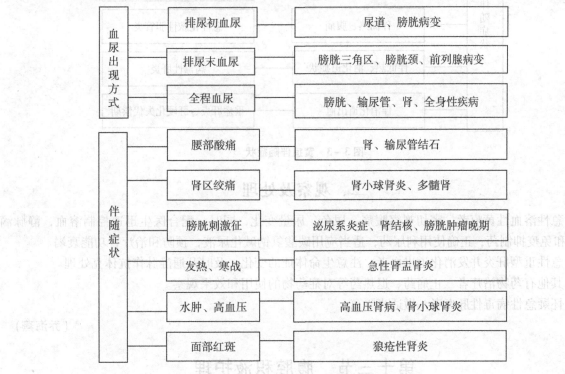

图3-2　血尿伴随症状

（乔海燕）

第十二节　黄疸护理

黄疸（jaundice）是各种原因引起胆红素代谢障碍，导致血液中胆红素，表现为皮肤、黏、巩膜和其他组织、体液黄染。

一、病因

1. 溶血致胆红素生成过多　遗传性红细胞增多症、新生儿溶血、不同血型输血后。

2. 肝细胞损害影响胆红素的生物转化　病毒性肝炎、肝硬化、钩端螺旋体病。

3. 胆管阻塞破损胆红素循环　肝肿瘤、胆结石、先天性胆管闭锁。

二、分诊要点

1. 收集资料

（1）快速观察：患者精神、意识、表情、面色，判断是否有急救指征。

（2）询问病史：发病急、缓；病程长、短；持续性黄疸、间隔性黄疸、反复性黄疸；黄疸的颜色深浅。慢性肝胆病、遗传性疾病、酗酒史、妊娠期、输血史、某些药物或毒物接触史、旅游史、疫区居住史（图3-3）。

（3）检查、用药、治疗情况：X线片、B超、CT、胆管造影、肝穿刺活栓结果；实验室检查结果；用药情况；外院诊断、治疗、处理经过。

2. 分诊检查　基本生命体征；腹部体征；皮肤黏膜、巩膜。

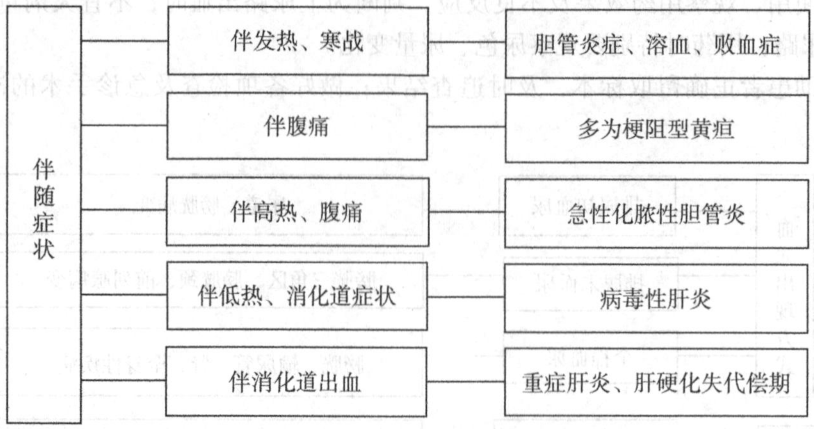

图3-3　黄疸伴随症状

三、观察及处理

1. 急性溶血性黄疸者　密切观察腹痛、尿色、尿量变化，同时，配合医生迅速控制溶血，静脉滴注激素和免疫抑制药；正确使用利尿药，适当应用碳酸氢钠碱化尿液，预防和治疗肾功能衰竭。

2. 急性重型肝炎并发消化道出血者　注意生命体征的变化，及时开通静脉作抗休克处理。

3. 其他有药物治疗者　止痛药、退热药等对症药物的使用和效果观察。

4. 怀疑急性病毒性肝炎者　做适当隔离。

（乔海燕）

第十三节　腹腔积液护理

腹腔积液（ascites）是指腹腔内游离液体增多，液体量 >100mL。腹腔积液是许多疾病发展到严重阶段的表现之一。

一、病因

1. 心管疾病　充血性心力衰竭，静脉和淋巴回流障碍等。

2. 肝脏病变　病毒性肝炎、硬化、肝癌。

3. 肾脏病变　肾炎、肾病综合征。

4. 营养代谢障碍及内分泌疾病　低蛋白的血症、甲状腺功能减低。

5. 腹膜病变　炎症、肿瘤。

二、分诊要点

1. 收集资料

（1）快速观察腹腔积液程度，患者有无心悸、呼吸困难表现，判断是否腹腔积液造成呼吸、循环系统的压迫。

（2）询问病史（图3-4）。

（3）检查、用药、治疗情况：X 线片、B 超、CT、MRI 报告；腹腔积液常规、生化的结果；相关专科疾病的用药情况；外院或本院的处理、治疗。

2. 分诊检查　生命体征；腹部形状；其他体征如肝蒂、蜘蛛痣、颈静脉充盈。

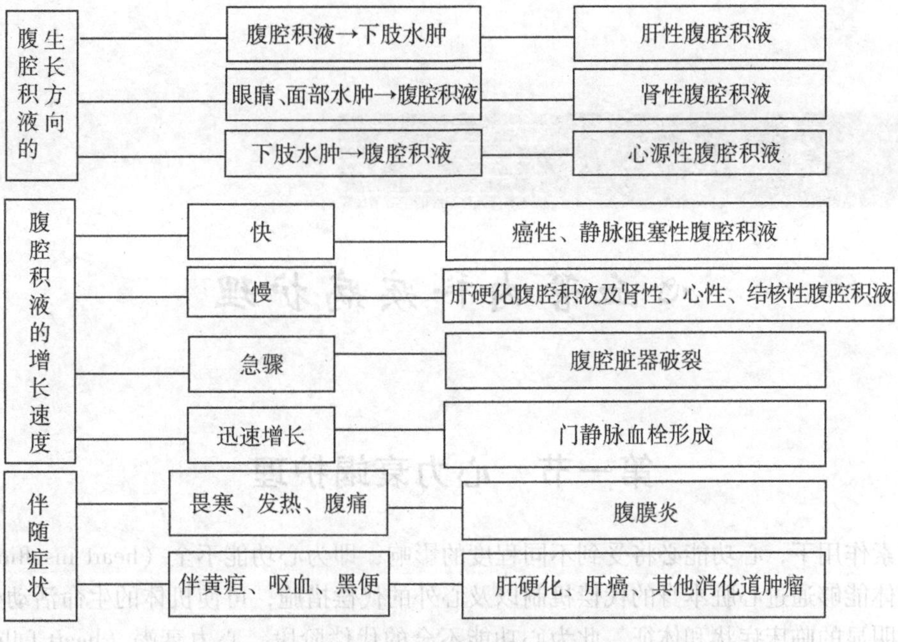

图3－4　腹腔积液部位、增长速度及伴随症状

三、观察及处理

（1）腹腔积液严重，出现呼吸、心悸等不适时：患者取半卧位并监测或密切观察生命体征。

（2）使用利尿药时，严格记录体重、腹围、症状、出入量、电解质情况。

（3）并发寒战、腹痛时对症用药。

（4）原发病的观察和处理。

（乔海燕）

第四章

心血管内科疾病护理

第一节 心力衰竭护理

在致病因素作用下，心功能必将受到不同程度的影响，即为心功能不全（heart insufficiency）。在疾病的早期，机体能够通过心脏本身的代偿机制以及心外的代偿措施，可使机体的生命活动处于相对恒定状态，患者无明显的临床症状和体征，此为心功能不全的代偿阶段。心力衰竭（heart failure），简称心衰，又称充血性心力衰竭，一般是指心功能不全的晚期，属于失代偿阶段，是指在多种致病因素作用下，心脏泵功能发生异常变化，导致心排血量绝对减少或相对不足，以致不能满足机体组织细胞代谢需要，患者有明显的临床症状和体征的病理过程。常见心力衰竭分类见图4－1。

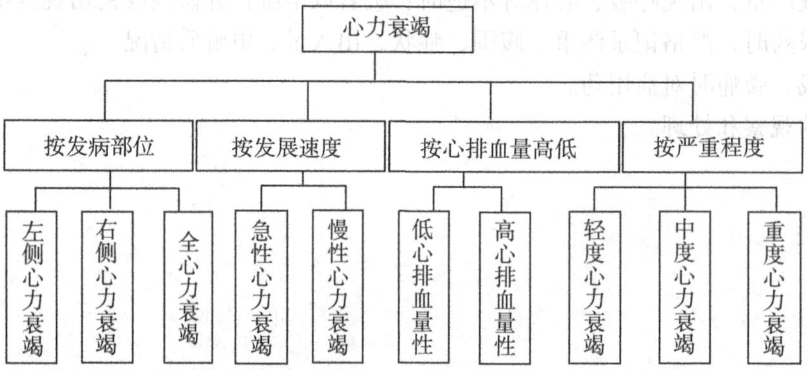

图4－1 心力衰竭的分类

近年来，很多学者将心力衰竭按危险因素和终末等级进行了分类，并指出新的治疗方式可以改善患者的生活质量。

A和B阶段指患者缺乏心力衰竭早期征象或症状，但存在有风险因素或心脏的异常，这些可能包括心脏形态和结构上的改变。

C阶段指患者目前或既往有过心力衰竭的症状，如气短等。

D阶段指患者目前有难治性心力衰竭，并适于进行特殊的进阶治疗，包括心脏移植。

一、病因与发病机制

（一）病因

1. 基本病因　心力衰竭的关键环节是心排血量的绝对减少或相对不足，而心排血量的多少与心肌收缩性的强弱、前负荷和后负荷的高低以及心率的快慢密切相关。因此，凡是能够减弱心肌收缩性、使心脏负荷过度和引起心率显著加快的因素均可导致心力衰竭的发生。

2. 诱因　如下所述。

（1）感染：呼吸道感染为最多，其次是风湿热。女性患者中泌尿道感染亦常见。亚急性感染性心内膜炎也常诱发心力衰竭。

（2）过重的体力劳动或情绪激动。

（3）钠盐摄入过多。

（4）心律失常：尤其是快速性心律失常，如阵发性心动过速、心房颤动等。

（5）妊娠分娩。

（6）输液（特别是含钠盐的液体）或输血过快或过量。

（7）洋地黄过量或不足。

（8）药物作用：如利舍平类、胍乙啶、维拉帕米、奎尼丁、肾上腺皮质激素等。

（9）其他：出血和贫血、肺栓塞、室壁膨胀瘤、心肌收缩不协调，乳头肌功能不全等。

（二）发病机制

心脏有规律的协调的收缩与舒张是保障心排血量的重要前提，其中收缩性是决定心排血量的最关键因素，也是血液循环动力的来源。因此，心力衰竭发病的中心环节，主要是收缩性减弱，但也可见于舒张功能障碍，或二者兼而有之。心肌收缩性减弱的基本机制包括：①心肌结构破坏，导致收缩蛋白和调节蛋白减少。②心肌能量代谢障碍。③心肌兴奋-收缩偶联障碍。④肥大心肌的不平衡生长。

二、临床表现与诊断

（一）临床表现

1. 症状和体征　心力衰竭的临床表现与左右心室或心房受累有密切关系。左侧心力衰竭的临床特点主要是由于左心房和（或）左心室衰竭引起肺瘀血、肺水肿；右侧心力衰竭的临床特点是由于右心房和（或）右心室衰竭引起体循环静脉瘀血和钠水潴留。发生左侧心力衰竭后，右心也常相继发生功能损害，最终导致全心心力衰竭。出现右侧心力衰竭后，左心力衰竭的症状可有所减轻。

2. 辅助检查　如下所述。

（1）X线：左侧心力衰竭可显示心影扩大，上叶肺野内血管纹理增粗，下叶血管纹理细，有肺静脉内血液重新分布的表现，肺门阴影增大，肺间质水肿引起肺野模糊，在两肺野外侧可见水平位的Kerley B线。

（2）心脏超声：利用心脏超声可以评价瓣膜、心腔结构、心室肥厚以及收缩和舒张功能等心脏完整功能参数。其对心室容积的测定、收缩功能和局部室壁运动异常的检出结果可靠。可检测射血分数，心脏舒张功能。

（3）血流动力学监测：除二尖瓣狭窄外，肺毛细血管楔嵌压的测定能间接反应左房压或左室充盈压，肺毛细血管楔嵌压的平均压，正常值为<1.6kPa（12mmHg）。

（4）心脏核素检查：心血池核素扫描为评价左和右室整体收缩功能以及心肌灌注提供了简单方法。利用核素技术可以评价左室舒张充盈早期相。

（5）吸氧运动试验：运动耐量有助于评价其病情的严重性并监测其进展。运动时最大氧摄入量和无氧代谢阈（AT）。

（二）诊断

1. 急性心力衰竭（AHF）　AHF的诊断主要依靠症状和体征，辅以适当的检查，如心电图、胸部X线、生化标志物和超声心动图。

2. 慢性心力衰竭　如下所述。

（1）收缩性心力衰竭（SHF）：多指左侧心力衰竭，主要判定标准为心力衰竭的症状、左心腔增大、左心室收缩末容量增加和左室射血分数（LVEF）≤40%。近年研究发现BNP在心力衰竭诊断中具有较高的临床价值，其诊断心力衰竭的敏感性为94%，特异性为95%，为心力衰竭的现代诊断提供重要的方法。

（2）舒张性心力衰竭（DHF）：是指以心肌松弛性、顺应性下降为特征的慢性充血性心力衰竭，往往发生于收缩性心力衰竭前，约占心力衰竭总数的1/3，欧洲心脏病协会于1998年制定了原发性DHF的诊断标准，即必须具有以下3点：①有充血性心力衰竭的症状和体征。②LVEF≥45%。③有左心室松弛、充盈、舒张期扩张度降低或僵硬度异常的证据。这个诊断原则在临床上往往难以做到，因此Zile等经过研究认为只要患者满足以下2项就可以诊断为DHF：①有心力衰竭的症状和体征。②LVEF＞50%。

三、治疗原则

（一）急性心力衰竭

治疗即刻目标是改善症状和稳定血流动力学状态。

（二）慢性心力衰竭

慢性心力衰竭治疗原则：去除病因；减轻心脏负荷；增强心肌收缩力；改善心脏舒张功能；支持疗法与对症处理。治疗目的：纠正血流动力学异常，缓解症状；提高运动耐量，改善生活质量；防治心肌损害进一步加重；降低病死率。

1. 防治病因及诱因　如能应用药物和手术治疗基本病因，则心力衰竭可获改善。如高血压心脏病的降压治疗，心脏瓣膜病及先天性心脏病的外科手术矫治等。避免或控制心力衰竭的诱发因素，如感染，心律失常，操劳过度及甲状腺功能亢进纠正甲状腺功能。

2. 休息　限制其体力活动，以保证有充足的睡眠和休息。较严重的心力衰竭者应卧床休息。

3. 控制钠盐摄入　减少钠盐的摄入，可减少体内水潴留，减轻心脏的前负荷，是治疗心力衰竭的重要措施。在大量利尿的患者，可不必严格限制食盐。

4. 利尿药的应用　可作为基础用药。控制心力衰竭体液潴留的唯一可靠方法。应该用于所有伴有体液潴留的、有症状的心力衰竭患者。但对远期存活率、死亡率的影响尚无大宗试验验证；多与一种ACEI类或β受体阻滞药合用。旨在减轻症状和体液潴留的表现。

5. 血管扩张药的应用　是通过减轻前负荷和（或）后负荷来改善心脏功能。应用小动脉扩张药如肼屈嗪等，可以降低动脉压力，减少左心室射血阻力，增加心排血量。

6. 洋地黄类药物的应用　洋地黄可致心肌收缩力加强，可直接或间接通过兴奋迷走神经减慢房室传导。能改善血流动力学，提高左室射血分数，提高运动耐量，缓解症状；降低交感神经及肾素-血管紧张素-醛固酮（R-A-A）活性，增加压力感受器敏感性。地高辛为迄今唯一被证明既能改善症状又不增加死亡危险的强心药，地高辛对病死率呈中性作用。

7. 非洋地黄类正性肌力药物　虽有短期改善心力衰竭症状作用，但对远期病死率并无有益的作用。研究结果表明不但不能使长期病死率下降，其与安慰剂相比反而有较高的病死率。

8. 血管紧张素转换酶抑制药（ACEI类）　其作为神经内分泌拮抗药之一已广泛用于临床。可改善血流动力学，直接扩张血管；降低肾素、血管紧张素Ⅱ（AngⅡ）及醛固酮水平，间接抑制交感神经活性；纠正低血钾、低血镁，降低室性心律失常危险，减少心脏猝死（SCD）。

9. β受体阻滞药　其作为神经内分泌阻断药的治疗地位日显重要。21世纪慢性心力衰竭的主要药物是β受体阻滞药。可拮抗交感神经及R-A-A活性，阻断神经内分泌激活；减缓心肌增生、肥厚及过度氧化，延缓心肌坏死与凋亡；上调β_1受体密度，介导信号传递至心肌细胞；通过减缓心率而提高心肌收缩力；改善心肌松弛，增强心室充盈；提高心电稳定性，降低室性心律失常及猝死率。

四、常见护理问题

（一）有急性左侧心力衰竭发作的可能

1. 相关因素　左心房和（或）左心室衰竭引起肺瘀血、肺水肿。

2. 临床表现　突发呼吸困难，尤其是夜间阵发性呼吸困难明显，患者不能平卧，只能端坐呼吸。呼吸急促、频繁，可达30～40次/分，同时患者有窒息感，面色灰白、口唇发绀、烦躁不安、大汗淋漓、皮肤湿冷、咳嗽，咳出浆液性泡沫痰，严重时咳出大量红色泡沫痰，甚至出现呼吸抑制、窒息、神志障碍、休克、猝死等。

3. 护理措施　急性左侧心力衰竭发生后的急救口诀：坐位下垂降前荷，酒精高氧吗啡静，利尿扩管两并用，强心解痉激素添。

（二）心排血量下降

1. 相关因素　与心肌收缩力降低、心脏前后负荷的改变、缺氧有关。

2. 临床表现　左、右侧心力衰竭常见的症状和体征均可出现。

3. 护理措施　如下所述。

（1）遵医嘱给予强心、利尿、扩血管药物，注意药效和观察不良反应以及毒性反应。

（2）保持最佳体液平衡状态：遵医嘱补液，密切观察效果；限制液体和钠的摄入量；根据病情控制输液速度，一般每分钟20～30滴。

（3）根据病情选择适当的体位。

（4）根据患者缺氧程度予（适当）氧气吸入。

（5）保持患者身体和心理上得到良好的休息：限制活动减少氧耗量；为患者提供安静舒适的环境，限制探视。

（6）必要时每日测体重，记录24h尿量。

（三）气体交换受损

1. 相关因素　与肺循环瘀血，肺部感染，及不能有效排痰与咳嗽相关。

2. 临床表现　如下所述。

（1）劳力性呼吸困难、端坐呼吸、发绀（是指毛细血管血液内还原斑红蛋白浓度超过50g/L，是指皮肤、黏膜出现青紫的颜色，以口唇、舌、口腔黏膜、鼻尖、颊部、耳垂和指、趾末端最为明显）。

（2）咳嗽、咳痰、咯血。

（3）呼吸频率、深度异常。

3. 护理措施　如下所述。

（1）休息：为患者提供安静、舒适的环境，保持病房空气新鲜，定时通风换气。

（2）体位：协助患者取有利于呼吸的卧位，如高枕卧位、半坐卧位、端坐卧位。

（3）根据患者缺氧程度给予（适当）氧气吸入。

（4）咳嗽与排痰方法：协助患者翻身、叩背，利于痰液排出，保持呼吸道通畅。

（5）教会患者正确咳嗽、深呼吸与排痰方法：屏气3～5s，用力地将痰咳出来，连续2次短而有力地咳嗽。

1）深呼吸：首先，患者应舒服地斜靠在躺椅或床上，两个膝盖微微弯曲，垫几个枕头在头和肩部后作为支撑，这样的深呼吸练习，也可以让患者坐在椅子上，以患者的手臂做支撑。其次，护理者将双手展开抵住患者最下面的肋骨，轻轻地挤压，挤压的同时，要求患者尽可能地用力呼吸，使肋骨突起，来对抗护理者手的挤压力。

2）年龄较大的心力衰竭患者排痰姿势：年龄较大、排痰困难的心力衰竭患者，俯卧向下的姿势可能不适合他们，因为这样可能会压迫横膈膜，使得呼吸发生困难。可采取把枕头垫得很高，患者身体侧过来倚靠在枕头上，呈半躺半卧的姿势，这样将有助于患者排痰。

（6）病情允许时，鼓励患者下床活动，以增加肺活量。

（7）呼吸状况监测：呼吸频率、深度改变，有无呼吸困难、发绀。血气分析、血氧饱和度改变。

（8）使用血管扩张药的护理。

（9）向患者或家属解释预防肺部感染方法：如避免受凉、避免潮湿、戒烟等。

（四）体液过多

1. 相关因素　与静脉系统瘀血致毛细血管压增高，R－A－A 系统活性和血管加压素水平，升高使水、钠潴留，饮食不当相关。

2. 临床表现　如下所述。

（1）水肿：表现为下垂部位如双下肢水肿，为凹陷性，起床活动者以足、踝内侧和胫前部较明显。仰卧者则表现为骶部、腰背部、腿部水肿，严重者可发展为全身水肿，皮肤绷紧而光亮。

（2）胸腔积液：全心心力衰竭者多数存在，右侧多见，主要与体静脉压增高及胸膜毛细血管通透性增加有关。

（3）腹腔积液：多发生在心力衰竭晚期，常并发心源性肝硬化，由于腹腔内体静脉压及门静脉压增高引起。

（4）尿量减少，体重增加。

（5）精神差，乏力，焦虑不安。

（6）呼吸短促，端坐呼吸。

3. 护理措施　如下所述。

（1）水肿程度的评估：每日称体重，一般在清晨起床后排空大小便而未进食前穿同样的衣服、用同样的磅秤测量。如 1～2d 内体重快速增加，应考虑是否有水潴留，可增加利尿药的用量，应用利尿药后尿量明显增加，水肿消退。体重下降至正常时，体重又称干体重。同时为患者记出入水量。在急性期出量大于入量，出入量的基本平衡，有利于防止或控制心力衰竭。出量为每日全部尿量、大便量、引流量，同时加入呼吸及皮肤蒸发量 600～800mL。入量为饮食、饮水量、水果、输液等，每日总入量为 1 500～2 000mL。

（2）体位：尽量抬高水肿的双下肢，以利于下肢静脉回流，减轻水肿的程度。

（3）饮食护理：予低盐、高蛋白饮食，少食多餐。按病情限制钠盐及水分摄入，重度水肿盐摄入量为 1g/d、中度水肿 3g/d、轻度水肿 5g/d；还要控制含钠高的食物摄入，如腊制品、发酵的点心、味精、酱油、皮蛋、方便面、啤酒、汽水等。每日的饮水量通常一半量在用餐时摄取，另一半量在两餐之间摄入，必要时可给患者行口腔护理，以减轻口渴感。

（4）用药护理：应用强心苷和利尿药期间，监测水、电解质平衡情况，及时补钾。控制输液量和速度。

（5）保持皮肤清洁干燥，保持衣着宽松舒适，床单、衣服干净平整。观察患者皮肤水肿消退情况，定时更换体位，避免水肿部位长时间受压，避免在水肿明显的下肢行静脉输液，防止皮肤破损和压疮形成。

（五）活动无耐力

1. 相关因素　与心排血量减少，组织缺血、缺氧及胃肠道瘀血引起食欲缺乏、进食减少有关。

2. 临床表现　如下所述。

（1）生活不能自理。

（2）活动持续时间短。

（3）主诉疲乏、无力。

3. 护理措施　如下所述。

（1）评估心功能状态。

（2）设计活动目标与计划，以调节其心理状况，促进活动的动机和兴趣。让患者了解活动无耐力原因及限制活动的必要性，根据心功能决定活动量。

（3）循序渐进为原则，逐渐增加患者的活动量，避免使心脏负荷突然增加。①抬高床头 45°～60°，使患者半卧位。②坐起 10～15min/rid。③病室内行走。④病区走廊内进行短距离的扶走，然后逐渐增加距离。

（4）注意监测活动时患者心率、呼吸、面色、发现异常立即停止活动。

（5）在患者活动量允许范围内，让患者尽可能自理，为患者自理活动提供方便条件。①将患者的常用物品放置在患者容易拿到的地方。②及时巡视病房，询问患者有无生活需要，及时满足其需求。③教会患者使用节力技巧。

（6）教会患者使用环境中的辅助设施，如床栏，病区走廊内、厕所内的扶手等，以增加患者的活动耐力。

（7）根据病情和活动耐力限制探视人次和时间。

（8）间断或持续鼻导管吸氧，氧流量2~3L/min，严重缺氧时4~6L/min为宜。

（六）潜在并发症：电解质紊乱

1. 相关因素　如下所述。

（1）全身血流动力学、肾功能及体内内分泌的改变。

（2）交感神经张力增高与R-A-A系统活性增高的代偿机制对电解质的影响。

（3）心力衰竭使Na^+-K^+-ATP酶受抑制，使离子交换发生异常改变。

（4）药物治疗可影响电解质：①袢利尿药及噻嗪类利尿药可导致低钾血症、低钠血症和低镁血症。②保钾利尿药如螺内酯可导致高钾血症。③血管紧张素转换酶抑制药（ACEI）可引起高钾血症，尤其肾功能不全的患者。

2. 临床表现　如下所述。

（1）低钾血症：轻度乏力至严重的麻痹性肠梗阻、肌肉麻痹、心电图的改变（T波低平、U波）、心律失常，并增加地高辛的致心律失常作用。

（2）低钠血症：轻度缺钠的患者可有疲乏、无力、头晕等症状，严重者可出现休克、昏迷，甚至死亡。

（3）低镁血症：恶心，呕吐，乏力，头晕，震颤，痉挛，麻痹，严重低镁可导致房性或室性心律失常。

（4）高钾血症：乏力及心律失常。高钾血症会引起致死性心律失常，出现以下ECG改变：T波高尖；P-R间期延长；QRS波增宽。

3. 护理措施　如下所述。

（1）密切监测患者的电解质，及时了解患者的电解质变化，尤其是血钾、血钠和血镁。

（2）在服用利尿药、ACEI等药物期间，密切观察患者的尿量和生命体征变化，观察患者有无因电解质紊乱引起的胃肠道反应、神志变化、心电图改变。

（3）一旦出现电解质紊乱，应立即报告医生，给予相应的处理

1）低钾血症：停用排钾利尿药及洋地黄制剂；补充钾剂，通常应用10%枸橼酸钾口服与氯化钾静脉应用均可有效吸收。传统观念认为严重低钾者可静脉补钾，静滴浓度不宜超过40mmol/L，速度最大为20mmol/h（1.5g/h），严禁用氯化钾溶液直接静脉推注。但新的观点认为在做好患者生命体征监护的情况下，高浓度补钾也是安全的。

高浓度静脉补钾有如下优点：能快速、有效地提高血钾的水平，防止低钾引起的心肌应激性及血管张力的影响；高浓度静脉补钾避免了传统的需输注大量液体，从而减轻了心脏负荷，尤其适合于心力衰竭等低钾血症患者。

高浓度补钾时的护理：①高浓度静脉补钾必须在严密的监测血清钾水平的情况下和心电监护下进行，需每1~2h监测1次血气分析，了解血清钾水平并根据血钾提高的程度来调整补钾速度，一般心力衰竭患者血钾要求控制在4.0mmol/L以上，>45mmol/L需停止补钾。②严格控制补钾速度，最好用微泵调节，速度控制在20mmol/h以内，补钾的通道严禁推注其他药物，避免因瞬间通过心脏的血钾浓度过高而致心律失常。③高浓度静脉补钾应在中心静脉管道内输注，严禁在外周血管注射，因易刺激血管的血管壁引起剧痛或静脉炎。④补钾期间应监测尿量>30mL/h，若尿量不足可结合中心静脉压（CVP）判断血容量，如为血容量不足应及时扩容使尿量恢复。⑤严密观察心电图改变，了解血钾情况，如T波低平，ST段压低，出现U波，提示低钾可能，反之T波高耸则表示有高钾血症的可能。⑥补钾的同时也应补镁，因为细胞内缺钾的同时多数也缺镁，且缺镁也易诱发心律失常，甚至有人认为即使血镁正

常也应适当补镁，建议监测血钾的同时也监测血镁的情况。

2）低钠血症：稀释性低钠血症患者对利尿药的反应很差，血浆渗透压低，因此选用渗透性利尿药甘露醇利尿效果要优于其他利尿药，联合应用强心药和襻利尿药。甘露醇100～250mL需缓慢静脉滴注，一般控制在2～3h内静脉滴注，并在输注到一半时应用强心药（毛花苷C），10～20min后根据患者情况静脉注射呋塞米100～200mg。

真性低钠血症利尿药的效果很差。应当采用联合应用大剂量襻利尿药和输注小剂量高渗盐水的治疗方法。补钠的量可以参照补钠公式计算。

补钠量（g）=（142mmol/L－实测血清钠）×0.55×体重（kg）/17

根据临床情况，一般第1d输入补充钠盐量的1/4～1/3，根据患者的耐受程度及血清钠的水平决定下次补盐量。具体方案1.4%～3.0%的高渗盐水150mL，30min内快速输入，如果尿量增多，应注意静脉给予10% KCl 20～40mL/d，以预防低钾血症。入液量为1 000mL，每天测定患者体重、24h尿量、血电解质和尿的实验室指标。严密观察心肺功能等病情变化，以调节剂量和滴速，一般以分次补给为宜。

3）低镁血症：有症状的低镁血症：口服2～4mmol/kg体重，每8～24h服1次。补镁的过程中应注意不要太快，如过快会超过肾阈值，导致镁从尿液排出。无症状者亦应口服补充。不能口服时，也可用50%硫酸镁20mL溶于50%葡萄糖1 000mL静滴，缓慢滴注。通常需连续应用3～5d才能纠正低镁血症。

4）高钾血症：出现高钾血症时，应立即停用保钾利尿药，纠正酸中毒；静注葡萄糖酸钙剂对抗高钾对心肌传导的作用，这种作用是快速而短暂的，一般数分钟起作用，但只维持不足1h。如ECG改变持续存在，5min后再次应用。为了增加钾向细胞内的转移，应用胰岛素10U加入50%葡萄糖50mL静滴可在10～20min内降低血钾，此作用可持续4～6h；应用襻利尿药以增加钾的肾排出；肾功能不全的严重高血钾（>7mmol/L）患者应当立即给予透析治疗。

（七）潜在的并发症：洋地黄中毒

1. 相关因素　与洋地黄类药物使用过量、低血钾等因素有关。

2. 临床表现　如下所述。

（1）胃肠道反应：一般较轻，常见食欲缺乏、恶心、呕吐、腹泻、腹痛。

（2）心律失常：服用洋地黄过程中，心律突然转变，是诊断洋地黄中毒的重要依据。如心率突然显著减慢或加速，由不规则转为规则，或由规则转为有特殊规律的不规则。洋地黄中毒的特征性心律失常有：多源性室性期前收缩呈二联律，特别是发生在心房颤动基础上；心房颤动伴完全性房室传导阻滞与房室结性心律；心房颤动伴加速的交接性自主心律呈干扰性房室分离；心房颤动频发交界性逸搏或短阵交界性心律；室上性心动过速伴房室传导阻滞；双向性交界性或室性心动过速和双重性心动过速。洋地黄引起的不同程度的窦房和房室传导阻滞也颇常见。应用洋地黄过程中出现室上性心动过速伴房室传导阻滞是洋地黄中毒的特征性表现。

（3）神经系统表现：可有头痛、失眠、忧郁、眩晕，甚至神志错乱。

（4）视觉改变：可出现黄视或绿视以及复视。

（5）血清地高辛浓度>2.0ng/mL。

3. 护理措施　如下所述。

（1）遵医嘱正确给予洋地黄类药物。

（2）熟悉洋地黄药物使用的适应证、禁忌证和中毒反应，若用药前心率<60次/分，禁止给药。

用药适应证：心功能Ⅱ级以上各种心力衰竭，除非有禁忌证，心功能Ⅲ、Ⅳ级收缩性心力衰竭，窦性心律的心力衰竭。

用药禁忌证：预激综合征并心房颤动，二度或三度房室传导阻滞，病态窦房结综合征无起搏器保护者，低血钾。

洋地黄中毒敏感人群：老年人；急性心肌梗死心肌炎、肺心病、重度心力衰竭；肝、肾功能不全；低钾血症、贫血、甲状腺功能减退症。

使地高辛浓度升高的药物：奎尼丁、胺碘酮、维拉帕米。

（3）了解静脉使用毛花苷 C 的注意事项：需稀释后才能使用，成人静脉注射毛花苷 C 洋地黄化负荷剂量为 0.8mg，首次给药 0.2mg 或 0.4mg 稀释后静脉推注，每隔 2～4h 可追加 0.2mg，24h 内总剂量不宜超过 0.8～1.2mg。对于易于发生洋地黄中毒者及 24h 内用过洋地黄类药物者应根据情况酌情减量或减半量给药。推注时间一般 15～20min，推注过程中密切观察患者心律和心率的变化，一旦心律出现房室传导阻滞、长间歇，心率＜60 次/分，均应立即停止给药，并通知医生。

（4）注意观察患者有无洋地黄中毒反应的发生。

（5）一旦发生洋地黄中毒，及时处理洋地黄制剂的毒性反应：①临床中毒患者立即停药，同时停用排钾性利尿药，重者内服不久时立即用温水、浓茶或 1 ：2 000 高锰酸钾溶液洗胃，用硫酸镁导泻。②内服通用解毒药或鞣酸蛋白 3～5g。③发生少量期前收缩或短阵二联律时可口服 10% 氯化钾液 10～20mL，每日 3～4 次，片剂有发生小肠炎、出血或肠梗阻的可能，故不宜用。如中毒较重，出现频发的异位搏动，伴心动过速、室性心律失常时，可静脉滴注氯化钾，注意用钾安全。④如有重度房室传导阻滞、窦性心动过缓、窦房阻滞、窦性停搏、心室率缓慢的心房颤动及交界性逸搏心律等，根据病情轻重酌情采用硫酸阿托品静脉滴注、静脉注射或皮下注射。⑤当出现洋地黄引起的各种快速心律失常时如伴有房室传导阻滞的房性心动过速和室性期前收缩等患者，苯妥英钠可称为安全有效的良好药物，可用 250mg 稀释于 20mL 的注射用水或生理盐水中（因为强碱性，不宜用葡萄糖液稀释），于 5～15min 内注射完，待转为窦性心律后，用口服法维持，每次 0.1g，每日 3～4 次。⑥出现急性快速型室性心律失常，如频发室性期前收缩、室性心动过速、心室扑动及心室颤动等，可用利多卡因 50～100mg 溶于 10% 葡萄糖溶液 20mL，在 5min 内缓慢静脉注入，若无效可取低限剂量重复数次，间隔 20min，总量不超过 300mg，心律失常控制后，继以 1～3mg/min 静脉滴注维持。

除上述方法外，电起搏对洋地黄中毒诱发的室上性心动过速和引起的完全性房室传导阻滞且伴有阿－斯综合征者是有效而适宜的方法。前者利用人工心脏起搏器发出的电脉冲频率，超过或接近心脏的异位频率，通过超速抑制而控制异位心律；后者是采用按需型人工心脏起搏器进行暂时性右室起搏。为避免起搏电极刺激诱发严重心律失常，应同时合用苯妥英钠或利多卡因。

（八）焦虑

1. 相关因素　与疾病的影响、对治疗及预后缺乏信心、对死亡的恐惧有关。

2. 临床表现　精神萎靡、消沉、失望；容易激动；夜间难以入睡；治疗、护理欠合作。

3. 护理措施　如下所述。

（1）患者出现呼吸困难、胸闷等不适时，守候患者身旁，给患者以安全感。

（2）耐心解答患者提出的问题，给予健康指导。

（3）与患者和家属建立融洽关系，避免精神应激，护理操作要细致、耐心。

（4）尽量减少外界压力刺激，创造轻松和谐的气氛。

（5）提供有关治疗信息，介绍治疗成功的病例，注意正面效果，使患者树立信心。

（6）必要时寻找合适的支持系统，如单位领导和家属对患者进行安慰和关心。

五、健康教育

（一）心理指导

急性心力衰竭发作时，患者因不适而烦躁。护士要以亲切语言安慰患者，告知患者尽量做缓慢深呼吸，采取放松疗法，稳定情绪，配合治疗及护理，才能很快缓解症状。长期反复发病患者，需保持情绪稳定，避免焦虑、抑郁、紧张及过度兴奋，以免诱发心力衰竭。

（二）饮食指导

（1）提供令人愉快、舒畅的进餐环境，避免进餐时间进行治疗。饮食宜少食多餐、不宜过饱，在食欲最佳的时间进食，宜进食易消化、营养丰富的食物。控制钠盐的摄入，每日摄入食盐 5g 以下。对使用利尿药患者，由于在使用利尿药的同时，常伴有体内电解质的排出，容易出现低血钾、低血钠等电解质紊乱，并容易诱发心律失常、洋地黄中毒等，可指导患者多食香蕉、菠菜、苹果、橙子等含钾高的食物。

（2）适当控制主食和含糖零食，多吃粗粮、杂粮，如玉米、小米、荞麦等；禽肉、鱼类，以及核桃仁、花生、葵花子等硬果类含不饱和脂肪酸较多，可多用；多食蔬菜和水果，不限量，尤其是超体重者，更应多选用带色蔬菜，如菠菜、油菜、番茄、茄子和带酸味的新鲜水果，如苹果、橘子、山楂，提倡吃新鲜蔬菜；多用豆油、花生油、菜油及香油等植物油；蛋白质按2g/kg供给，蛋白尽量多用黄豆及其制品，如豆腐、豆干、百叶等，其他如绿豆、赤豆。

（3）禁忌食物：限制精制糖，包括蔗糖、果糖、蜂蜜等单糖类；最好忌烟酒，忌刺激性食物及调味品，忌油煎、油炸等烹调方法；少用猪油、黄油等动物油烹调；禁用动物脂肪高的食物，如猪肉、牛肉、羊肉及含胆固醇高的动物内脏、动物脂肪、蛋黄等；食盐不宜多用，每天2～4g；含钠味精也应适量限用。

（三）作息指导

减少干扰，为患者提供休息的环境，保证睡眠时间。有呼吸困难者，协助患者采取适当的体位。教会患者放松疗法如局部按摩、缓慢有节奏的呼吸或深呼吸等。根据不同的心功能采取不同的活动量。在患者活动耐力许可范围内，鼓励患者尽可能生活自理。教会患者保存体力，减少氧耗的技巧，在较长时间活动中穿插休息，日常用品放在易取放位置。部分自理活动可坐着进行，如刷牙、洗脸等。心力衰竭症状改善后增加活动量时，首先是增加活动时间和频率，然后才考虑增加运动强度。运动方式可采取半坐卧、坐起、床边摆动肢体、床边站立、室内活动、短距离步行。

（四）出院指导

（1）避免诱发因素，气候转凉时及时添加衣服，预防感冒。

（2）合理休息，体力劳动不要过重，适当的体育锻炼以提高活动耐力。

（3）进食富含维生素、粗纤维食物，保持大便通畅。少量多餐，避免过饱。

（4）强调正确按医嘱服药，不随意减药或撤换药的重要性。

（5）定期门诊随访，防止病情发展。

（郭利娟）

第二节　高血压护理

高血压是一种以动脉压升高为主要特征，同时伴有心、脑、肾、血管等靶器官功能性或器质性损害以及代谢改变的全身性疾病。我国目前采用的高血压诊断标准是《2005年中国高血压诊治指南》，是在未用抗高血压药情况下，收缩压≥140mmHg和（或）舒张压≥90mmHg，按血压水平将高血压分为3级。收缩压≥140mmHg和舒张压<90mmHg单列为单纯性收缩期高血压。患者既往有高血压史，目前正在用抗高血压药，血压虽然低于140/90mmHg，亦应该诊断为高血压见表4－1。

表4－1　高血压诊断标准

类别	收缩压（mmHg）	舒张压（mmHg）
正常血压	<120	<80
正常高值	120～139	80～89
高血压	≥140	≥90
1级高血压（轻度）	140～159	90～99
2级高血压（中度）	160～179	100～109
3级高血压（重度）	≥180	≥110
单纯收缩期高血压	≥140	<90

注：若患者的收缩压与舒张压分属不同的级别时，则以较高的分级为准。单纯收缩期高血压也可按照收缩压水平分为1、2、3级。

临床上高血压见于两类疾病，第一类为原发性高血压，又称高血压病，是一种以血压升高为主要临床表现而病因尚不明确的独立疾病（占所有高血压病患者的90%以上）。第二类为继发性高血压，又称症状性高血压，在这类疾病中病因明确，高血压是该种疾病的临床表现之一，血压可暂时性或持续性升高，如继发于急慢性肾小球肾炎、肾动脉狭窄等肾疾病之后的肾性高血压；继发于嗜铬细胞瘤等内分泌疾病之后的内分泌性高血压；继发于脑瘤等疾病之后的神经源性高血压等。下面主要介绍原发性高血压。

一、病因和发病机制

（一）病因

高血压的病因尚未完全明了，可能与下列因素有关。

（1）遗传因素：调查表明，60%左右的高血压病患者均有家族史，但遗传的方式未明。某些学者认为属单基因常染色体显性遗传，但也有学者认为属多基因遗传。

（2）环境因素：包括饮食习惯（如饮食中热能过高以至肥胖或超重，高盐饮食等）、职业、噪声、吸烟、气候改变、微量元素摄入不足和水质硬度等。

（3）神经精神因素：缺少运动或体力活动，精神紧张或情绪创伤与本病的发生有一定的关系。

（二）发病机制

有关高血压的发病原理的学说较多，包括精神神经源学说、内分泌学说、肾源学说、遗传学说以及钠盐摄入过多学说等。各种学说各有其根据，综合起来认为高级神经中枢功能失调在发病中占主导地位，体液、内分泌因素、肾脏以及钠盐摄入过多也参与本病的发病过程。

外界环境的不良刺激以及某些不利的内在因素，引起剧烈、反复、长时间的精神紧张和情绪波动，导致大脑皮质功能障碍和下丘脑神经内分泌中枢功能失调。由此可通过下列几条途径促使周围小动脉痉挛，进而形成高血压：①皮质下血管舒缩中枢形成了以血管收缩神经冲动占优势的兴奋灶，引起细小动脉痉挛，外周血管阻力增加，血压增高。②大脑皮质功能失调可引起神经垂体释放更多的血管升压素，后者可直接引起小动脉痉挛，也可通过肾素-醛固酮系统，引起钠潴留，进一步促使小动脉痉挛。③大脑皮质功能失调也可引起垂体前叶促肾上腺皮质激素（ACTH）和肾上腺皮质激素分泌增加，促使钠潴留。④大脑皮质功能失调还可引起肾上腺髓质激素分泌增多，后者可直接引起小动脉痉挛，也可通过增加心排血量进一步加重高血压。

二、临床表现

（一）一般表现

大多数的高血压患者在血压升高早期仅有轻微的自觉症状，如头痛、头晕、失眠、耳鸣、烦躁、工作和学习精力不易集中，容易出现疲劳等。

（二）并发症

疼痛或出现颈背部肌肉酸痛紧张感。血压持久升高可导致心、脑、肾、血管等靶器官受损的表现。当出现心慌、气促、胸闷、心前区疼痛时表明心脏已受累；出现尿频、多尿、尿液清淡时表明肾脏受累；如果高血压患者突然出现神志不清、呼吸深沉不规则、大小便失禁等提示可能发生脑出血；如果是逐渐出现一侧肢体活动不利、麻木甚至麻痹应当怀疑是否有脑血栓的形成。

（三）高血压危险度分层

（1）低危组：男性年龄<55岁、女性年龄<65岁，高血压1级、无其他危险因素者，属低危组。典型情况下，10年随访中患者发生主要心血管事件的危险<15%。

（2）中危组：高血压2级或1～2级同时有1～2个危险因素，患者应否给予药物治疗，开始药物治疗前应经多长时间的观察，医生需予十分缜密的判断。典型情况下，该组患者随后10年内发生主要心血管事件的危险15%～20%，若患者属高血压1级，兼有一种危险因素，10年内发生心血管事件危险约15%。

（3）高危组：高血压水平属1级或2级，兼有3种或更多危险因素、兼患糖尿病或靶器官损害或高血压水平属3级但无其他危险因素患者属高危组。典型情况下，他们随后10年间发生主要心血管事件的危险20%～30%。

（4）很高危组：高血压3级同时有1种以上危险因素或兼患糖尿病或靶器官损害，或高血压1～3级并有临床相关疾病。典型情况下，随后10年间发生主要心血管事件的危险≥30%，应迅速开始最积极的治疗。

（四）几种特殊高血压类型

1. 高血压危象　在高血压疾病发展过程中，因为劳累、紧张、精神创伤、寒冷所诱发，出现烦躁不安、心慌、多汗、手足发抖、面色苍白、异常兴奋等临床表现，可伴有心绞痛、心力衰竭，也可伴有高血压脑病的临床表现。血压升高以收缩压升高为主，往往收缩压>200mmHg。

2. 高血压脑病　在高血压疾病发展过程中，因为劳累、紧张、情绪激动等诱发，急性脑血液循环障碍，引起脑水肿和颅内压增高，出现头痛、呕吐、烦躁不安、心跳慢，视物模糊、意识障碍甚至昏迷等临床表现。血压升高以舒张压升高为主，往往舒张压>120mmHg。

3. 恶性高血压　又称急进性高血压，是指舒张压和收缩压均显著增高，病情进展迅速，常伴有视网膜病变，多见于青年人，常常出现头晕、头痛、视物模糊、心慌、气短、体重减轻等临床表现，舒张压常>130mmHg，易并发心、脑、肾等重要脏器的严重并发症，短时间内可因肾衰竭而死亡。

三、治疗

（一）药物治疗

临床上常用的降压药物主要有六大类：利尿药、α－受体阻断药、钙通道阻滞药（CCBs）、血管紧张素转换酶抑制药（ACEI）、β－受体阻断药以及血管紧张素Ⅱ受体拮抗药（ARBs）。临床试验结果证实几种降血压药物，均能减少高血压并发症。

1. 治疗目标　抗高血压治疗的最终目标是减少心血管和肾脏疾病的发病率和病死率。多数高血压患者，特别是50岁以上者SBP达标时，DBP也会达标，治疗重点应放在SBP达标上。普通高血压患者降至140/90mmHg以下，糖尿病、肾病等高危患者降压目标是<130/80mmHg以下，老年高血压患者的收缩压降至150mmHg以下。

需要说明的是，降压目标是140/90mmHg以下，而不仅仅是达到140/90mmHg。如患者耐受，还可进一步降低，如对年轻高血压患者可降至130/80mmHg或120/80mmHg。

2. 治疗原则　高血压的治疗应全面考虑患者的血压升高水平、并存的危险因素、临床情况，以及靶器官损害，确定合理的治疗方案。对不同危险等级的高血压患者应采用不同的治疗原则。选择抗高血压药物时应考虑对其他伴随疾病存在有利和不利的影响。

（1）潜在的有利影响：噻嗪类利尿药有助于延缓骨质疏松患者的矿物质脱失。β受体阻断药可治疗心房快速房性心律失常或心房颤动，偏头痛，甲状腺功能亢进（短期应用），特发性震颤或手术期高血压。CCBs治疗雷诺综合征和某些心律失常。α受体阻断药可治疗前列腺疾病。

（2）潜在的不利影响：噻嗪类利尿药慎用于痛风或有明显低钠血症史的患者。β受体阻断药禁用于哮喘、反应性气道疾病、二度或三度心脏传导阻滞。ACEI和ARBs不适于准备怀孕的妇女，禁用于孕妇。ACEI不适于有血管性水肿病史的患者。醛固酮拮抗药和保钾利尿药会导致高钾血症，应避免用于服药前血清钾超过5.0mEq/L的患者。

3. 治疗的有效措施　如下所述。

（1）降低高血压患者的血压水平是预防脑卒中及冠心病的根本，只要降低高血压患者的血压水平，就对患者有益处。

（2）由于大多数高血压患者需要两种或以上药物联合应用才能达到目标血压，故提倡小剂量降压药的联合应用或固定剂量复方制剂的应用。

（3）利尿药、β受体阻断药、ACEI抑制药、钙通道阻滞药、血管紧张素受体拮抗药及小剂量复方制剂均可作为初始或维持治疗高血压的药物。

（4）推荐应用每日口服1次，降压效果维持24h的降压药，强调长期有规律的抗高血压治疗，达到有效、平稳、长期控制的要求。

（二）非药物治疗

非药物治疗是高血压的基础治疗，主要通过改善不合理的生活方式，减低危险因素水平，进而使血压水平下降。对1级高血压患者，仅通过非药物治疗就有可能使血压降至正常水平。对于必须接受药物治疗的2、3级高血压患者，非药物治疗可以提高药物疗效，减少药物用量，从而降低药物的不良反应，减少治疗费用（表4－2）。

表4－2 防治高血压的非药物措施

措施	目标	收缩压下降范围
减重	减少热量，膳食平衡，增加运动，BMI保持20～24kg/m^2	5～20mmHg/减重10kg
膳食限盐	北方首先将每人每日平均食盐量降至8g，以后再降至6g，南方可控制在6g以下2～8mmHg	
减少膳食脂肪	总脂肪＜总热量的30%，饱和脂肪＜10%，增加新鲜蔬菜每日400～500g，水果100g，肉类50～100g，鱼虾类50g蛋类每周3～4枚，奶类每日250g，每日食油20～25g，少吃糖类和甜食	－
增加及保持适当体力活动	一般每周运动3～5次，每次持续20～60min。如运动后自我感觉良好，且保持理想体重，则表明运动量和运动方式会话	4～9mmHg
保持乐观心态，提高应激能力	通过宣教和咨询，提高人群自我防病能力。提倡选择适合个体的体育，绘画等文化活动，增加老年人社交机会，提高生活质量	－
戒烟、限酒	不吸烟；不提倡饮酒，如饮酒，男性每日饮酒精量不超过25g，即葡萄酒小于100～150mL（相当于2～3两），或啤酒小于250～500mL（相当于0.5～1斤），或白酒小于25～50mL（相当于0.5～1两）；女性则减半量，孕妇不饮酒。不提倡饮高度烈性酒。高血压及心脑血管病患者应尽量戒酒	2～4mmHg

注：BMI：体重指数＝体重/身高^2（kg/m^2）。

（三）特殊人群高血压治疗方案

1. 老年高血压　65岁以上的老年人中2/3以上有高血压，老年人降压治疗强调平缓降压，应给予长效制剂，对可耐受者应尽可能降至140/90mmHg以下，但舒张压不宜低于60mmHg，否则是预后不佳的危险因素。

2. 糖尿病　常并发血脂异常、直立性低血压、肾功能不全、冠心病，选择降压药应兼顾或至少不加重这些异常。

3. 冠心病　高血压并发冠心病的患者发生再次梗死或猝死的机会要高于不并发高血压的冠心病患者，它们均与高血压有直接关系，应积极治疗。研究显示，伴有冠心病的高血压患者，不论选用β－受体阻断药还是钙通道阻滞药，作为控制血压的一线药物，最后结果是一样的。

4. 脑血管病　对于病情稳定的非急性期脑血管病患者，血压水平应控制在140/90mmHg以下。急性期脑血管病患者另作别论。

5. 肾脏损害　血肌酐＜221μmol/L，首选ACEI，因其对减少蛋白尿及延缓肾病变的进展有利；血肌酐＞265μmol/L应停用ACEI，可选择钙通道阻滞药、α受体阻断药、β受体阻断药。伴有肾脏损害或有蛋白尿的患者（24h蛋白尿＞1g），控制血压宜更严格。

6. 妊娠高血压　因妊娠早期的血管扩张作用，在妊娠20周前，轻度高血压的患者不需药物治疗，从16周至分娩通常使用的较为安全的药物包括：甲基多巴、β受体阻滞药、肼屈嗪（短期），降低所有的心血管危险因素，须停止吸烟。改变生活方式产生的效果与量和时间有关，某些人的效果更好。

四、高血压病常见护理问题

（一）疼痛：头痛

1. 相关因素　与血压升高有关。

2. 临床表现　头部疼痛。

3. 护理措施　如下所述。

（1）评估患者头痛的情况，如头痛程度（长海痛尺）、持续时间、是否伴有恶心、呕吐、视物模糊等伴随症状。

（2）尽量减少或避免引起或加重头痛的因素，保持病室环境安静，减少探视，护理人员做到操作轻、说话轻、走路轻、关门轻，保证患者有充足的睡眠。

（3）向患者讲解引起头痛的原因，嘱患者合理安排工作和休息，避免劳累、精神紧张、情绪激动等，戒烟、酒。

（4）指导患者放松的技巧，如听轻音乐、缓慢呼吸等。

（5）告知患者控制血压稳定和坚持长期、规律服药的重要性，加强患者的服药依从性。

（二）活动无耐力

1. 相关因素　与并发心力衰竭有关。

2. 临床表现　乏力，轻微活动后即感呼吸困难、无力等。

3. 护理措施　如下所述。

（1）告知患者引起乏力的原因，尽量减少增加心脏负担的因素，如剧烈活动等。

（2）评估患者心功能状态，评估患者活动情况，根据患者心功能情况制订合理的活动计划。督促患者坚持动静结合，循序渐进增加活动量。

（3）嘱患者一旦出现心慌、呼吸困难，胸闷等情况应立即停止活动，保证休息，并一次作为最大活动量的指征。

（三）有受伤的危险

1. 相关因素　与头晕、视物模糊有关。

2. 临床表现　头晕、眼花、视物模糊，严重时可出现晕厥。

3. 护理措施　如下所述。

（1）警惕急性低血压反应，避免剧烈运动、突然改变体位，改变体位时动作应缓慢，特别是夜间起床时；服药后不要站立太久，因为长时间的站立会使腿部血管扩张，血流增加，导致脑部供血不足；避免用过热的水洗澡，防止周围血管扩张导致晕厥。

（2）如出现晕厥、恶心、乏力时应立即平卧，头低足高位，促进静脉回流，增加脑部的血液供应。上厕所或外出应有人陪伴，若头晕严重应尽量卧床休息，床上大小便。

（3）避免受伤，活动场所应灯光明亮，地面防滑，厕所安装扶手，房间应减少障碍物。

（4）密切检测血压的变化，避免血压过高或过低。

（四）执行治疗方案无效

1. 相关因素　与缺乏相应治疗知识和治疗长期性、复杂性有关。

2. 临床表现　不能遵医嘱按时服药。

3. 护理措施　如下所述。

（1）告知患者按时服药的重要性，不能血压正常时就自行停药。

（2）嘱患者定期门诊随访，监测血压控制情况。

（3）坚持服药的同时还要注意观察药物的不良反应，如使用利尿药时应注意监测血钾水平，防止低血钾；用β-受体阻断药应注意其抑制心肌收缩力、心动过缓、支气管痉挛、低血糖等不良反应；使用血管紧张素转换酶（ACEI）抑制应注意其头晕、咳嗽、肾功能损害等不良反应。

（五）潜在并发症：高血压危重症

1. 相关因素　与血压短时间突然升高。

2. 临床表现　在高血压病病程中，患者血压显著升高，出现头痛、烦躁、心悸、气急、恶心、呕吐、视物模糊等。

3. 护理措施　如下所述。

（1）患者应进入加强监护室，绝对卧床休息，避免一切不良刺激，保证良好的休息环境。持续监测血压和尽快应用适合的降压药。

（2）安抚患者，做好心理护理，严密观察患者病情变化。

（3）迅速减压，静脉输注降压药，1h 使平均动脉血压迅速下降但不超过 25%，在以后的 2~6h 内血压降至 160/（100~110）mmHg。血压过度降低可引起肾、脑或冠脉缺血。如果这样的血压水平可耐受和临床情况稳定，在以后 24~48h 逐步降低血压达到正常水平。

（4）急症常用降压药有硝普钠（静脉）、尼卡地平、乌拉地尔、二氮嗪，肼屈嗪、拉贝洛尔、艾司洛尔、酚妥拉明等。用药时注意效果以及有无不良反应，如静滴硝酸甘油等药物时应注意监测血压变化。

（5）向患者讲明遵医嘱按时服药，保证血压稳定的重要性，争取患者及家属的配合。

（6）告知患者如出现血压急剧升高、剧烈头痛。呕吐等不适应及时来院就诊。

（7）协助生活护理，勤巡视病房，勤询问患者的生活需要。

五、健康教育

高血压的健康教育就是根据文化、经济、环境和地理的差异，针对不同的目标人群采用多种形式进行信息的传播，公众教育应着重于宣传高血压的特点、原因和并发症的有关知识；它的可预防性和可治疗性，以及生活方式在高血压的预防和治疗中的作用。尤其应针对不同人群开展不同内容的健康教育。

（一）随访教育

1. 教育诊断　确定患者的目前行为状况、知识、技能水平和学习能力、态度和信念以及近期内患者首先要采取改变的问题。

2. 咨询指导　指导要具体化，行为改变从小量开始，多方面的参与支持，从各方面给患者持续的一致的正面的健康信息可加强患者行为的改变。要加强家庭和朋友的参与全体医务人员的参与。

3. 随访和监测　定期随访患者，及时评价和反馈，并继续设定下一步的目标，可使患者改变的行为巩固和持续下去。一旦开始应用抗高血压药物治疗，多数患者应每月随诊，调整用药直至达到目标血压。2 级高血压或有复杂并发症的患者应增加随访的次数。每年至少监测 1 或 2 次血钾和肌酐。如血压已达标并保持稳定，可每隔 3~6 个月随访 1 次。如有伴随疾病如心力衰竭；或并发其他疾病如糖尿病；或实验室检查的需要均会影响随诊的频率。其他的心血管危险因素也应达到相应的治疗目标，并大力提倡戒烟。由于未控制的高血压患者服用小剂量阿司匹林脑出血的危险增加，只有在血压控制的前提下，才提倡小剂量阿司匹林治疗。

（二）饮食指导

在利尿药及其他降压药问世以前，高血压的治疗主要以饮食为主，随着药物学的发展，饮食治疗逐渐降至次要地位。然而近年来关于高血压病病因和发病机制的研究又促进人们重新评价营养在本病防治中的重要作用。其主要原因是由于：第一，高血压病作为一种常见病，其发生与环境因素，特别是与营养因素密切相关；第二，现有的各种降压药物均有一定的不良反应，而营养治疗不仅具有一定的疗效，而且合乎生理，因此更适宜于大规模人群的防治。

1. 营养因素在高血压痛防治中的作用　如下所述。

（1）钠和钾的摄入与高血压病的发病和防治有关：首先，流行病学方面大量资料表明，高血压病的发病率与居民膳食中钠盐摄入量呈显著正相关；其次，临床观察发现，不少轻度高血压患者，只需中度限制钠盐摄入，即可使其血压降至正常范围。即使是重度或顽固性高血压病患者，低盐饮食也常可增加药物疗效，减少用药剂量。第三，动物实验表明，钠盐摄入过多可使小鸡和大鼠形成高血压，血压增高的程度与盐量成正比。进一步研究还表明，钠盐对血压的影响与遗传因素有关。通过近亲交配所产生的对盐敏感的大鼠，即使喂以钠盐不高的饲料，也可产生高血压。钠盐摄入过多引起高血压的机制尚未明了。据认为可能与细胞外液扩张，心排血量增加，组织过分灌注，以至造成周围血管阻力增加和血压增高。有人发现高血压患者小动脉中每单位干重所含钠盐较正常人为高，这可使动脉壁增厚，血管阻力增加，也可使血管的舒缩性发生改变。

钾不论动物实验或人体观察均提示其具有对抗钠所引起的不利作用。临床观察表明，氯化钾可使血压呈规律性下降，而氯化钠则可使之上升。

（2）水质硬度和微量元素：软水地区高血压的发病率较硬水地区为高，这可能与微量元素镉有关。动物实验已证明，镉可引起大鼠的高血压，而当用镉的螯合剂时则可使其逆转。上海市高血压病研究所发现不论健康人或高血压患者的血压增高与血中镉含量的对数呈正相关。锌具有对抗镉的作用，其含量降低可使血压升高。此外，也有报道提到镁对高血压患者有扩张血管作用，能使大多数类型患者的心排血量增加。

（3）其他因素：包括热能、蛋白质、糖类和脂肪等也与本病的发生和防治有一定的联系。

2. 防治措施　如下所述。

（1）限制钠盐摄入：健康成人每天钠的需要量仅为200mg（相当于0.5g食盐）。WHO建议每人每日食盐量不超过6g。我国膳食中约80%的钠来自烹调或含盐高的腌制品，因此限盐首先要减少烹调用盐及含盐高的调料，少食各种咸菜及盐腌食品。根据WHO的建议，北方居民应减少日常用盐一半，南方居民减少1/3。

（2）减少膳食脂肪，补充适量优质蛋白质：有流行病学资料显示，即使不减少膳食中的钠和不减重，如果将膳食脂肪控制在总热量25%以下，P/S比值维持在1，连续40d可使男性SBP和DBP下降12%，女性下降5%。有研究表明每周吃鱼4次以上与吃鱼最少的相比，冠心病发病率减少28%。

建议改善动物性食物结构，减少含脂肪高的猪肉，增加含蛋白质较高而脂肪较少的禽类及鱼类。蛋白质占总热量15%左右，动物蛋白占总蛋白质20%。蛋白质质量依次为：奶、蛋；鱼、虾；鸡、鸭；猪、牛、羊肉；植物蛋白，其中豆类最好。

（3）注意补充钾和钙：研究资料表明钾与血压呈明显负相关，中国膳食低钾、低钙，因此要增加含钾多、含钙高的食物，如绿叶菜、鲜奶、豆类制品等。这一点在使用利尿药，特别是当血钾含量偏低时尤为重要。

（4）多吃蔬菜和水果：增加蔬菜或水果摄入，减少脂肪摄入可使SBP和DBP有所下降。素食者比肉食者有较低的血压，其降压的作用可能基于水果、蔬菜、食物纤维和低脂肪的综合作用。人类饮食应以素食为主，适当肉量最理想。

（5）限制饮酒：尽管有研究表明非常少量饮酒可能减少冠心病发病的危险，但是饮酒和血压水平及高血压患病率之间却呈线性相关，大量饮酒可诱发心脑血管事件发作。因此不提倡用少量饮酒预防冠心病，提倡高血压患者应戒酒，因饮酒可增加服用降压药物的耐药性。如饮酒，建议每日饮酒量应为少量，男性饮酒的酒精不超过25g，即葡萄酒<100～150mL，或啤酒<250～500mL，或白酒<25～50mL；女性则减半量，孕妇不饮酒。不提倡饮高度烈性酒。WHO对酒的新建议是越少越好。

（三）心理护理

1. 评估患者　通过问诊了解患者的家庭、社会、文化状况及行为，分析患者的心理，向患者解释造成高血压病最主要的原因及疾病的转归，再向患者说明高血压病可以控制，甚至可以治愈，从而以增强患者战胜疾病的信心。

2. 克服心理障碍　针对中年高血压患者存在的不良心理进行施护。麻痹大意心理：自以为年轻，身强力壮，采取无所谓的态度。针对这种心理首先要唤起患者对疾病的重视，使之认识到防治高血压病的重要性，在调养方法和注意事项上给予正确的引导，使之配合医师治疗，同时给患者制定个体化健康教育计划，并调动家属参与治疗活动，配合医护完成治疗任务，使之早日康复；焦虑、紧张、恐惧心理：一些患者，认为得了高血压病就是终身疾病，而且还会得心脑血管病，于是，久而久之产生焦虑恐惧心理。采取的措施是暗示诱导，应诱导患者使其注意力从一个客体转移到另一个客体，从而打破原来心理上存在的恶性循环，保持乐观情绪，轻松愉快地接受治疗，以达到防病治病的目的。

（四）正确测量血压

血压测量是诊断高血压及评估其严重程度的主要手段，目前主要用以下 3 种方法。

1. 诊所血压　是目前临床诊断高血压和分级的标准方法，由医护人员在标准条件下按统一的规范进行测量。具体要求如下。

（1）选择符合计量标准的水银柱血压计或者经国际标准（BHS 和 AAMD）检验合格的电子血压计进行测量。

（2）使用大小合适的袖带，袖带气囊至少应包裹 80% 上臂。大多数人的臂围 25～35cm，应使用长 35cm、宽 12～13cm 规格气囊的袖带；肥胖者或臂围大者应使用大规格袖带；儿童使用小规格袖带。

（3）被测量者至少安静休息 5min，在测量前 30min 内禁止吸烟或饮咖啡，排空膀胱。

（4）被测量者取坐位，最好坐靠背椅，裸露右上臂，上臂与心脏处在同一水平。如果怀疑外周血管病，首次就诊时应测量左、右上臂血压。特殊情况下可以取卧位或站立位。老年人、糖尿病患者及出现直立性低血压情况者，应加测直立位血压。直立位血压应在卧位改为直立位后 1min 和 5min 时测量。

（5）将袖带缚于被测者的上臂，袖带的下缘应在肘弯上 2.5cm，松紧适宜。将听诊器探头置于肱动脉搏动处。

（6）测量时快速充气，使气囊内压力达到桡动脉搏动消失后再升高 30mmHg（4.0kPa），然后以恒定的速率（2～6mmHg/s）缓慢放气。在心率缓慢者，放气速率应更慢些。获得舒张压读数后，快速放气至零。

（7）在放气过程中仔细听取柯氏音，观察柯氏音第Ⅰ时相（第一音）和第Ⅴ时相（消失音）水银柱凸面的垂直高度。收缩压读数取柯氏音第Ⅰ时相，舒张压读数取柯氏音第Ⅴ时相。<12 岁儿童、妊娠妇女、严重贫血、甲状腺功能亢进、主动脉瓣关闭不全及柯氏音不消失者，以柯氏音第Ⅳ时相（变音）定为舒张压。

（8）血压单位在临床使用时采用毫米汞柱（mmHg），在我国正式出版物中注明毫米汞柱与千帕斯卡（kPa）的换算关系，1mmHg = 0.133kPa。

（9）应相隔 1～2min 重复测量，取 2 次读数的平均值记录。如果收缩压或舒张压的 2 次读数相差 5mmHg 以上，应再次测量，取 3 次读数的平均值记录。

2. 自测血压　如下所述。

（1）对于评估血压水平及严重程度，评价降压效应，改善治疗依从性，增强治疗的主动参与，自测血压具有独特优点。且无白大衣效应，可重复性较好。目前，患者家庭自测血压在评价血压水平和指导降压治疗上已经成为诊所血压的重要补充。然而，对于精神焦虑或根据血压读数常自行改变治疗方案的患者，不建议自测血压。

（2）推荐使用符合国际标准的上臂式全自动或半自动电子血压计，正常上限参考值为 135/85mmHg。应注意患者向医生报告自测血压数据时可能有主观选择性，即报告偏差，患者有意或无意选择较高或较低的血压读数向医师报告，影响医师判断病情和修改治疗。有记忆存储数据功能的电子血压计可克服报告偏差。血压读数的报告方式可采用每周或每月的平均值。家庭自测血压低于诊所血压，家庭自测血压 135/85mmHg 相当于诊所血压 140/90mmHg。对血压正常的人建议定期测量血压（20～29 岁，每 2 年测 1 次；30 岁以上每年至少 1 次）。

3. 动态血压　如下所述。

（1）动态血压监测能提供日常活动和睡眠时血压的情况：动态血压监测提供评价在无靶器官损害的情况下（白大衣效应）高血压的可靠证据，也有助于评估明显耐药的患者，抗高血压药物引起的低血压综合征，阵发性高血压以及自主神经功能失调。动态血压测值常低于诊所血压测值。通常高血压患者清醒时血压≥135/85mmHg，睡眠时≥120/75mmHg。动态血压监测值与靶器官损害的相关性优于诊所血压。动态血压监测能提供血压升高占测量总数的百分比、整体血压负荷及睡眠时血压降低的程度。大多数人在夜间血压下降10%～20%，如果不存在这种血压下降现象，则其发生心血管事件的危险会增加。

（2）动态血压测量应使用符合国际标准的监测仪：动态血压的正常值推荐以下国内参考标准：24h平均值<130/80mmHg，白昼平均值<135/85mmHg，夜间平均值<125/75mmHg。正常情况下，夜间血压均值比白昼血压值低10%～15%。

（3）动态血压监测在临床上可用于诊断白大衣性高血压、隐蔽性高血压、顽固难治性高血压、发作性高血压或低血压，评估血压升高严重程度，但是目前主要仍用于临床研究，例如评估心血管调节机制、预后意义、新药或治疗方案疗效考核等，不能取代诊所血压测量。

（4）动态血压测量时应注意以下问题：①测量时间间隔应设定一般为每30min测1次。可根据需要而设定所需的时间间隔。②指导患者日常活动，避免剧烈运动。测血压时患者上臂要保持伸展和静止状态。③若首次检查由于伪迹较多而使读数<80%的预期值，应再次测量。④可根据24h平均血压，日间血压或夜间血压进行临床决策参考，但倾向于应用24h平均血压。

（五）适量运动

1. 运动的作用　运动除了可以促进血液循环，降低胆固醇的生成外，并能增强肌肉、骨骼，减少关节僵硬的发生，还能增加食欲，促进肠胃蠕动、预防便秘、改善睡眠。

2. 运动的形式　最好养成持续运动的习惯，对中老年人应包括有氧、伸展及增强肌力练习3类，具体项目可选择步行、慢跑、太极拳、门球、气功等。

3. 运动强度的控制　每个参加运动的人特别是中老年人和高血压患者在运动前最好了解一下自己的身体状况，以决定自己的运动种类、强度、频度和持续运动时间。运动强度必须因人而异，按科学锻炼的要求，常用运动强度指标可用运动时最大心率达到180（或170）减去年龄，如50岁的人运动心率为120～130次/分，如果求精确则采用最大心率的60%～85%作为运动适宜心率，需在医师指导下进行。运动频度一般要求每周3～5次，每次持续20～60min即可，可根据运动者身体状况和所选择的运动种类以及气候条件等而定。

（六）在医生指导下正确用药

1. 减药　高血压患者一般须终身治疗。患者经确诊为高血压后若自行停药，其血压（或迟或早）终将回复到治疗前水平。但患者的血压若长期控制，可以试图小心、逐步地减少服药数或剂量。尤其是认真地进行非药物治疗，密切地观察改进生活方式进度和效果的患者。患者在试行这种“逐步减药”时，应十分仔细地监测血压。

2. 记录　一般高血压病患者的治疗时间长达数十年，治疗方案会有多次变换，包括药物的选择。最好建议患者详细记录其用过的治疗药物及疗效。医生则更应为经手治疗的患者保存充分的记录，随时备用。

3. 剂量的调整　对大多数非重症或急症高血压，要寻找其最小有效耐受剂量药物，也不宜降压太快。故开始给小剂量药物，经1个月后，如疗效不够而不良反应少或可耐受，可增加剂量；如出现不良反应不能耐受，则改用另一类药物。随访期间血压的测量应在每天的同一时间，对重症高血压，须及早控制其血压，可以较早递增剂量和并发用药。随访时除患者主观感觉外，还要做必要的化验检查，以了解靶器官状况和有无药物不良反应。对于非重症或急症高血压，经治疗血压长期稳定达1年以上，可以考虑减少剂量，目的为减少药物的可能不良反应，但以不影响疗效为前提。

（1）选择针对性强的降血压药：降血压药物品种很多，个体差异很大，同一种药物不同的患者服用后的效果会因人而异。对医生开的降血压药，护理人员和患者必须了解药物的名称、作用、剂量、用法、不良反应等，并遵照医嘱按时服药。

（2）合适的剂量：一般由小剂量开始，逐渐调整到合适的剂量。晚上睡觉前的治疗剂量，尤其要偏小，因入睡后如果血压降得太低，则易出现脑动脉血栓形成。药品剂量不能忽大忽小，否则血压波动太大，会造成实质性脏器的损伤。

（3）不能急于求成：如血压降得太低，常会引起急性缺血性脑血管病和心脏缺血性疾病的发生。

（4）不要轻易中断治疗：应用降血压药过程中，症状改善后，仍需坚持长期服药，也不可随意减少剂量，必须听从医生的治疗安排。

（5）不宜频繁更换降血压药物：各种降血压药，在人体内的作用时间不尽相同，更换降血压药时，往往会引起血压的波动，换降血压药必须在医生指导下进行，不宜多种药合用，以避免药物不良反应。

（6）患痴呆症或意识不清的老人，护理人员必须协助服药，并帮助管理好药物，以免发生危险。

（7）注意观察不良反应，必要时，采取相应的防范措施。若患者突然出现头痛、多汗、恶心、呕吐、烦躁、心慌等症状，家人协助患者立即平卧抬高头部，用湿毛巾敷在头部；测量血压，若血压过高，应用硝苯地平嚼碎舌下含服等，以快速降血压；如果半小时后血压仍不下降，且症状明显，应立即去医院就诊。

（郭利娟）

第三节　心绞痛护理

心绞痛（angina pectoris）是冠状动脉供血不足，心肌急剧的、暂时的缺血与缺氧引起的综合征。其特点为阵发性的前胸压榨性疼痛感觉，主要位于胸骨后部，可放射至左上肢，常发生于劳累或情绪激动时，持续数分钟，休息或服用硝酸酯制剂后消失。本病多见于男性，多数患者在40岁以上，劳累、情绪激动、饱食、受寒、阴雨天气、急性循环衰竭等为常见的诱因。

一、病因

1. 基本病因　对心脏予以机械性刺激并不引起疼痛，但心肌缺血、缺氧则引起疼痛。当冠状动脉的“供血”与心肌的“需氧”出现矛盾，冠状动脉血流量不能满足心肌代谢需要时，引起心肌急剧的、暂时的缺血、缺氧时，即产生心绞痛。

2. 其他病因　除冠状动脉粥样硬化外，主动脉瓣狭窄或关闭不全、梅毒性主动脉炎、肥厚性心肌病、先天性冠状动脉畸形、风湿性冠状动脉炎，都可引起冠状动脉在心室舒张期充盈障碍，引发心绞痛。

二、临床表现与诊断

（一）临床表现

1. 症状和体征　如下所述。

（1）部位：典型心绞痛主要在胸骨体上段或中段之后，可波及心前区，有手掌大小范围，可放射至左肩、左上肢前内侧，达无名指和小指；不典型心绞痛疼痛可位于胸骨下段、左心前区或上腹部，放射至颈、下颌、左肩胛部或右前胸。

（2）性质：胸痛为压迫、发闷，或紧缩性，也可有烧灼感。发作时，患者往往不自觉地停止原来的活动，直至症状缓解。

（3）诱因：典型的心绞痛常在相似的条件下发生。以体力劳累为主，其次为情绪激动。登楼、平地快步走、饱餐后步行、逆风行走，甚至用力大便或将臂举过头部的轻微动作，暴露于寒冷环境、进冷饮、身体其他部位的疼痛，以及恐怖、紧张、发怒、烦恼等情绪变化，都可诱发。晨间痛阈低，轻微劳力如刷牙、剃须、步行即可引起发作；上午及下午痛阈提高，则较重的劳力亦可不诱发。

（4）时间：疼痛出现后常逐步加重，然后在3～5min内逐渐消失，一般在停止原活动后缓解。一般为1～15min，多数3～5min，偶可达30min的，可数天或数星期发作1次，亦可1d内发作多次。

（5）硝酸甘油的效应：舌下含有硝酸甘油片如有效，心绞痛应于1～2min内缓解，对卧位型心绞痛，硝酸甘油可能无效。在评定硝酸甘油的效应时，还要注意患者所用的药物是否已经失效或接近失效。

2. 体征平时无异常体征　心绞痛发作时常见心律增快、血压升高、表情焦虑、皮肤冷或出汗，有时出现第四或第三奔马律。可有暂时性心尖部收缩期杂音，是乳头肌缺血以致功能失调引起二尖瓣关闭不全所致。

（二）诊断

1. 冠心病诊断　如下所述。

（1）据典型的发作特点和体征，含用硝酸甘油后缓解，结合年龄和存在冠心病易患因素，除外其他原因所致的心绞痛，一般即可建立诊断。

（2）心绞痛发作时心电图：绝大多数患者ST段压低0.1mV（1mm）以上，T波平坦或倒置（变异型心绞痛者则有关导联ST段抬高），发作过后数分钟内逐渐恢复。

（3）心电图无改变的患者可考虑做负荷试验。发作不典型者，诊断要依靠观察硝酸甘油的疗效和发作时心电图的改变；如仍不能确诊，可多次复查心电图、心电图负荷试验或24h动态心电图连续监测，如心电图出现阳性变化或负荷试验诱发心绞痛发作亦可确诊。

（4）诊断有困难者可考虑行选择性冠状动脉造影或做冠状动脉CT。考虑施行外科手术治疗者则必须行选择性冠状动脉造影。冠状动脉内超声检查可显示管壁的病变，对诊断可能更有帮助。

2. 近年对确诊心绞痛的患者主张进行仔细的分型诊断　根据世界卫生组织“缺血性心脏病的命名及诊断标准”，现将心绞痛做如下归类。

（1）劳累性心绞痛：是由运动或其他增加心肌需氧量的情况所诱发的心绞痛。包括3种类型。①稳定型劳累性心绞痛：简称稳定型心绞痛，亦称普通型心绞痛。是最常见的心绞痛。指由心肌缺血缺氧引起的典型心绞痛发作，其性质在1～3个月内并无改变。即每日和每周疼痛发作次数大致相同，诱发疼痛的劳累和情绪激动程度相同，每次发作疼痛的性质和疼痛部位无改变，用硝酸甘油后也在相同时间内发生疗效。②初发型劳累性心绞痛：简称初发型心绞痛。指患者过去未发生过心绞痛或心肌梗死，而现在发生由心肌缺血缺氧引起的心绞痛，时间尚在1～2个月内。有过稳定型心绞痛但已数月不发生心绞痛，再发生心绞痛未到1个月者也归入本型。③恶化型劳累性心绞痛：进行型心绞痛指原有稳定型心绞痛的患者，在3个月内疼痛的频率、程度、诱发因素经常变动，进行性恶化。可发展为心肌梗死与猝死。

（2）自发性心绞痛：心绞痛发作与心肌需氧量无明显关系，与劳累性心绞痛相比，疼痛持续时间一般较长，程度较重，且不易为硝酸甘油所缓解。包括四种类型。①卧位型心绞痛：在休息时或熟睡时发生的心绞痛，其发作时间较长，症状也较重，发作与体力活动或情绪激动无明显关系，常发生在半夜，偶尔在午睡或休息时发作。疼痛常剧烈难忍，患者烦躁不安、起床走动。硝酸甘油的疗效不明显或仅能暂时缓解。可能与夜梦、夜间血压降低或发生未被察觉的左心室衰竭，以致狭窄的冠状动脉远端心肌灌注不足；或平卧时静脉回流增加，心脏工作量增加，需氧增加等有关。②变异型心绞痛：本型患者心绞痛的性质、与卧位型心绞痛相似，也常在夜间发作，但发作时心电图表现不同，显示有关导联的ST段抬高而与之相对应的导联中则ST段压低。本型心绞痛是由于在冠状动脉狭窄的基础上，该支血管发生痉挛，引起一片心肌缺血所致。③中间综合征：亦称冠状动脉功能不全。指心肌缺血引起的心绞痛发作历时较长，达30min或1h以上，发作常在休息时或睡眠中发生，但心电图、放射性核素和血清学检查无心肌坏死的表现。本型疼痛其性质是介于心绞痛与心肌梗死之间，常是心肌梗死的前奏。④梗死后心绞痛：在急性心肌梗死后不久或数周后发生的心绞痛。由于供血的冠状动脉阻塞，发生心肌梗死，但心肌尚未完全坏死，一部分未坏死的心肌处于严重缺血状态下又发生疼痛，随时有再发生梗死的可能。

（3）混合性心绞痛：劳累性和自发性心绞痛混合出现，因冠状动脉的病变使冠状动脉血流储备固定地减少，同时又发生短暂的再减损所致，兼有劳累性和自发性心绞痛的临床表现。有人认为这种心绞痛在临床上实甚常见。

（4）不稳定型心绞痛：在临床上被广泛应用并被认为是稳定型劳累性心绞痛和心肌梗死和猝死之间的中间状态。它包括了除稳定型劳累性心绞痛外的上述所有了类型。其病理基础是在原有病变上发生冠状动脉内膜下出血、粥样硬化斑块破裂、血小板或纤维蛋白凝集、冠状动脉痉挛等除了没有诊断心肌梗死的明确的心电图和心肌酶谱变化外，目前应用的不稳定心绞痛的定义根据以下3个病史特征做出。①在相对稳定的劳累相关性心绞痛基础上出现逐渐增强的疼痛。②新出现的心绞痛（通常1个月内），由很轻度的劳力活动即可引起心绞痛。③在静息和很轻劳力时出现心绞痛。

三、治疗原则

预防：主要预防动脉粥样硬化的发生和发展。

治疗原则：改善冠状动脉的血供；减低心肌的耗氧；同时治疗动脉粥样硬化。

（一）发作时的治疗

（1）休息：发作时立刻休息，经休息后症状可缓解。

（2）药物治疗：应用作用较快硝酸酯制剂。

（3）在应用上述药物的同时，可考虑用镇静药。

（二）缓解期的治疗

系统治疗，清除诱因、注意休息、使用作用持久的抗动脉粥样硬化药物，以防心绞痛发作，可单独、交替或联合应用。宜尽量避免各种确知足以诱致发作的因素。调节饮食，特别是一次进食不应过饱；禁绝烟酒。调整日常生活与工作量；减轻精神负担；保持适当的体力活动，但以不致发生疼痛症状为度；一般不需卧床休息。

（三）其他治疗

低分子右旋糖酐或羟乙基淀粉注射液，作用为改善微循环的灌流，可用于心绞痛的频繁发作。抗凝药，如肝素；溶血栓药和抗血小板药可用于治疗不稳定型心绞痛。高压氧治疗增加全身的氧供应，可使顽固的心绞痛得到改善，但疗效不易巩固。体外反搏治疗可能增加冠状动脉的血供，也可考虑应用。兼有早期心力衰竭者，治疗心绞痛的同时宜用快速作用的洋地黄类制剂。

（四）外科手术治疗

主动脉－冠状动脉旁路移植手术（coronary artery bypass grafting，CABG）方法：取患者自身的大隐静脉或内乳动脉作为旁路移植材料。一端吻合在主动脉，另一端吻合在有病变的冠状动脉段的远端，引主动脉的血液以改善该冠状动脉所供血的心肌的血流量。

（五）经皮腔内冠状动脉成形术

经皮腔内冠状动脉成形术（percutaneous transluminal coronary angioplasty，PTCA）方法：冠状动脉造影后，针对相应病变，应用带球囊的心导管经周围动脉送到冠状动脉，在导引钢丝的指引下进入狭窄部位；向球囊内加压注入稀释的造影剂使之扩张，解除狭窄。

（六）其他冠状动脉介入性治疗

由于PTCA有较高的术后再狭窄发生率，近来采用一些其他成形方法如激光冠状动脉成形术（PTCLA）、冠状动脉斑块旋切术、冠状动脉斑块旋磨术、冠状动脉内支架安置等，期望降低再狭窄发生率。

（七）运动锻炼疗法

谨慎安排进度适宜的运动锻炼有助于促进侧支循环的发展，提高体力活动的耐受量，改善症状。

四、常见护理问题

（一）舒适的改变：心绞痛

1. 相关因素　与心肌急剧、短暂地缺血、缺氧，冠状动脉痉挛有关。

2. 临床表现　阵发性胸骨后疼痛。

3. 护理措施　如下所述。

（1）心绞痛发作时立即停止步行或工作，休息片刻即可缓解。根据疼痛发生的特点，评估心绞痛严重程度（表4－3），制定相应活动计划。频发者或严重心绞痛者，严格限制体力活动，并绝对卧床休息。

表4－3　劳累性心绞痛分级

心绞痛分级	表现
Ⅰ级：日常活动时无症状	较日常活动重的体力活动，如平地小跑步、快速或持重物上三楼、上陡坡等时引起心绞痛
Ⅱ级：日常活动稍受限制	一般体力活动，如常速步行1.5～2km、上三楼、上坡等即引起心绞痛
Ⅲ级：日常活动明显受损	较日常活动轻的体力活动，如常速步行0.5～1km、上二楼、上小坡等即引起心绞痛
Ⅳ级：任何体力活动均引起心绞痛	轻微体力活动（如在室内缓行）即引起心绞痛，严重者休息时亦发生心绞痛

（2）遵医嘱给予患者舌下含服硝酸甘油、吸氧，记录心电图，并通知医生。心绞痛频发或严重者遵医嘱使用硝酸甘油静脉微泵推注。由于此类药物能扩张头面部血管，有些患者使用后会出现颜面潮红、头痛等症状，应向患者说明。

（3）用药后动态观察患者胸痛变化情况，同时监测ECG，必要时进行心电监测。

（4）告知患者在心绞痛发作时的应对技巧：一是立即停止活动；另一是立即含服硝酸甘油。向患者讲解含服硝酸甘油是因为舌下有丰富的静脉丛，吸收见效比口服硝酸甘油快。若疼痛持续15min以上不缓解，则有可能发生心肌梗死，需立即急诊就医。

（二）焦虑

1. 相关因素　与心绞痛反复频繁发作、疗效不理想有关。

2. 临床表现　睡眠不佳，缺乏自信心、思维混乱。

3. 护理措施　如下所述。

（1）向患者讲解心绞痛的治疗是一个长期过程，需要有毅力，鼓励其说出内心想法，针对其具体心理情况给予指导与帮助。

（2）心绞痛发作时，尽量陪伴患者，多与患者沟通，指导患者掌握心绞痛发作的有效应对措施。

（3）及时向患者分析讲解疾病好转信息，增强患者治疗信心。

（4）告知患者不良心理状况对疾病的负面影响，鼓励患者进行舒展身心的活动（如听音乐、看报纸）等活动，转移患者注意力。

（三）知识缺乏

1. 相关因素　与缺乏知识来源，认识能力有限有关。

2. 临床表现　患者不能说出心绞痛相关知识，不知如何避免相关因素。

3. 护理措施　如下所述。

（1）避免诱发心绞痛的相关因素：如情绪激动、饱食、焦虑不安等不良心理状态。

（2）告知患者心绞痛的症状为胸骨后疼痛，可放射至左臂、颈、胸，常为压迫或紧缩感。

（3）指导患者硝酸甘油使用注意事项。

（4）提供简单易懂的书面或影像资料，使患者了解自身疾病的相关知识。

五、健康教育

（一）心理指导

告知患者需保持良好心态，因精神紧张、情绪激动、饱食、焦虑不安等不良心理状态，可诱发和加重病情。患者常因不适而烦躁不安，且伴恐惧，此时鼓励患者表达感觉，告知尽量做深呼吸，放松情绪才能使疾病尽快消除。

（二）饮食指导

1. 减少饮食热能　控制体重少量多餐（每天4～5餐），晚餐尤应控制进食量，提倡饭后散步，切忌暴饮暴食，避免过饱；减少脂肪总量，限制饱和脂肪酸和胆固醇的摄入量，增加不饱和脂肪酸；限制单糖和双糖摄入量，供给适量的矿物质及维生素，戒烟戒酒。

2. 在食物选择方面，应适当控制主食和含糖零食　多吃粗粮、杂粮，如玉米、小米、荞麦等；禽肉、鱼类，以及核桃仁、花生、葵花子等坚果类含不饱和脂肪酸较多，可多食用；多食蔬菜和水果，不限量，尤其是超体重者，更应多选用带色蔬菜，如菠菜、油菜、番茄、茄子和带酸味的新鲜水果，如苹果、橘子、山楂，提倡吃新鲜泡菜；多用豆油、花生油、菜油及香油等植物油；蛋白质按劳动强度供给，冠心病患者蛋白质按2g/kg供给。尽量多食用黄豆及其制品，如豆腐、豆干、百叶等，其他如绿豆、赤豆也很好。

3. 禁忌食物　忌烟、酒、咖啡以及辛辣的刺激性食品；少用猪油、黄油等动物油烹调；禁用动物脂肪高的食物，如猪肉、牛肉、羊肉及含胆固醇高的动物内脏、动物脂肪、脑髓、贝类、乌贼鱼、蛋黄等；食盐不宜多用，每天2～4g；含钠味精也应适量限用。

（三）作息指导

制定固定的日常活动计划，避免劳累。避免突发性的劳力动作，尤其在较长时间休息以后。如凌晨起来后活动动作宜慢。心绞痛发作时，应停止所有活动，卧床休息。频发或严重心绞痛患者，严格限制体力活动，应绝对卧床休息。

（四）用药指导

1. 硝酸酯类　硝酸甘油是缓解心绞痛的首选药。

（1）心绞痛发作时可用短效制剂1片舌下含化，1～2min即开始起作用，持续半小时；勿吞服。如药物不易溶解，可轻轻嚼碎继续含化。

（2）应用硝酸酯类药物时可能出现头晕、头胀痛、头部跳动感、面红、心悸，继续用药数日后可自行消失。

（3）硝酸甘油应储存在棕褐色的密闭小玻璃瓶中，防止受热、受潮，使用时应注意有效期，每用6个月须更换药物。如果含服药物时无舌尖麻刺、烧灼感，说明药物已失效，不宜再使用。

（4）为避免直立性低血压所引起的晕厥，用药后患者应平卧片刻，必要时吸氧。长期反复应用会产生耐药性而效力降低，但停用10d以上，复用可恢复效力。

2. 长期服用β受体阻滞药者　如使用阿替洛尔（氨酰心安）、美托洛尔（倍他乐克）时，应指导患者用药。

（1）不能随意突然停药或漏服，否则会引起心绞痛加重或心肌梗死。

（2）应在饭前服用，因食物能延缓此类药物吸收。

（3）用药过程中注意监测心率、血压、心电图等。

3. 钙通道阻滞药　目前不主张使用短效制剂（如硝苯地平），以减少心肌耗氧量。

（五）特殊及行为指导

（1）寒冷刺激可诱发心绞痛发作，不宜用冷水洗脸，洗澡时注意水温及时间。外出应戴口罩或围巾。

(2) 患者应随身携带心绞痛急救盒（内装硝酸甘油片）。心绞痛发作时，立即停止活动并休息，保持安静。及时使用硝酸甘油制剂，如片剂舌下含服，喷雾剂喷舌底1～2下，贴剂粘贴在心前区。如果自行用药后，心绞痛未缓解。应请求协助救护。

(3) 有条件者可以氧气吸入，使用氧气时，避免明火。

(4) 患者洗澡时应告诉家属，不宜在饱餐或饥饿时进行，水温勿过冷过热，时间不宜过长，门不要上锁，以防发生意外。

(5) 与患者讨论引起心绞痛的发作诱因，确定需要的帮助，总结预防发作的方法。

（六）病情观察指导

注意观察胸痛的发作时间、部位、性质、有无放射性及伴随症状，定时监测心率、心律。若心绞痛发作次数增加，持续时间延长，疼痛程度加重，含服硝酸甘油无效者，有可能是心肌梗死先兆，应立即就诊。

（七）出院指导

(1) 减轻体重，肥胖者需限制饮食热量及适当增加体力活动，避免采用剧烈运动防治各种可加重病情的疾病，如高血压、糖尿病、贫血、甲状腺功能亢进等。特别要控制血压，使血压维持在正常水平。

(2) 慢性稳定型心绞痛患者大多数可继续正常性生活，为预防心绞痛发作，可在1h前含服硝酸甘油1片。

(3) 患者应随身携带硝酸甘油片以备急用，患者及家属应熟知药物的放置地点，以备急需。

（郭利娟）

第五章

呼吸内科疾病护理

第一节　肺炎链球菌肺炎护理

肺炎链球菌肺炎（streptococcus pneumonia）或称肺炎球菌肺炎（pneumococcal pneumonia），由肺炎链球菌或称肺炎球菌引起，居医院外获得性肺炎的首位，约占半数以上。本病主要为散发，可借助飞沫传播，以冬季与初春为高发季节，常与呼吸道病毒感染并行，患者多为原先健康的青壮年、老年或婴幼儿，男性较多见。临床起病急骤，以高热、寒战、咳嗽、血痰和胸痛为特征。因抗生素及时有效的应用，致使起病方式、症状及 X 线改变均不典型。

一、病因及发病机制

肺炎链球菌是革兰阳性球菌，其毒力大小与荚膜中的多糖结构与含量有关。根据荚膜多糖的抗原特性，肺炎链球菌分为 86 个血清型，成人致病菌多属 1～9 型及 12 型，以第 3 型毒力最强。该菌对紫外线及加热敏感，经阳光直射 1h，或加热至 52℃ 10min 即可杀灭，对苯酚（石炭酸）溶液等消毒剂也较敏感，但在干燥痰中可存活数月。

肺炎链球菌是上呼吸道寄居的正常菌群，当机体免疫功能降低或受损时，有毒力的肺炎链球菌进入下呼吸道致病。肺炎球菌的致病力是荚膜中的多糖体对组织的侵袭力，细菌在肺泡内繁殖滋长，引起肺泡壁水肿，白细胞和红细胞渗出，渗出液含有细菌，经肺泡孔向肺的中央部分蔓延，可累及整个肺叶或肺段而致肺炎。因病变始于外周，故叶间分界清楚，但易累及胸膜而致渗出性胸膜炎。老年人和婴幼儿可由支气管播散形成支气管肺炎。典型病理改变分为：充血期、红色肝变期、灰色肝变期和消散期，因早期使用抗生素治疗，典型病理分期已很少见。病变消散后肺组织结构无损坏，不留纤维瘢痕。极少数患者由于机体反应性差，纤维蛋白不能完全吸收而形成机化性肺炎。若未及时使用抗生素可并发脓胸、脑膜炎、心包炎、心内膜炎及关节炎、中耳炎等肺外感染。

二、临床表现

1. 症状　发病前常有淋雨、受凉、醉酒、疲劳、病毒感染和生活在拥挤环境等诱因，可有数日上呼吸道感染的前驱症状。临床以起病急骤、畏寒或寒战、高热，全身肌肉酸痛为特征。体温可在数小时内达 39～40℃，呈稽留热，或高峰在下午或傍晚。全身肌肉酸痛，患侧胸痛明显，可放射至肩部或腹部，深呼吸或咳嗽时加剧，患者常取患侧卧位。开始痰少，可带血丝，24～48h 后可呈铁锈色痰，与肺泡内浆液渗出和红细胞、白细胞渗出有关。

2. 体征　患者呈急性病容，鼻翼扇动，面颊绯红，皮肤灼热、干燥，口角和鼻周有单纯疱疹，严重者可有发绀，心动过速，心律不齐；早期肺部无明显异常体征。肺实变时，患侧呼吸运动减弱，触觉语颤增强，叩诊呈浊音，听诊可有呼吸音减弱、闻及支气管肺泡呼吸音或管样呼吸音等实变体征，可闻及胸膜摩擦音。消散期可闻及湿啰音。

本病自然病程约 1～2 周。发病 5～10 天，体温可自行骤降或逐渐消退；使用有效抗菌药物后，体温于1~3天内恢复正常。同时，其他症状与体征亦随之渐渐消失。

3. 并发症　并发症已很少见。感染严重时，可伴感染性休克，多见于老年人。表现为心动过速、血压降低、意识模糊、烦躁、四肢厥冷、发绀、多汗等，而高热、胸痛、咳嗽等症状并不明显。并发胸膜炎时多为浆液纤维蛋白性渗出液；呼吸音减低和语颤降低多提示有胸腔积液，偶可发生脓胸。肺脓肿、脑膜炎和关节炎也有发生。

三、辅助检查

1. 实验室检查　血常规见白细胞计数升高（10~20）$\times 10^9$/L，中性粒细胞比例增多（>80%），伴核左移，细胞内可见中毒颗粒。痰涂片作革兰染色及荚膜染色镜检，如有革兰阳性、带荚膜的双球菌或链球菌，可作出初步病原诊断。痰培养24~48h可确定病原体。聚合酶链反应（PCR）检测和荧光标记抗体检测可提高病原学诊断水平。重症感染者应做血培养。如并发胸腔积液，应积极抽取积液进行细菌培养。标本采集应在抗生素应用前进行。

2. X线检查　X线表现多样，可呈斑片状或大片状实变阴影，好发于右肺上叶、双肺下叶，在病变区可见多发性蜂窝状小脓肿，叶间隙下坠。在实变阴影中可见支气管充气征，肋膈角可有少量胸腔积液。消散期，炎性浸润逐渐吸收，可有片状区域吸收较快，呈现"假空洞"征。一般起病3~4周后才完全消散。

四、诊断要点

根据寒战、高热、胸痛、咳铁锈色痰、口唇疱疹等典型症状和肺实变体征，结合胸部X线检查，可作出初步诊断。病原菌检测是本病确诊的主要依据。

五、治疗原则

1. 抗菌药物　一旦诊断即用抗生素治疗，不必等待细菌培养结果。肺炎链球菌肺炎首选青霉素G，用药剂量和途径视病情、有无并发症而定。成年轻症者，每天240万U，分3次肌内注射，或普鲁卡因青霉素60万U，肌内注射，每12h 1次；稍重者，青霉素G每天240万~480万U，分3~4次静滴；重症或并发脑膜炎者，每天1 000万~3 000万U，分4次静滴。对青霉素过敏或耐药者，可用红霉素每天2g，分4次口服或每天1.5g静滴；或林可霉素每天2g肌内注射或静滴，重症者可改用头孢菌素类抗生素，如头孢噻肟或头孢曲松等，或喹诺酮类药物；多重耐药菌株感染者可用万古霉素。抗菌药物标准疗程一般为5~7天，或在热退后3天停药或由静脉用药改为口服，维持数天。

2. 支持疗法与对症治疗　卧床休息；避免疲劳、醉酒等使病情加重的因素；补充足够热量、蛋白质和维生素的食物，多饮水，入量不足者给予静脉补液，以及时纠正脱水，维持水电解质平衡。密切观察病情变化，注意防治休克。剧烈胸痛者，给予少量镇痛药，如可待因15mg。当$PaO_2 < 60mmHg$时，应予吸氧；有明显麻痹性肠梗阻或胃扩张时应暂时禁食、禁饮和胃肠减压。烦躁不安、谵妄、失眠者给予地西泮5mg肌内注射或水合氯醛1~1.5g保留灌肠，禁用抑制呼吸的镇静药。

3. 并发症治疗　高热常在抗菌药物治疗后24h内消退，或数日内逐渐下降。如体温3天后不降或降而复升时，应考虑肺炎链球菌的肺外感染或其他疾病存在的可能性，如脓胸、心包炎、关节炎等，应给予相应治疗；有感染性休克者按抗休克治疗。

六、预后

本病一般预后较好，但老年人，病变广泛、多叶受累，有并发症或原有心、肺、肾等基础疾病，以及存在免疫缺陷者预后较差。

（郭利娟）

第二节 葡萄球菌肺炎护理

葡萄球菌肺炎（staphylococcal pneumonia）是由葡萄球菌引起的肺部急性化脓性炎症，病情较重，细菌耐药率高，预后多较凶险，病死率较高。肺脓肿、气胸和脓气胸并发率高。糖尿病、血液病、酒精中毒、肝病、营养不良、艾滋病、长期应用糖皮质激素、抗肿瘤药物和其他免疫抑制剂等免疫功能低下者；长期应用广谱抗菌药物而致体内菌群失调者以及静脉应用毒品者，均为易感人群。儿童在患流感或麻疹后易并发；皮肤感染灶（痈、疖、伤口感染、毛囊炎、蜂窝织炎）中的葡萄球菌经血液循环到肺部，可引起多处肺实变、化脓和组织坏死。

一、病因及发病机制

葡萄球菌为革兰阳性球菌，可分为凝固酶阳性的葡萄球菌（主要为金黄色葡萄球菌，简称金葡菌）和凝固酶阴性的葡萄球菌（主要为表皮葡萄球菌）。其中金黄色葡萄球菌的致病力最强，是化脓性感染的主要原因。葡萄球菌的致病物质主要是毒素和酶，具有溶血、坏死、杀白细胞和致血管痉挛等作用。

葡萄球菌的感染途径主要有两种：一种为继发性呼吸道感染，常见于儿童流感和麻疹后；另一种为血源性感染，是来自皮肤感染灶（痈疖、伤口感染、蜂窝织炎）或静脉导管置入污染，葡萄球菌经血液循环到肺，引起肺炎、组织坏死并形成单个或多个肺脓肿。医院获得性肺炎中葡萄球菌感染比例高，耐甲氧西林金葡菌（MRSA）感染的肺炎治疗更困难，病死率高。

二、临床表现

1. 症状　多数起病急骤，寒战、高热，体温可达 39 ~ 40℃，胸痛、咳嗽、咳痰，痰液多，由咳黄脓痰演变为脓血性或粉红色乳样痰，无臭味；毒血症状明显，全身肌肉、关节酸痛，体质衰弱、乏力、大汗、精神萎靡。重症患者胸痛和呼吸困难进行性加重，并出现血压下降、少尿等周围循环衰竭的表现。血源性、老年人、院内感染者表现多不典型，一般起病隐匿，体温逐渐上升，痰量少。

2. 体征　肺部体征早期不明显，与临床严重的中毒症状、呼吸道症状不相称，其后可出现肺部散在湿啰音；典型的肺实变体征少见，如病变较大或融合时可有肺实变体征。

三、辅助检查

血常规白细胞计数增高，中性粒细胞比例增加及核左移，有中毒颗粒。最好在使用抗生素前采集血、痰、胸腔积液标本进行涂片和培养，以明确诊断。胸部 X 线表现为肺部多发性浸润病灶，常有空洞和液平面，另外，病变存在易变性，表现为一处炎性浸润消失而在另一处出现新的病灶，或很小的单一病灶发展为大片阴影。

四、诊断要点

根据全身毒血症状，咳脓痰，白细胞计数增高、中性粒细胞比例增加及核左移并有 X 线表现，可作出初步诊断，胸部 X 线随访追踪肺部病变的变化对诊断有帮助，细菌学检查是确诊依据。

五、治疗原则

治疗原则是早期清除原发病灶及抗菌治疗。

1. 抗菌治疗　选择敏感的抗生素是治疗的关键，首选耐青霉素酶的半合成青霉素或头孢菌素，如苯唑西林钠、头孢呋辛钠等，联合氨基糖苷类如阿米卡星可增强疗效；青霉素过敏者可选用红霉素、林可霉素、克林霉素等；耐甲氧西林金黄色葡萄球菌（MRSA）感染宜用万古霉素静滴。本病抗生素治疗总疗程较其他肺炎长，常采取早期、联合、足量、静脉给药，不宜频繁更换抗生素。

2. 对症支持治疗　加强支持疗法，预防并发症。患者宜卧床休息，饮食补充足够热量及蛋白质，多饮水，有发绀者给予吸氧。对气胸或脓气胸应尽早引流治疗。

六、预后

本病发展迅猛，预后与是否治疗及时、有无并发症等相关。目前病死率在10%～30%，年龄大于70岁的患者病死率达75%。痊愈者中少数可遗留有支气管扩张症。

（郭利娟）

第三节　成人支气管哮喘护理

支气管哮喘（bronchial asthma）简称哮喘，是由多种细胞（如嗜酸粒细胞、肥大细胞、T淋巴细胞、中性粒细胞、气道上皮细胞等）和细胞组分参与的气道慢性炎症性疾病。主要特征包括气道慢性炎症，气道对多种刺激因素呈现的高反应性，广泛多变的可逆性气流受限以及随病程延长而导致的一系列气道结构的改变，即气道重塑。临床表现为反复发作的喘息、气急、胸闷或咳嗽等症状，常在夜间及凌晨发作或加重，多数患者可自行缓解或经治疗后缓解。根据全球和我国哮喘防治指南提供的资料，经过长期规范化治疗和管理，80%以上的患者可以达到哮喘的临床控制。鉴于全球许多国家和地区的哮喘患病率和病死率呈上升趋势，哮喘也引起了世界卫生组织（WHO）和各国政府的重视。1995年由WHO和美国国立卫生院心、肺、血液研究所组织多国专家共同制定的《哮喘防治的全球创议》（global initiative for asthma，CINA），经过不断更新，已成为指导全世界哮喘病防治工作的指南。

一、流行病学

哮喘是世界上最常见的慢性疾病之一，全球约有3亿哮喘患者。各国哮喘患病率从1%～31%不等，我国约为0.5%～5%，且呈上升趋势。一般认为发达国家哮喘患病率高于发展中国家，城市高于农村。哮喘死亡率为（1.6～36.7）/10万，多与哮喘长期控制不佳、最后一次发作时治疗不及时有关，其中大部分是可预防的。我国已成为全球哮喘病死率最高的国家之一。

二、病因及发病机制

1. 病因　哮喘是一种复杂的、具有多基因遗传倾向的疾病，其发病具有家族集聚现象，亲缘关系越近，患病率越高。近年来，点阵单核苷酸多态性基因分型技术，也称全基因组关联研究（GWAS）的发展给哮喘的易感基因研究带来了革命性的突破。目前采用GWAS鉴定了多个哮喘易感基因位点，如5q12，22，23，17q12～17.9q24等。具有哮喘易感基因的人群发病与否受环境因素的影响较大，深入研究基因－环境相互作用将有助于揭示哮喘发病的遗传机制。

环境因素包括变应原（油漆、饲料、活性染料），食物（鱼、虾、蛋类、牛奶），药物（阿司匹林、抗生素）和非变应原性因素，如大气污染、吸烟、运动、肥胖等。

2. 发病机制　哮喘的发病机制不完全清楚，目前可概括为免疫－炎症机制、神经调节机制及其相互作用。

（1）气道免疫－炎症机制

1）气道炎症形成机制：气道慢性炎症反应是由多种炎症细胞、炎症介质和细胞因子共同参与、相互作用的结果。

当外源性变应原通过吸入、食入或接触等途径进入机体后被抗原递呈细胞（如树突状细胞、巨噬细胞、嗜酸性粒细胞）内吞并激活T细胞。一方面，活化的辅助性T细胞（主要是Th_2细胞）产生白细胞介素（IL）如IL－4、IL－5、IL－10和IL－13等进一步激活B淋巴细胞，后者合成特异性IgE，并结合于肥大细胞和嗜碱粒细胞等细胞表面的IgE受体。若变应原再次进入体内，可与结合在细胞的IgE交联，使该细胞合成并释放多种活性递质导致平滑肌收缩、黏液分泌增加、血管通透性增高和炎症细胞浸润等。炎症细胞在递质的作用下又可分泌多种递质，使气道病变加重，炎症浸润增加，产生哮喘的临床症状，这是一个典型的变态反应过程。另一方面，活化的 Th（主要是 Th_2）细胞分泌的 IL 等细胞因子，可以直接激活肥大细胞、嗜酸粒细胞及肺泡巨噬细胞等多种炎症细胞，使之在气道浸润和聚集。这些细胞相互作用可以分泌出许多种炎症递质和细胞因子，如组胺、前列腺素（PG）、白三烯（LT）、血小板活化因子（PAF）、嗜酸粒细胞趋化因子（ECF）、中性粒细胞趋化因子（NCF）、转化生长因子（TGF）等，构成了一个与炎症细胞相互作用的复杂网络，使气道收缩，黏液分泌增加，血管渗出增多，进一步加重气道慢性炎症。嗜酸粒细胞在哮喘发病中不仅发挥着终末效应细胞的作用，还具有免疫调节作用。TH_{17} 细胞在以中性粒细胞浸润为主的激素抵抗型哮喘和重症哮喘发病中起到了重要作用。

根据变应原吸入后哮喘发生的时间，可分为早发型哮喘反应、迟发型哮喘反应和双相型哮喘反应。早发型哮喘反应几乎在吸入变应原的同时立即发生反应，15～30min 达高峰，2h 后逐渐恢复正常。迟发型哮喘反应约 6h 左右发病，持续时间长，可达数天。约半数以上患者出现迟发型哮喘反应。

2）气道高反应性（airway hyper responsiveness，AHR）：是指气道对各种刺激因子如变应原、理化因素、运动、药物等呈现的高度敏感状态，表现为患者接触这些刺激因子时气道出现过强或过早的收缩反应。AHR 是哮喘的基本特征，可通过支气管激发试验来量化和评估，有症状的哮喘患者几乎都存在 AHR。目前普遍认为气道炎症是导致气道高反应性的重要机制之一，当气道受到变应原或其他刺激后，由于多种炎症细胞、炎症递质和细胞因子的参与，气道上皮的损害和上皮下神经末梢的裸露等，从而导致气道高反应性。AHR 常有家族倾向，受遗传因素的影响。AHR 为支气管哮喘患者的共同病理生理特征，然而出现 AHR 者并非都是支气管哮喘，如长期吸烟、接触臭氧、病毒性上呼吸道感染、慢性阻塞性肺疾病（COPD）等也可出现 AHR，但程度相对较轻。

3）气道重构（airway remodeling）：是哮喘的重要病理特征，表现为气道上皮细胞黏液化生、平滑肌肥大/增生、上皮下胶原沉积和纤维化、血管增生等，多出现在反复发作、长期没有得到良好控制的哮喘患者。气道重构的发生主要与持续存在的气道炎症和反复的气道上皮损伤/修复有关。除了炎症细胞参与气道重构外，TGF－β、血管内皮生长因子、白三烯、基质金属蛋白酶－9、解聚素－金属蛋白酶－33 等多种炎症递质也参与了气道重构的形成。

（2）神经调节机制：神经因素也被认为是哮喘发病的重要环节。支气管受复杂的自主神经支配。除胆碱能神经、肾上腺素能神经外，还有非肾上腺素能非胆碱能（NANC）神经系统。支气管哮喘与 β－肾上腺素受体功能低下和迷走神经张力亢进有关，并可能存在有 α－肾上腺素能神经的反应性增加。NANC 能释放舒张支气管平滑肌的神经递质如血管活性肠肽（VIP）、一氧化氮（NO）及收缩支气管平滑肌的递质如 P 物质、神经激肽，两者平衡失调，则可引起支气管平滑肌收缩。此外，从感觉神经末梢释放的 P 物质、降钙素基因相关肽、神经激肽 A 等导致血管扩张、血管通透性增加和炎症渗出，此即神经源性炎症。神经源性炎症能通过局部轴突反射释放感觉神经肽而引起哮喘发作。

三、临床表现

1. 症状　典型症状为发作性伴有哮鸣音的呼气性呼吸困难或发作性胸闷和咳嗽。症状可在数分钟内发生，并持续数小时至数天，可经平喘药物治疗后缓解或自行缓解。夜间及凌晨发作或加重是哮喘的重要临床特征。有些青少年，其哮喘症状在运动时出现，称为运动性哮喘。此外，临床上还存在没有喘息症状的不典型哮喘，患者可表现为发作性咳嗽、胸闷或其他症状。对以咳嗽为唯一症状的不典型哮喘称为咳嗽变异性哮喘（cough variant asthma，CVA）。对以胸闷为唯一症状的不典型哮喘称为胸闷变异性哮喘（chest tightness variant asthma，CTVA）。

2. 体征　发作时胸部呈过度充气状态，有广泛的哮鸣音，呼气音延长。但非常严重哮喘发作，哮鸣音反而减弱，甚至完全消失，表现为“沉默肺”，是病情危重的表现。非发作期体检可无异常发现，故未闻及哮鸣音，不能排除哮喘。

3. 并发症　发作时可并发气胸、纵隔气肿、肺不张；长期反复发作和感染可并发慢支、肺气肿、支气管扩张、间质性肺炎、肺纤维化和肺源性心脏病。

四、辅助检查

1. 痰液检查 部分患者痰涂片在显微镜下可见较多嗜酸粒细胞。

2. 肺功能检查

(1) 通气功能检测：在哮喘发作时呈阻塞性通气功能改变，呼气流速指标均显著下降，1秒钟用力呼气容积（FEV_1）、1秒率［1秒钟用力呼气量占用力肺活量比值（$FEV_1/FVC\%$）］以及最高呼气流量（PEF）均减少。肺容量指标可见用力肺活量正常或下降、残气量增加、功能残气量和肺总量增加，残气量占肺总量百分比增高。其中以 $FEV_1/FVC < 70\%$ 或 FEV_1 低于正常预计值的80%为判断气流受限的最重要指标。缓解期上述通气功能指标可逐渐恢复。病变迁延、反复发作者，其通气功能可逐渐下降。

(2) 支气管激发试验（bronchial provocation test，BPT）：用以测定气道反应性。常用吸入激发剂为乙酰胆碱、组胺，其他激发剂包括变应原、单磷酸腺苷、甘露醇、高渗盐水等，也有用物理激发因素如运动、冷空气等作为激发剂。观察指标包括 FEV_1、PEF 等。结果判断与采用的激发剂有关，通过剂量反应曲线计算使 FEV_1 下降20%的吸入药物累积剂量（$PD20-FEV_1$）或累积浓度（$PC20-FEV_1$），可对气道反应性增高的程度作出定量判断。如 FEV_1 下降≥20%，可诊断为激发试验阳性。BPT适用于在非哮喘发作期、FEV_1 在正常预计值70%以上的患者。

(3) 支气管舒张试验（bronchial dilation test，BDT）：用以测定气道可逆性。有效的支气管舒张药可使发作时的气道痉挛得到改善，肺功能指标好转。常用吸入型的支气管舒张剂如沙丁胺醇、特布他林及异丙托溴铵等。吸入支气管舒张剂20min后重复测定肺功能，舒张试验阳性诊断标准：①FEV_1 较用药前增加12%或以上，且其绝对值增加200mL或以上；②PEF较治疗前增加60L/min或增加≥20%。

(4) 呼气峰流速（PEF）及其变异率测定：PEF可反映气道通气功能的变化。哮喘发作时PEF下降。由于哮喘有通气功能时间节律变化的特点，监测PEF日间、夜间变异率有助于哮喘的诊断和病情评估。若昼夜PEF变异率≥20%，提示存在可逆性的气流受限。

3. 动脉血气分析 哮喘发作时由于气道阻塞且通气分布不均，通气/血流比值失衡，可致肺泡-动脉血氧分压差（$A-aDO_2$）增大；严重发作时可有缺氧，PaO_2 降低，由于过度通气可使 $PaCO_2$ 下降，pH上升，表现呼吸性碱中毒。若病情进一步发展，气道阻塞严重，可有缺氧及 CO_2 滞留，表现呼吸性酸中毒；当 $PaCO_2$ 较前增高，即使在正常范围内也要警惕严重气道阻塞的发生。若缺氧明显，可并发代谢性酸中毒。

4. 胸部X线/CT检查 早期在哮喘发作时可见两肺透亮度增加，呈过度通气状态；在缓解期多无明显异常如并发呼吸道感染，可见肺纹理增加及炎性浸润阴影。同时要注意肺不张、气胸或纵隔气肿等并发症的存在。胸部CT在部分患者可见支气管壁增厚、黏液阻塞。

5. 特异性变应原的检测 外周血变应原特异性IgE增高，结合病史有助于病因诊断；血清总IgE测定对哮喘诊断价值不大，但其增高的程度可作为重症哮喘使用抗IgE抗体治疗及调整剂量的依据。体内变应原试验包括皮肤变应原试验和吸入变应原试验，前者可通过皮肤点刺等方法进行。

五、诊断要点

1. 诊断标准

(1) 反复发作喘息、气急、胸闷或咳嗽，多与接触变应原、冷空气、物理、化学性刺激、病毒性上呼吸道感染、运动等有关。

(2) 发作时在双肺可闻及散在或弥漫性，以呼气相为主的哮鸣音，呼气相延长。

(3) 上述症状可经治疗缓解或自行缓解。

(4) 除外其他疾病所引起的喘息、气急、胸闷和咳嗽。

(5) 临床表现不典型者（如无明显喘息或体征）应有下列三项中至少一项阳性：①支气管激发试验或运动试验阳性；②支气管舒张试验阳性；③昼夜PEF变异率≥20%。

符合（1）~（4）条或（4）、（5）条者，可以诊断为支气管哮喘。

2. 支气管哮喘的分期及控制水平分级　支气管哮喘可分为急性发作期、非急性发作期。

（1）急性发作期：是指气促、咳嗽、胸闷等症状突然发生或症状加重，常有呼吸困难，以呼气流量降低为其特征，常因接触变应原等刺激物或治疗不当所致。哮喘急性发作时其程度轻重不一，病情加重可在数小时或数天内出现，偶尔可在数分钟内即危及生命，故应对病情作出正确评估，以便给予及时有效的紧急治疗。哮喘急性发作时严重程度可分为轻度、中度、重度和危重4级，见表5-1。

表5-1　哮喘急性发作的病情严重程度的分级

临床特点	轻度	中度	重度	危重
气短	步行，上楼时	稍事活动	休息时	
体位	可平卧	喜坐位	端坐呼吸	
讲话方式	连续成句	常有中断	单字	不能讲话
精神状态	可有焦虑/尚安静	时有焦虑/烦躁	常有焦虑/烦躁	嗜睡/意识模糊
出汗	无	有	大汗淋漓	
呼吸频率	轻度增加	增加	≥30次/分	
辅助呼吸肌活动及三凹征	常无	可有	常有	胸腹矛盾运动
哮鸣音	散在，呼吸末期	响亮/弥漫	响亮/弥漫	减弱或无
脉率（次/分）	<100	100~120	>120	脉率变慢或不规则
奇脉	无/<10mmHg	可有/（10~25）mmHg	常有>25mmHg	无
使用β_2激动剂	>80%	60%~80%	<60%或<100L/min或作用时间<2小时	
PEF占预计值的百分比				
PaO_2（mmHg）	正常	>60	<60	
$PaCO_2$（mmHg）	<45	<45	>45	
SaO_2（%）	>95	91~95	<90	

（2）非急性发作期（亦称慢性持续期）：许多哮喘患者即使没有急性发作，但在相当长的时间内仍有不同频度和（或）不同程度地出现症状（喘息、咳嗽、胸闷等），肺通气功能下降。过去曾以患者白天、夜间哮喘发作的频度和肺功能测定指标为依据，将非急性发作期的哮喘病情严重程度分为间歇性、轻度持续、中度持续和重度持续4级，目前则认为长期评估哮喘的控制水平是更为可靠和有用的严重性评估方法，对哮喘的评估和治疗的指导意义更大。哮喘控制水平分为控制、部分控制和未控制3个等级，每个等级的具体指标见表5-2。

表5-2　非急性发作期哮喘控制水平的分级

临床特征	控制（满足以下所有情况）	部分控制（出现以下任何1项临床特征）	未控制
日间症状	无（或≤2次/周）	>2次/周	任何一周出现部分控制表现≥3项*↑
活动受限	无	任何1次	
夜间症状/憋醒	无	任何1次	
对缓解药物治疗/急救治疗的需求	无（或≤2次/周）	>2次/周	
肺功能☆（PEF/FEV_1）	正常	<正常预计值或个人最佳值的80%	
急性发作	无	≥1次/年	任何一周出现1次

注：*患者出现急性发作后都必须对维持方案进行分析回顾，以确保治疗方案的合理性；↑依照定义，任何1周出现1次哮喘急性发作表明这周的哮喘没有得到控制；☆肺功能结果对5岁以下儿童的可靠性差。

六、治疗原则

目前尚无特效的治疗方法，但长期规范化治疗可使哮喘症状得到控制，减少复发乃至不发作。长期使用最少量或不用药物能使患者活动不受限制，并能与正常人一样生活、工作和学习。

1. 确定并减少危险因素接触　部分患者能找到引起哮喘发作的变应原或其他非特异刺激因素，立即使患者脱离并长期避免接触这些危险因素是防治哮喘最有效的方法。

2. 药物治疗　治疗哮喘药物主要分为两类：控制性药物和缓解性药物。控制性药物亦称抗炎药，主要用于治疗气道慢性炎症，需要长期使用。缓解性药物亦称解痉平喘药，通过迅速解除支气管痉挛从而缓解哮喘症状，按需使用。

（1）糖皮质激素：由于哮喘时病理基础是慢性非特异性炎症，糖皮质激素是当前控制哮喘发作最有效的药物。主要作用机制是抑制炎症细胞的迁移和活化；抑制细胞因子的生成；抑制炎症介质的释放；增强平滑肌细胞 β_2 受体的反应性。可分为吸入、口服和静脉用药。吸入治疗是目前推荐长期抗感染治疗哮喘的最常用方法。常用吸入药物有倍氯米松（beclomethasone，BDP）、布地奈德（budesonide）、氟替卡松（fluticasone）、莫米松（mometasone）等，后二者生物活性更强，作用更持久。通常需规律吸入 1～2 周以上方能生效。根据哮喘病情选择吸入不同 ICS 剂量。虽然吸入 ICS 全身不良反应少，但少数患者可出现口咽念珠菌感染、声音嘶哑或呼吸道不适，吸药后用清水漱口可减轻局部反应和胃肠吸收。长期吸入较大剂量 ICS（>1 000μg/d）者应注意预防全身性不良反应，如肾上腺皮质功能抑制、骨质疏松等。为减少吸入大剂量糖皮质激素的不良反应，可采用低、中剂量 ICS 与长效 β_2 受体激动剂、缓释茶碱或白三烯调节剂联合使用。

口服剂：有泼尼松（强的松）、泼尼松龙（强的松龙）。用于吸入糖皮质激素无效或需要短期加强的患者。起始 30～60mg/d，症状缓解后逐渐减量至≤10mg/d。然后停用，或改用吸入剂。不主张长期口服激素用于维持哮喘控制的治疗。

静脉用药：重度或严重哮喘发作时应及早应用激素。可选择琥珀酸氢化可的松，常用量 100～400mg/d，注射后 4～6h 起作用，或甲泼尼龙，常用量 80～160mg/d，起效时间更短 2～4h。地塞米松因在体内半衰期较长、不良反应较多，宜慎用，一般 10～30mg/d。无激素依赖倾向者，可在短期 3～5 天停药；有激素依赖倾向者应在症状缓解后逐渐减量，然后改口服和吸入制剂维持。

（2）β_2 受体激动剂：主要通过激动呼吸道的 β_2 受体，激活腺苷酸环化酶，使细胞内的环磷酸腺苷（cAMP）含量增加，游离 Ca^{2+} 减少，从而松弛支气管平滑肌，起到缓解哮喘的作用。分为短效 β_2 受体激动剂 SABA（维持 4～6h）和长效 β_2 受体激动剂 LABA（维持 10～12h），LABA 又分为快速起效（数分钟起效）和缓慢起效（30min 起效）两种。

SABA：是控制哮喘急性发作的首选药物。有吸入、口服和静脉三种制剂，首选吸入给药。吸入剂包括定量气雾剂（MDI）、干粉剂、雾化溶液。首选药物有沙丁胺醇（salbutamol）、特布他林（terbutaline）。SABA 应按需间歇使用，不宜长期、单一应用。

LABA：这类 β_2 受体激动剂的分子结构中具有较长的侧链，舒张支气管平滑肌的作用可达 12h 以上。与 ICS 联合是目前最常用的哮喘控制性药物。常用的 LABA 有两种：①沙美特罗（salmaterol）：经气雾剂或碟剂装置给药，给药后 30min 起效，平喘作用维持 12h 以上，推荐剂量 50μg，每日 2 次吸入。②福莫特罗（formoterol）：经都保装置给药，起效迅速，给药后 3～5min 起效，平喘作用维持 8～12h 以上。具有一定的剂量依赖性，推荐剂量 4.5～9.0μg，每日 2 次吸入，也可按需用于哮喘急性发作的治疗。不推荐长期单独使用 LABA，须与 ICS 联合应用。同前常用 ICS 加 LABA 的联合制剂有：氟替卡松/沙美特罗吸入干粉剂，布地奈德/福莫特罗吸入干粉剂。

（3）白三烯调节剂：通过调节白三烯的生物活性而发挥抗炎作用，同时可以舒张支气管平滑肌，是目前除 ICS 外唯一可单独应用的哮喘控制性药物。可作为轻度哮喘 ICS 的替代治疗药物和中、重度哮喘的联合治疗药物，尤其适用于阿司匹林哮喘、运动性哮喘和伴有过敏性鼻炎患者的治疗。常用药物有孟鲁司特（montelukast）10mg、每日 1 次。或扎鲁司特（zafirlukast）20mg、每日 2 次，不良反应通常较轻微，主要是胃肠道症状，少数有皮疹、血管性水肿、转氨酶升高，停药后可恢复正常。

（4）茶碱类：能抑制磷酸二酯酶，提高平滑肌细胞内的 cAMP 浓度，拮抗腺苷受体，增强呼吸肌的收缩力；增强气道纤毛清除功能和抗炎作用。是目前治疗哮喘的有效药物。

口服：用于轻、中度哮喘急性发作以及哮喘的维持治疗，常用药物包括氨茶碱和缓释茶碱，剂量为每日 6～10mg/kg。口服缓释茶碱后昼夜血药浓度平稳，平喘作用可维持 12～14h，尤其适用于控制夜间哮喘。联合应用茶碱、ICS 和抗胆碱药物具有协同作用。

静脉：注射氨茶碱首次负荷剂量为 4～6mg/kg，注射速度不宜超过 0.25mg/（kg·min），维持剂量为 0.6～0.8mg/（kg·h）。每日最大用量一般不超过 1.0g（包括口服和静脉给药）。静脉给药主要应用于重症哮喘。

茶碱的主要不良反应为胃肠道症状（恶心、呕吐），心血管症状（心动过速、心律失常、血压下降）及尿多，偶可兴奋呼吸中枢，严重者可引起抽搐乃至死亡。由于茶碱的"治疗窗"窄以及茶碱代谢存在较大的个体差异，最好在用药中监测血浆氨茶碱浓度，其安全有效浓度为 6～15mg/L。发热、妊娠、小儿或老年，患有肝、心、肾功能障碍及甲状腺功能亢进者尤须慎用。合用西咪替丁（甲氰咪胍）、喹诺酮类、大环内酯类药物等可影响茶碱代谢而使其排泄减慢，应减少用药量。

（5）抗胆碱药：通过阻断节后迷走神经通路，降低迷走神经兴奋性而起舒张支气管作用，并有减少痰液分泌的作用。可与 β_2 受体激动剂联合吸入有协同作用，尤其适用于夜间哮喘及多痰的患者。分为短效抗胆碱能药物（SAMA，维持 4～6h）和长效抗胆碱能药物（LAMA，维持 24h）。

SAMA：主要用于哮喘急性发作的治疗，多与 β_2 受体激动剂联合应用。常用药如异丙托溴铵（ipratropine bromide），有 MDI（每日 3 次，每次 25～75μg）和雾化溶液（100～150μg/mL 的溶液持续雾化吸入）两种剂型。不良反应少，少数患者有口苦或口干感。

LAMA：主要用于哮喘并发慢阻肺以及慢阻肺患者的长期治疗。常用药如噻托溴铵（tiotropium bromide）是近年发展的选择性 M_1、M_2 受体拮抗剂，作用更强，持续时间更久（可达 24h）、不良反应更少，目前只有干粉吸入剂。

（6）抗 IgE 抗体：是一种人源化的重组鼠抗人 IgE 单克隆抗体，具有阻断游离 IgE 与 IgE 效应细胞表面受体结合的作用，但不会诱导效应细胞的脱颗粒反应。主要用于经吸入 ICS 和 LABA 联合治疗后症状仍未控制且血清 IgE 水平增高的重症哮喘患者。使用方法为每 2 周皮下注射 1 次，持续至少 3～6 个月。该药临床使用时间尚短，其远期疗效与安全性有待进一步观察。

（7）其他药物

1）抗组胺药物：口服第二代抗组胺药物（H_1 受体拮抗剂）如酮替酚（ketotifen）、阿司咪唑、氯雷他定等具有抗变态反应作用，在哮喘治疗中的作用较弱。

2）其他口服抗变态反应药物：如曲尼斯特（tranilast）、瑞吡斯特（repirinast）等可应用于轻度至中度哮喘的治疗，其主要不良反应是嗜睡。

3. 急性发作期的治疗　急性发作的治疗目的是尽快缓解气道阻塞，纠正低氧血症，恢复肺功能，预防进一步恶化或再次发作，防止并发症。对所有急性发作的患者都要制定个体化的长期治疗方案。

（1）轻度：经 MDI 吸入 SABA，在第 1h 每 20min 吸入 1～2 喷。随后轻度急性发作可调整为每 3～4h 吸入 1～2 喷。效果不佳时可加茶碱缓释片，或加用 SAMA 吸入。

（2）中度：吸入 SABA（常用雾化吸入），第 1h 可持续雾化吸入。联合应用雾化吸入 SAMA、激素混悬液。也可联合静脉应用茶碱类。如仍不能缓解，应尽早口服糖皮质激素，同时吸氧。

（3）重度至危重度：持续雾化吸入 SABA，或联合雾化吸入 SAMA、激素混悬液以及静脉滴注茶碱类药物。吸氧。尽早静脉应用糖皮质激素，待病情得到控制和缓解后改为口服给药。注意维持水、电解质平衡，纠正酸碱失衡，当 $pH<7.20$ 且并发代谢性酸中毒时，应适当补碱。经上述治疗，临床症状和肺功能无改善甚至继续恶化者，应及时给予机械通气治疗，其指征包括呼吸肌疲劳、$PaCO_2 \geq 45mmHg$、意识改变（需进行有创机械通气）。若并发气胸，在胸腔引流气体下仍可机械通气。此外应预防下呼吸道感染等。

4. 慢性持续期的治疗　慢性持续期的治疗应在评估和监测患者哮喘控制水平的基础上，定期根据长期治疗分级方案做出调整，以维持患者的控制水平。哮喘长期治疗分级方案分为5级（表5-3）。

表5-3　哮喘长期治疗方案

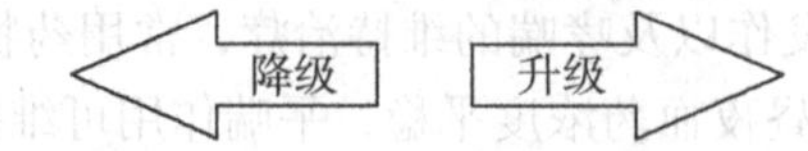

第1级	第2级	第3级	第4级	第5级
		哮喘教育、环境控制		
		按需使用短效β_2受体激动剂		
控制性药物	选用1种 低剂量ICS 白三烯调节剂	选用1种 低剂量ICS加LABA 中等剂量ICS或高剂量ICS 低剂量ICS加白三烯调节剂 低剂量ICS加缓释茶碱	在第3级基础上选择1种或1种以上 中等剂量ICS或高剂量ICS加LABA 白三烯调节剂 缓释茶碱	在第4级基础上增加1种 口服最小剂量糖皮质激素 抗IgE治疗

对哮喘患者进行哮喘知识教育和控制环境、避免诱发因素贯穿于整个治疗阶段。对于大多数未经治疗的持续性哮喘患者，初始治疗应从第2级治疗方案开始，如果初始评估提示哮喘处于严重未控制，治疗应从第3级方案开始。从第2级到第5级的治疗方案中都有不同的哮喘控制药物可供选择。而在每一步中缓解药物都应该按需使用，以迅速缓解哮喘症状。

5. 免疫疗法　分为特异性和非特异性两种。特异性免疫反应是指将诱发哮喘发作的特异性变应原（如螨、花粉、猫毛等）配制成各种不同浓度的提取液，通过前者皮下注射、舌下含服或其他途径给予对该变应原过敏的患者，使其对此种变应原的耐受性增高，当再次接触此变应原时，不再诱发哮喘发作，或发作程度减轻，又称脱敏疗法或减敏疗法。一般需治疗1~2年，若治疗反应良好，可坚持3~5年。非特异性免疫疗法，如注射卡介苗及其衍生物、转移因子、疫苗等生物制品抑制变应原反应的过程，有一定辅助的疗效。

咳嗽变异性哮喘（CVA）的治疗原则与典型哮喘治疗相同。疗程则可以短于典型哮喘。CVA治疗不及时可发展为典型哮喘。

难治性哮喘，指采用包括吸入ICS和LABA两种或多种控制药物，规范治疗至少6个月，仍不能达到良好控制的哮喘。治疗包括：①首先排除患者治疗依从性不佳，并排除诱发加重或使哮喘难以控制的因素；②给予高剂量ICS联合/不联合口服激素，加用白三烯调节剂、抗IgE抗体联合治疗；③其他可选择的治疗包括免疫抑制剂（甲氨蝶呤、环孢素、金制剂），支气管热成形术等。

6. 哮喘的教育与管理　哮喘患者的教育与管理是提高疗效，减少复发，提高患者生活质量的重要措施。在医生指导下患者要学会自我管理、学会控制病情。应为每个初诊哮喘患者制订防治计划，应使患者了解或掌握以下内容：①相信通过长期、适当、充分的治疗，完全可以有效地控制哮喘发作；②了解哮喘的激发因素以及避免诱因的方法；③简单了解哮喘的本质和发病机制；④熟悉哮喘发作先兆表现及相应处理办法；⑤学会在家中自行监测病情变化，并进行评定，重点掌握峰流速仪的使用方法，坚持记录哮喘日记；⑥学会哮喘发作时进行简单的紧急自我处理方法；⑦了解常用平喘药物的作用、正确用量、用法、不良反应；⑧掌握正确的吸入技术（MDI或Spacer用法）；⑨知道什么情况下应去医院就诊；⑩与医生共同制定出防止复发、保持长期稳定的方案。

在此基础上采取一切必要措施对患者进行长期系统管理，包括鼓励哮喘患者与医护人员建立伙伴关系，通过规律的肺功能监测（包括PEF）客观地评价哮喘发作的程度，避免和控制哮喘激发因素，减少复发，制定哮喘长期管理的用药计划，制订发作期处理方案和长期定期随访保健，改善患者的依从性，并根据患者病情变化及时修订防治计划。

七、护理评估

1. 病史

（1）患病及治疗经过：询问患者发作时的症状，如喘息、呼吸困难、胸闷或咳嗽的程度、持续时间、诱发或缓解因素。了解既往和目前的检查结果、治疗经过和病情严重程度。了解患者对所用药物的名称、剂量、用法、疗效、不良反应等知识的掌握情况，尤其是患者能否掌握药物吸入技术，是否进行长期规律的治疗，是否熟悉哮喘急性发作先兆和正确处理方法，急性发作时有无按医嘱治疗等。评估疾病对患者日常生活和工作的影响程度。

（2）评估与哮喘有关的病因和诱因：①有无接触变应原，室内是否密封窗户，是否使用地毯、化纤饰品，是否有空调等可造成室内空气流通减少的因素存在，室内有无尘螨滋生、动物皮毛和排泄物、花粉等。②有无主动或被动吸烟，吸入污染空气如臭氧、杀虫剂、油漆和工业废气等。③有无进食虾蟹、鱼、牛奶、蛋类等食物。④有无服用普萘洛尔、阿司匹林等药物史。⑤有无受凉、气候变化、剧烈运动、妊娠等诱发因素。⑥有无哮喘家族史。

（3）心理－社会状况：哮喘是一种气道慢性炎症性疾病，患者对环境多种激发因子易过敏，发作性症状反复出现，严重时可影响睡眠和体力活动。评估患者有无烦躁、焦虑、恐惧等心理反应；有无忧郁、悲观情绪，以及对疾病治疗失去信心等。评估家属对疾病知识的了解程度和对患者关心程度、经济情况和社区医疗服务状况等。

2. 身体评估

（1）一般状态：评估患者的生命体征和精神状态，有无嗜睡、意识模糊等意识状态改变，有无痛苦面容。观察呼吸频率和脉率的情况，有无奇脉。

（2）皮肤和黏膜：观察口唇、面颊、耳郭等皮肤有无发绀，唇舌是否干燥、皮肤有无多汗、弹性降低。

（3）胸部体征：胸部有无过度充气，观察有无辅助呼吸肌参与呼吸和三凹征出现。听诊肺部有无哮鸣音、呼气音延长，有无胸腹反常运动，但应注意轻度哮喘或非常严重哮喘发作时，可不出现哮鸣音。

3. 实验室及其他检查

（1）血常规：有无嗜酸性粒细胞和中性粒细胞增高。

（2）动脉血气分析：有无 PaO_2 降低，$PaCO_2$ 是否增高，有无呼吸性酸中毒、代谢性碱中毒。

（3）特异性变应原的检测：有无特异性 IgE 增高。

（4）痰液检查：涂片有无嗜酸性粒细胞，痰培养有无致病菌。

（5）肺功能检查：有无 FEV_1/FVC、FEV_1% 预计值 PEF 等下降，有无残气量、功能残气量和肺总量增加，有无残气/肺总量比值增高。

（6）X 线检查：有无肺透亮度增加，是否出现肺纹理增多和炎性浸润性阴影。注意观察有无气胸、纵隔气肿、肺不张等并发症的征象。

八、护理诊断/合作性问题

1. 气体交换受损　与支气管痉挛、气道炎症、气道阻力增加有关。
2. 清理呼吸道无效　与支气管黏膜水肿、分泌物增多、痰液黏稠、无效咳嗽有关。
3. 知识缺乏　缺乏正确使用定量雾化吸入器用药的相关知识。
4. 活动无耐力　与缺氧、呼吸困难有关。
5. 焦虑　与哮喘长期存在且反复急性发作有关。
6. 潜在并发症　呼吸衰竭、纵隔气肿等。

九、护理目标

（1）患者呼吸困难缓解，能进行有效呼吸。

（2）能够进行有效的咳嗽，排出痰液。

（3）能够正确使用定量雾化吸入器。

十、护理措施

1. 气体交换受损

（1）环境与体位：有明确过敏原者应尽快脱离，提供安静、舒适、温湿度适宜的环境，保持室内清洁、空气流通。根据病情提供舒适体位，如为端坐呼吸者提供床旁桌支撑，以减少体力消耗。病室不宜摆放花草，避免使用地毯、皮毛、羽绒或蚕丝织物等，整理床铺时避免尘埃飞扬。

（2）饮食护理：大约20%的成年患者和50%的患儿可因不适当饮食而诱发或加重哮喘，应提供清淡、易消化、足够热量的饮食，避免进食硬、冷、油煎食物；避免进食或饮用刺激性食物或饮料。若能找出与哮喘发作有关的食物，如鱼、虾、蟹、蛋类、牛奶等更应该避免食用。某些食物添加剂如酒石黄和亚硝酸盐可诱发哮喘发作，应当引起注意。有烟酒嗜好者戒烟酒。

（3）口腔与皮肤护理：哮喘发作时，患者常会大量出汗，应每天进行温水擦浴，勤换衣服和床单，保持皮肤的清洁、干燥和舒适。协助并鼓励患者咳嗽后用温水漱口，保持口腔清洁。

（4）心理护理：哮喘急性发作和重症发作的患者，通常会出现紧张、烦躁不安、甚至惊恐等情绪，应多巡视患者，耐心解释病情和治疗措施，给予心理疏导，用语言和非语言沟通安慰患者，消除患者过度紧张的心理，这对减轻哮喘发作的症状和控制病情有重要意义。

（5）用药护理：观察药物疗效和不良反应。

1）糖皮质激素：吸入药物治疗的全身性不良反应少，少数患者可出现声音嘶哑、咽部不适和口腔念珠菌感染，指导患者吸药后及时用清水含漱口咽部，选用干粉吸入剂或加用除雾器可减少上述不良反应。口服用药宜在饭后服用，以减少对胃肠道黏膜的刺激。气雾吸入糖皮质激素可减少其口服量，当用吸入剂替代口服剂时，通常需同时使用2周后再逐步减少口服量，指导患者不得自行减量或停药。

2）β_2受体激动剂：①指导患者按医嘱用药，不宜长期、规律、单一、大量使用，因为长期应用可引起β_2受体功能下降和气道反应性增高，出现耐药性。②指导患者正确使用雾化器，以保证药物的疗效。③静滴沙丁胺醇时应注意控制滴速2～4μg/min。用药过程观察有无心悸、骨骼肌震颤、低血钾等不良反应。

3）茶碱类：静脉注射时浓度不宜过高，速度不宜过快，注射时间宜在10min以上，以防中毒症状发生。不良反应有恶心、呕吐、心律失常、血压下降和呼吸中枢兴奋，严重者可致抽搐甚至死亡。用药时监测血药浓度可减少不良反应的发生，其安全浓度为6～15μg/mL。发热、妊娠、小儿或老年、有心、肝、肾功能障碍及甲状腺功能亢进者不良反应增加。合用西咪替丁、喹诺酮类、大环内酯类药物可影响茶碱代谢而使其排泄减慢，应加强观察。茶碱缓（控）释片有控释材料，不能嚼服，必须整片吞服。

4）其他：抗胆碱药吸入后，少数患者可有口苦或口干感。酮替芬有镇静、头晕、口干、嗜睡等不良反应，对高空作业人员、驾驶员、操纵精密仪器者应予以强调。白三烯调节剂的主要不良反应是轻微的胃肠道症状，少数有皮疹、血管性水肿、转氨酶升高，停药后可恢复。

（6）氧疗护理：重症哮喘患者常伴有不同程度的低氧血症，应遵医嘱给予鼻导管或面罩吸氧，吸氧流量为1～3L/min，吸入氧浓度一般不超过40%。为避免气道干燥和寒冷气流的刺激而导致气道痉挛，吸入的氧气应尽量温暖湿润。在给氧过程中，监测动脉血气分析。如哮喘严重发作，经一般药物治疗无效，或患者出现神志改变，$PaO_2<60mmHg$，$PaCO_2>50mmHg$时，应准备进行机械通气。

（7）病情观察：观察哮喘发作的前驱症状，如鼻咽痒、喷嚏、流涕、眼痒等黏膜过敏症状。哮喘发作时，动态观察患者意识状态、呼吸频率、节律、深度，是否有辅助呼吸肌参与呼吸运动等，监测呼吸音、哮鸣音变化，监测动脉血气分析和肺功能情况，了解病情和治疗效果，警惕气胸、呼吸衰竭等并发症的发生。哮喘严重发作时，如经治疗病情无缓解，需做好机械通气的准备工作。加强对急性期患者的监护，尤其夜间和凌晨是哮喘易发作的时间，应严密观察有无病情变化。

2. 清理呼吸道无效

（1）促进排痰：痰液黏稠者可定时给予蒸汽或氧气雾化吸入。指导患者进行有效咳嗽，协助叩背，以促进痰液排出。无效者可用负压吸引器吸痰。

（2）补充水分：哮喘急性发作时，患者呼吸增快、出汗，常伴脱水、痰液黏稠，形成痰栓阻塞小支气管加重呼吸困难。应鼓励患者每天饮水 2 500~3 000mL，以补充丢失的水分，稀释痰液。重症者应建立静脉通道，遵医嘱及时、充分补液，纠正水、电解质和酸碱平衡紊乱。

（3）病情观察：观察患者咳嗽情况、痰液性状和量。

3. 知识缺乏 缺乏正确使用定量雾化吸入器用药的相关知识。

（1）定量雾化吸入器（MDI）：MDI 的使用需要患者协调呼吸动作，正确使用是保证吸入治疗成功的关键。①介绍雾化吸入器具：根据患者文化层次、学习能力，提供雾化吸入器的学习资料。②演示 MDI 的使用方法：打开盖子，摇匀药液，深呼气至不能再呼时张口，将 MDI 喷嘴至于口中，双唇包住咬口，以慢而深的方式经口吸气，同时以手指按压喷药，至吸气末屏气 10s，使较小的雾粒沉降在气道远端，然后缓慢呼气，休息 3min 后可再重复使用 1 次。③反复练习使用：医护人员演示后，指导患者反复练习，直至患者完全掌握。④特殊 MDI 的使用：对不易掌握 MDI 吸入法的儿童或重症患者，可在 MDI 上加储药罐（spacer），可以简化操作，增加吸入到下呼吸道和肺部的药物量，减少雾滴在口咽部沉积引起刺激，增加雾化吸入疗效。

（2）干粉吸入器：常用的有都保装置和准纳器。

1）都保装置（turbuhaler）：即储存剂量型涡流式干粉吸入器，如普米克都保、奥克斯都保、信必可都保（布地奈德福莫特罗干粉吸入剂）。指导患者使用都保装置的方法：①旋转并拔出瓶盖，确保红色旋柄在下方。②拿直都保，握住底部红色部分和都保中间部分，向某一方向旋转到底，再向反方向旋转到底，即完成一次装药。在此过程中，您会听到一次“咔嗒”声。③先呼气（勿对吸嘴呼气），将吸嘴含于口中，双唇包住吸嘴用力深长地吸气，然后将吸嘴从嘴部移开，继续屏气 5s 后恢复正常呼吸。

2）准纳器：常用的有沙美特罗替卡松粉吸入剂（舒利迭）等。指导患者准纳器的使用方法：①一手握住准纳器外壳，另一手拇指向外推动准纳器的滑动杆直至发出咔嗒声，表明准纳器已做好吸药的准备。②握住准纳器并使远离嘴，在保证平稳呼吸的前提下，尽量呼气。③将吸嘴放入口中，深深地平稳地吸气，将药物吸入口中，屏气约 10s。④拿出准纳器，缓慢恢复呼气，关闭准纳器（听到咔嗒声表示关闭）。

十一、护理评价

（1）患者呼吸频率、节律平稳，无呼吸困难和奇脉。

（2）能选择合适的排痰方法，排出痰液，咳嗽程度减轻，次数减少。

（3）能描述雾化吸入器的种类，适应证和注意事项，掌握正确使用方法。

十二、健康指导

1. 疾病知识指导 指导患者增加对哮喘的激发因素、发病机制、控制目的和效果的认识，以提高患者的治疗依从性。使患者懂得哮喘虽不能彻底治愈，但只要坚持充分的正规治疗，完全可以有效地控制哮喘的发作，即患者可达到没有或仅有轻度症状，能坚持日常工作和学习。

2. 避免诱因指导 针对个体情况，指导患者有效控制可诱发哮喘发作的各种因素，如避免摄入引起过敏的食物；避免接触引起过敏的花粉、香水、化妆品等物质；避免强烈的精神刺激和剧烈运动；避免持续的喊叫等过度换气动作；不养宠物、不用皮毛制成的衣物、被褥或枕头。定期清洗空调，更换窗帘、床单、枕头等物品；避免接触刺激性气体及预防呼吸道感染；戴围巾或口罩避免冷空气刺激；在缓解期应加强体育锻炼、耐寒锻炼受耐力训练以增强体质。

3. 病情监测指导 指导患者识别哮喘发作的先兆表现和病情加重的征象，学会哮喘发作时进行简单的紧急自我处理方法。学会利用峰流速仪来监测最大呼气峰流速（PEFR），做好哮喘日记，为疾病预防和治疗提供参考资料。峰流速仪的使用方法：取站立位，尽可能深吸一口气，然后用唇齿部分包住口含器后，以最快的速度，用1次最有力的呼气吹动游标滑动，游标最终停止的刻度，就是此次峰流速值。峰流速测定是发现早期哮喘发作最简便易行的方法，在没有出现症状之前，PEFR下降，提示将发生哮喘的急性发作。临床实验观察证实，每天测量PEFR并与标准PEFR进行比较，不仅能早期发现哮喘发作，还能判断哮喘控制的程度和选择治疗措施。如果PEFR经常有规律地保持在80%～100%，为安全区，说明哮喘控制理想；PEFR 50%～80%为警告区，说明哮喘加重，需及时调整治疗方案；PEFR <50%为危险区，说明哮喘严重，需要立即到医院就诊。

4. 用药指导　哮喘患者应了解自己所用各种药物的名称、用法、用量及注意事项，了解药物的主要不良反应及如何采取相应的措施来避免。指导患者或家属掌握正确的药物吸入技术，按医嘱合理用药，正确使用β_2受体激动剂和（或）糖皮质激素吸入剂。

5. 心理指导　精神心理因素在哮喘的发生发展过程中起重要作用，培养良好的情绪和战胜疾病的信心是哮喘治疗和护理的重要内容。哮喘患者的心理反应可有抑郁、焦虑、恐惧、性格改变等，给予心理疏导，使患者保持有规律的生活和乐观情绪，积极参加体育锻炼，最大限度地保持劳动能力，可有效减轻患者的不良心理反应。此外，患者常有社会适应能力下降、自信心下降、交际减少等表现，应指导患者充分利用社会支持系统，动员患者家属及朋友参与对哮喘患者的管理，为其身心康复提供各方面的支持。

（孟庆芳）

第六章

消化内科疾病护理

第一节　常见症状体征的护理

一、恶心与呕吐

恶心和呕吐两者可单独发生，但多数患者先有恶心（nausea），继而呕吐（vomiting）。引起恶心与呕吐的病因很多，其中消化系统的常见病因有：①胃炎、消化性溃疡并发幽门梗阻、胃癌；②肝、胆囊、胆管、胰、腹膜的急性炎症；③胃肠功能紊乱引起的心理性呕吐。呕吐出现的时间、频度、呕吐物的量与性状因病种而异。上消化道出血时呕吐物呈咖啡色甚至鲜红色；消化性溃疡并发幽门梗阻时呕吐常在餐后发生，呕吐量大，呕吐物含酸性发酵宿食；低位肠梗阻时呕吐物带粪臭味；急性胰腺炎可出现频繁剧烈的呕吐，吐出胃内容物甚至胆汁。呕吐频繁且量大者可引起水电解质紊乱、代谢性碱中毒；长期呕吐伴畏食者可致营养不良；昏迷患者呕吐时易发生误吸，引起肺部感染、窒息等。

（一）护理评估

1. 病史　恶心与呕吐发生的时间、频率、原因或诱因，与进食的关系；呕吐的特点及呕吐物的性质、量；呕吐伴随的症状，如是否伴有腹痛、腹泻、发热、头痛、眩晕等。患者的精神状态，有无疲乏无力，有无焦虑、抑郁，呕吐是否与精神因素有关。

2. 身体评估　①全身情况：生命体征、神志、营养状况，有无失水表现。②腹部检查：腹胀、腹痛、肠鸣音等。

3. 实验室及其他检查　必要时作呕吐物毒物分析或细菌培养等检查，呕吐量大者注意有无水电解质紊乱、酸碱平衡失调。

（二）常用护理诊断/问题

1. 有体液不足的危险　与大量呕吐导致失水有关。
2. 活动无耐力　与频繁呕吐导致失水、电解质丢失有关。
3. 焦虑　与频繁呕吐、不能进食有关。

（三）目标

（1）患者生命体征在正常范围内，无失水、电解质紊乱和酸碱失衡。
（2）呕吐减轻或停止，逐步恢复进食。
（3）能保证机体所需热量、水分、电解质的摄入。
（4）活动耐力恢复或有所改善。
（5）焦虑程度减轻。

（四）护理措施及依据

1. 有体液不足的危险　尽快采取补液措施，主要有以下几项措施。

（1）失水征象监测：①生命体征：定时测量和记录生命体征直至稳定。血容量不足时可出现心率加快、呼吸急促、血压降低，特别是直立性低血压。持续性呕吐致大量胃液丢失而发生代谢性碱中毒时，患者呼吸变浅、慢。②准确测量和记录每天的出入量、尿比重、体重。③观察患者有无失水征象，依失水程度不同，患者可出现软弱无力、口渴、皮肤黏膜干燥和弹性减低，尿量减少、尿比重增高，并可有烦躁、神志不清以至昏迷等表现。④动态观察实验室检查结果，例如血清电解质、酸碱平衡状态。

（2）呕吐的观察与处理：观察患者呕吐的特点，记录呕吐的次数，呕吐物的性质和量、颜色、气味。按医嘱应用止吐药及其他治疗，促使患者逐步恢复正常饮食和体力。

（3）积极补充水分和电解质：给予口服补液时，应少量多次饮用，以免引起恶心呕吐。如口服补液未能达到所需补液量时，需静脉输液以恢复机体的液体平衡状态。剧烈呕吐不能进食或严重水电解质失衡时，则主要通过静脉输液给予纠正。

2. 活动无耐力　以生活及安全护理为主。

（1）生活护理：协助患者进行日常生活活动。患者呕吐时应帮助其坐起或侧卧，头偏向一侧，以免误吸。吐毕给予漱口，更换污染衣物被褥，开窗通风以去除异味。

（2）安全的护理：告知患者突然起身可能出现头晕、心悸等不适。指导患者坐起时动作缓慢，以免发生直立性低血压。

3. 焦虑　采取心理疏导和放松技术。

（1）心理疏导：耐心解答患者及家属提出的问题，消除其紧张情绪，特别是呕吐与精神因素有关的患者。紧张、焦虑还会影响食欲和消化能力，而对于治疗的信心及情绪稳定则有利于缓解症状。必要时使用镇静剂。

（2）应用放松技术：常用深呼吸法（用鼻吸气，然后张口慢慢呼气，反复进行），以及交谈、听音乐、阅读等方法转移患者的注意力，减少呕吐的发生。

（五）评价

（1）患者生命体征稳定在正常范围，无口渴、尿少、皮肤干燥和弹性减退等失水表现，血生化指标正常。

（2）呕吐减轻或消失，逐步耐受及增加进食量。

（3）摄入足够的热量、水分、电解质和各种营养素，营养状态改善。

（4）活动耐力增加，活动后无头晕、心悸、气促或直立性低血压。

（5）能认识自己的焦虑状态并运用适当的应对技术。

二、腹痛

临床上一般将腹痛（abdominal pain）按起病急缓、病程长短分为急性与慢性腹痛。急性腹痛多由腹腔脏器的急性炎症、扭转或破裂，空腔脏器梗阻或扩张，腹腔内血管阻塞等引起；慢性腹痛的原因常为腹腔脏器的慢性炎症、腹腔脏器包膜的张力增加，消化性溃疡、胃肠神经功能紊乱、肿瘤压迫及浸润等。此外，某些全身性疾病、泌尿生殖系统疾病、腹外脏器疾病如急性心肌梗死和下叶肺炎等亦可引起腹痛。腹痛可表现为隐痛、钝痛、灼痛、胀痛、刀割样痛、钻痛或绞痛等，可为持续性或阵发性疼痛，其部位、性质和程度常与疾病有关。如胃、十二指肠疾病引起的腹痛多为中上腹部隐痛、灼痛或不适感，伴畏食、恶心、呕吐、嗳气、反酸等。小肠疾病多呈脐周疼痛，并有腹泻、腹胀等表现。大肠病变所致的腹痛为腹部一侧或双侧疼痛。急性胰腺炎常出现上腹部剧烈疼痛，为持续性钝痛、钻痛或绞痛，并向腰背部呈带状放射。急性腹膜炎时疼痛弥漫全腹，腹肌紧张，有压痛、反跳痛。

（一）护理评估

1. 病史　腹痛发生的原因或诱因，起病急骤或缓慢、持续时间，腹痛的部位、性质和程度；腹痛与进食、活动、体位等因素的关系；腹痛发生时的伴随症状，如有无恶心、呕吐、腹泻、呕血、便血、血尿、发热等；有无缓解疼痛的方法；有无精神紧张、焦虑不安等心理反应。

2. 身体评估 ①全身情况：生命体征、神志、神态、体位、营养状况，以及有关疾病的相应体征，如腹痛伴黄疸者提示与胰腺、胆系疾病有关，腹痛伴休克者可能与腹腔脏器破裂、急性胃肠穿孔、急性出血性坏死性胰腺炎、急性心肌梗死、肺炎等有关。②腹部检查：见本章第一节“消化系统疾病患者的护理评估”。

3. 实验室及其他检查 根据不同病种进行相应的实验室检查，必要时需作 X 线检查、消化道内镜检查等。

（二）常用护理诊断/问题

1. 疼痛：腹痛 与腹腔脏器或腹外脏器的炎症、缺血、梗阻、溃疡、肿瘤或功能性疾病等有关。

2. 焦虑 与剧烈腹痛、反复或持续腹痛不易缓解有关。

（三）目标

（1）患者的腹痛逐渐减轻或消失。

（2）焦虑程度减轻。

（四）护理措施及依据

腹痛是很常见的临床症状。因发病原因的不同，腹痛的性质、程度、持续时间和转归各异，需要有针对性的治疗、护理，包括病因治疗和止痛措施。下述为腹痛患者的一般护理原则。

1. 疼痛：腹痛 应积极查明原因，了解腹痛时长及伴随症状。

（1）腹痛的监测：①观察并记录患者腹痛的部位、性质及程度，发作的时间、频率，持续时间，以及相关疾病的其他临床表现。如果疼痛突然加重、性质改变，且经一般对症处理疼痛不能减轻，需警惕某些并发症的出现，如消化性溃疡穿孔引起弥漫性腹膜炎等。②观察非药物性和（或）药物止痛治疗的效果。

（2）非药物性缓解疼痛的方法：是对疼痛，特别是慢性疼痛的主要处理方法，能减轻患者的焦虑、紧张，提高其疼痛阈值和对疼痛的控制感。①行为疗法：指导式想象（利用一个人对某特定事物的想象而达到特定的正向效果，如回忆一些有趣的往事可转移对疼痛的注意）、深呼吸、冥想、音乐疗法、生物反馈等。②局部热疗法：除急腹症外，对疼痛局部可应用热水袋进行热敷，从而解除肌肉痉挛而达到止痛效果。③针灸止痛：根据不同疾病和疼痛部位选择针疗穴位。

（3）用药护理：镇痛药物种类甚多，应根据病情、疼痛性质和程度选择性给药。癌性疼痛应遵循按需给药的原则，有效控制患者的疼痛。观察药物不良反应，如口干、恶心、呕吐、便秘和用药后的镇静状态。急性剧烈腹痛诊断未明时，不可随意使用镇痛药物，以免掩盖症状，延误病情。

（4）生活护理：急性剧烈腹痛患者应卧床休息，要加强巡视，随时了解和满足患者所需，做好生活护理。应协助患者取适当的体位，以减轻疼痛感并有利于休息，从而减少疲劳感和体力消耗。烦躁不安者应采取防护措施，防止坠床等意外发生。

2. 焦虑 疼痛是一种主观感觉。对疼痛的感受既与疾病的性质、病情有关，也与患者对疼痛的耐受性和表达有关。后者的主要影响因素有患者的年龄、个性、文化背景、情绪和注意力；周围人们的态度；疼痛对患者的生活、工作、休息、睡眠和社交活动的影响，这些影响对患者是否具有重要意义；以及疾病的性质，例如是否危及生命等。急骤发生的剧烈腹痛、持续存在或反复出现的慢性腹痛以及预后不良的癌性疼痛，均可造成患者精神紧张、情绪低落，而消极悲观和紧张的情绪又可使疼痛加剧。因此，护士对患者和家属应进行细致全面的心理评估，取得家属的配合，有针对性地对患者进行心理疏导，以减轻紧张恐惧心理，稳定情绪，有利于增强患者对疼痛的耐受性。

（五）评价

（1）患者叙述腹痛减轻或消失。

（2）情绪稳定，能应用适当的技巧减轻焦虑和疼痛。

三、腹泻

正常人的排便习惯多为每天1次，有的人每天2～3次或每2～3天1次，只要粪便的性状正常，均属正常范围。腹泻（diarrhea）指排便次数多于平日习惯的频率，粪质稀薄。腹泻多由于肠道疾病引起，其他原因有药物、全身性疾病、过敏和心理因素等。发生机制为肠蠕动亢进、肠分泌增多或吸收障碍。小肠病变引起的腹泻粪便呈糊状或水样，可含有未完全消化的食物成分，大量水泻易导致脱水和电解质丢失，部分慢性腹泻患者可发生营养不良。大肠病变引起的腹泻粪便可含脓、血、黏液，病变累及直肠时可出现里急后重。

（一）护理评估

1. 病史　腹泻发生的时间、起病原因或诱因、病程长短；粪便的性状、气味和颜色，排便次数和量；有无腹痛及疼痛的部位，有无里急后重、恶心、呕吐、发热等伴随症状；有无口渴、疲乏无力等提示失水的表现；有无精神紧张、焦虑不安等心理因素。

2. 身体评估　①急性严重腹泻时，注意观察患者的生命体征、神志、尿量、皮肤弹性等。慢性腹泻时应注意患者的营养状况，有无消瘦、贫血的体征。②腹部检查：腹胀、腹痛、肠鸣音等。③肛周皮肤：有无因排便频繁及粪便刺激，引起肛周皮肤糜烂。

3. 实验室及其他检查　采集新鲜粪便标本做显微镜检查，必要时做细菌学检查。急性腹泻者注意监测血清电解质、酸碱平衡状况。

（二）常用护理诊断/问题

1. 腹泻　与肠道疾病或全身性疾病有关。

2. 有体液不足的危险　与大量腹泻引起失水有关。

（三）目标

（1）患者的腹泻及其引起的不适减轻或消失。

（2）能保证机体所需水分、电解质、营养素的摄入。

（3）生命体征、尿量、血生化指标在正常范围。

（四）护理措施及依据

1. 腹泻　根据不同因素导致的腹泻应采用不同的护理措施。

（1）病情观察：包括排便情况、伴随症状等。

（2）饮食护理：饮食以少渣、易消化食物为主，避免生冷、多纤维、味道浓烈的刺激性食物。急性腹泻应根据病情和医嘱，给予禁食、流质、半流质或软食。

（3）活动与休息：急性起病、全身症状明显的患者应卧床休息，注意腹部保暖。可用热水袋热敷腹部，以减弱肠道运动，减少排便次数，并有利于腹痛等症状的减轻。

（4）用药护理：腹泻的治疗以病因治疗为主。应用止泻药时注意观察患者排便情况，腹泻得到控制应及时停药。应用解痉止痛剂如阿托品时，注意药物不良反应如口干、视力模糊、心动过速等。

（5）肛周皮肤护理：排便频繁时，因粪便的刺激，可使肛周皮肤损伤，引起糜烂及感染。排便后应用温水清洗肛周，保持清洁干燥，涂无菌凡士林或抗生素软膏以保护肛周皮肤，促进损伤处愈合。

（6）心理护理：慢性腹泻治疗效果不明显时，患者往往对预后感到担忧，结肠镜等检查有一定痛苦，某些腹泻如肠易激综合征与精神因素有关，故应注意患者心理状况的评估和护理，鼓励患者配合检查和治疗，稳定患者情绪。

2. 有体液不足的危险　应该积极补充体液。

（1）动态观察液体平衡状态：急性严重腹泻时丢失大量水分和电解质，可引起脱水及电解质紊乱，严重时导致休克。故应严密监测患者生命体征、神志、尿量的变化；有无口渴、口唇干燥、皮肤弹性下降、尿量减少、神志淡漠等脱水表现；有无肌肉无力、腹胀、肠鸣音减弱、心律失常等低钾血症的表现；监测血生化指标的变化。

（2）补充水分和电解质：及时遵医嘱给予液体、电解质、营养物质，以满足患者的生理需要量，补充额外丢失量，恢复和维持血容量。一般可经口服补液，严重腹泻、伴恶心与呕吐、禁食或全身症状显著者经静脉补充水分和电解质。注意输液速度的调节。老年患者尤其应及时补液并注意输液速度，因老年人易因腹泻发生脱水，也易因输液速度过快引起循环衰竭。

（五）评价

（1）患者的腹泻及其伴随症状减轻或消失。

（2）机体获得足够的热量、水电解质和各种营养物质，营养状态改善。

（3）生命体征正常，无失水、电解质紊乱的表现。

四、吞咽困难

吞咽困难（dysphagia）指固体或液体食物从口腔运送至胃的过程中受阻而产生咽部、胸骨后的梗阻感或停滞感。按吞咽困难的部位可分为口咽性吞咽困难和食管性吞咽困难两类。多见于咽、食管及食管周围疾病，如咽部脓肿、食管癌、胃食管反流病、贲门失弛缓症，风湿性疾病如系统性硬化症累及食管，神经系统疾病，以及纵隔肿瘤、主动脉瘤等压迫食管。

五、嗳气

嗳气（eructation）指消化道内气体（主要来自食管和胃）从口腔溢出，气体经咽喉时发出特殊声响，有时伴有特殊气味。俗称“打饱嗝”。多提示胃内气体较多。频繁嗳气可与精神因素、进食过急过快、饮用含碳酸类饮料或酒类有关，也可见于胃食管反流病、食管裂孔疝、慢性胃炎、消化性溃疡、功能性消化不良和胆管疾病等。

六、反酸

反酸（acid regurgitation）指酸性胃内容物反流至口咽部，口腔感觉到酸性物质。常伴有烧灼感、胸骨后疼痛、吞咽痛、吞咽困难以及间歇性声嘶、慢性咳嗽等呼吸道症状，不伴有恶心、干呕。多由于食管括约肌功能不全或食管蠕动功能异常、胃酸分泌过多引起，多见于胃食管反流病和消化性溃疡。

七、灼热感或胃灼热感

灼热感或胃灼热感（heartburn）是一种胸骨后或剑突下的烧灼感，由胸骨下段向上延伸，常伴有反酸，主要由于炎症或化学刺激作用于食管黏膜而引起。常见于胃食管反流病和消化性溃疡，也可发生于急性心肌梗死和心绞痛。

八、畏食或食欲不振

畏食或食欲不振（anorexia）指惧怕进食或缺乏进食的欲望。多见于消化系统疾病如消化系统肿瘤、慢性胃炎、肝炎等，也见于全身性或其他系统疾病如严重感染、肺结核、尿毒症、垂体功能减退等。严重食欲不振称为厌食，可导致营养不良。

九、腹胀

腹胀（abdominal distention）是一种腹部胀满、膨隆的不适感觉，可由胃肠道积气（flatulence）、积食或积粪、腹腔积液、气腹、腹腔内肿物、胃肠功能紊乱、胃肠道梗阻等引起，亦可由低钾血症所致。当胃肠道积气量超过气体被吸收和排出的量时，可出现腹胀感。腹腔积液超过 1 000mL 时，亦出现腹胀不适。

十、便秘

便秘（constipation）指排便频率减少，1 周内排便次数少于 2 ~ 3 次，排便困难，大便干结。部分正常人习惯于隔几天排便1次，但无排便困难与大便干结，故不能以每天排便1次作为正常排便的标准。引起便秘的常见因素有：进食量过少或食物缺乏纤维素、水分，不足以刺激肠道的正常蠕动；结肠平滑肌张力减低和蠕动减弱；各种原因的肠梗阻；排便反射减弱或消失，腹肌、膈肌及盆肌张力减低；结肠痉挛缺乏驱动性蠕动等。便秘常见于全身性疾病、身体虚弱、不良排便习惯、功能性便秘等情况，以及结肠、直肠、肛门疾病。

十一、黄疸

黄疸（jaundice）是由于血清中胆红素升高，致使皮肤、黏膜和巩膜发黄的体征。正常胆红素最高为17.1μmol/L，胆红素在34.2μmol/L以下时，黄疸不易觉察，称为隐性黄疸；超过34.2μmol/L时临床出现黄疸。常分为肝细胞性黄疸、胆汁淤积性黄疸和溶血性黄疸。肝细胞性黄疸和胆汁淤积性黄疸主要见于消化系统疾病，如肝炎、肝硬化、胆管阻塞；溶血性黄疸见于各种原因引起的溶血，如溶血性疾病、不同血型输血导致的溶血等。

十二、呕血与黑便

呕血（hematemesis）与黑便（melena）见于上消化道疾病（如食管、胃、十二指肠、胆和胰腺疾病）或全身性疾病导致的上消化道出血，常见病因为消化性溃疡、急性糜烂出血性胃炎、食管胃底静脉曲张破裂和胃癌。上消化道出血者均有黑便，但不一定有呕血。出血部位在幽门以上者常有呕血和黑便，在幽门以下者可仅表现为黑便。但出血量少而速度慢的幽门以上病变亦可仅见黑便，而出血量大、速度快的幽门以下病变可因血液反流入胃，引起恶心、呕吐而出现呕血。

呕血与黑便的颜色、性质亦与出血量和速度有关。呕血呈鲜红色或血块提示出血量大且速度快，血液在胃内停留时间短，未经胃酸充分混合即呕出；如呕血呈棕褐色咖啡渣样，则表明血液在胃内停留时间长，经胃酸作用形成酸性血红蛋白所致。柏油样黑便，黏稠而发亮，是因血红蛋白中铁与肠内硫化物作用形成硫化铁所致；当出血量大且速度快时，血液在肠内推进快，粪便可呈暗红甚至鲜红色，需与下消化道出血鉴别；反之，空肠、回肠的出血如出血量不大，在肠内停留时间较长，也可表现为黑便，需与上消化道出血鉴别。

（孟庆芳）

第二节　胃食管反流病护理

胃食管反流病（gastroesophageal reflux disease，GERD）指胃十二指肠内容物反流入食管引起胃灼热等症状，可引起反流性食管炎（reflux esophagitis，RE），以及咽喉、气道等食管邻近的组织损害。内镜下无食管炎表现的称为非糜烂性反流病（nonerosive reflux disease，NERD）。胃食管反流病在西方国家十分常见，患病率为10%～20%，40～60岁为高峰发病年龄，男女发病无差异。我国胃食管反流病发病率低于西方国家，病情亦较轻。

一、病因与发病机制

胃食管反流病是由多种因素造成的消化道动力障碍性疾病，其主要发病机制是抗反流防御机制减弱和反流物对食管黏膜攻击作用的结果。

1. 食管抗反流防御机制减弱　①抗反流屏障功能减弱：食管下括约肌（LES）是食管和胃连接处抗反流的高压带，能防止胃内容物反流入食管。②食管对胃反流物的廓清能力障碍：正常情况下，一旦发生胃食管反流，大部分反流物通过1～2次食管自发和继发性蠕动性收缩将食管内容物排入胃内，即容量清除，是食管廓清的主要方式。剩余的则由唾液缓慢中和。故食管蠕动和唾液产生的异常也参与胃食管反流病的致病作用。③食管黏膜屏障作用下降：反流物进入食管后，食管借助上皮表面黏液、不移动水层和表面HCO_3^-、复层鳞状上皮等构成的上皮屏障，以及黏膜下丰富的血液供应构成的后上皮屏障，发挥其抗反流物对食管黏膜损伤的作用。因此，任何导致食管黏膜屏障作用下降的因素，如长期吸烟、饮酒以及抑郁等，将削弱食管黏膜抵御反流物损害的功能。

2. 反流物对食管黏膜的攻击作用　在食管抗反流防御机制减弱的基础上，反流物刺激和损害食管黏膜，其中胃酸与胃蛋白酶是反流物中损害食管黏膜的主要成分。近年来对胃食管反流病的监测证明存在胆汁反流，其中的非结合胆盐和胰酶是主要的攻击因子，参与损害食管黏膜。

二、临床表现

胃食管反流病的临床表现多样，轻重不一，主要表现如下。

1. 食管症状　分为典型症状和非典型症状两类。

（1）典型症状：胃灼热和反流是本病最常见、最典型症状。常在餐后 1 小时出现，卧位、弯腰或腹压增高时可加重，部分患者胃灼热和反流症状可在夜间入睡时发生。

（2）非典型症状：主要有胸痛、吞咽困难。胸痛严重时可为剧烈刺痛，发生在胸骨后，可放射至后背、胸部、肩部、颈部、耳后，可伴有或不伴有胃灼热和反流。吞咽困难呈间歇性发作，进食固体或液体食物均可发生。由食管狭窄引起的吞咽困难可呈持续性或进行性加重。有严重食管炎或并发食管溃疡者，可伴吞咽疼痛。

2. 食管外症状　由反流物刺激或损伤食管以外的组织或器官引起，如咽喉炎、慢性咳嗽和哮喘。严重者可发生吸入性肺炎，甚至出现肺间质纤维化。一些患者诉咽部不适，有异物感、棉团感或堵塞感，但无真正吞咽困难，称为癔球症。

3. 并发症　主要有上消化道出血、食管狭窄、Barrett 食管。Barrett 食管是在反流性食管炎的基础上，内镜下食管黏膜出现胃黏膜的橘红色，分布可为环形、舌形或岛状，是食管腺癌的癌前病变。

三、实验室及其他检查

1. 内镜检查　是诊断反流性食管炎最准确的方法，并能判断反流性食管炎的严重程度和有无并发症。内镜下无反流性食管炎不能排除胃食管反流病。

2. 24 小时食管 pH 监测　是诊断胃食管反流病的重要检查方法，可提供食管是否存在过度酸反流的客观证据，并了解酸反流的程度及其与症状发生的关系。

常用的观察指标：24 小时内 $pH < 4$ 的总百分时间、$pH < 4$ 的次数、持续 5 分钟以上的反流次数以及最长反流时间等指标。

3. 食管吞钡 X 线检查　对诊断反流性食管炎敏感性不高。对不愿接受或不能耐受内镜检查者行该检查，可排除食管癌等其他食管疾病，可发现严重反流性食管炎阳性 X 线征。

4. 食管滴酸试验　在滴酸过程中，出现胸骨后疼痛或胃灼热的患者为阳性，且多在滴酸的最初 15 分钟内出现。

5. 食管测压　可测定 LES 的长度和部位、LES 压、LES 松弛压、食管体部压力及食管上括约肌压力等。LES 压 < 6mmHg 易导致反流。

四、诊断要点

患者出现典型的胃灼热和反酸症状可作出初步诊断。内镜检查如发现有反流性食管炎并能排除其他原因引起的食管病变，本病诊断成立。对有典型症状而内镜检查阴性者，行 24 小时食管 pH 监测，证实有食管过度酸反流，则诊断成立。对疑诊为本病而内镜检查阴性者作质子泵抑制剂（PPI）试验性治疗（如奥美拉唑每次 20mg，每天 2 次，连用 7～14 天），如果有明显效果，本病诊断一般可成立。

五、治疗要点

治疗目的是控制症状、治愈食管炎、减少复发和防治并发症。

1. 一般治疗　改变生活方式与饮食习惯；避免应用降低 LES 压的药物及引起胃排空延迟的药物。

2. 药物治疗　常见有促胃肠动力药、抑酸药。

（1）促胃肠动力药：如多潘立酮、莫沙必利、依托必利等，这类药物可能通过增加 LES 压力，改善食管蠕动功能、促进胃排空。适用于轻症患者或作为抑酸药的辅助治疗药物。

（2）抑酸药：H_2 受体拮抗剂（H_2RA）：如西咪替丁、雷尼替丁、法莫替丁等，能减少胃酸分泌，但不能有效抑制进食刺激引起的胃酸分泌，适用于轻、中症患者。质子泵抑制剂（PPI）：如奥美拉唑、兰索拉唑、泮托拉唑等，药物抑酸作用强，适用于症状重、有严重食管炎者。抗酸药：如氢氧化铝、铝碳酸镁及其复方制剂等，仅用于症状轻、间歇发作患者，缓解临床症状。

3. 抗反流手术治疗　对需要长期使用大剂量 PPI 维持治疗者，根据患者的意愿考虑抗反流手术；确诊由反流引起严重呼吸道疾病者及 PPI 疗效欠佳者，宜考虑抗反流手术。

4. 并发症治疗　并发食管狭窄者可行内镜下食管扩张治疗，术后长程 PPI 维持治疗；Barrett 食管患者使用 PPI 治疗及长程维持治疗，并加强随访，以早期发现癌变。

六、常用护理诊断/问题、措施及依据

疼痛：腹痛　与胃酸反流刺激食管黏膜有关。

（1）病情观察：注意观察患者疼痛的部位、性质、程度、持续时间及伴随症状，及时发现和处理异常情况。

（2）去除和避免诱发因素：避免应用降低 LES 压的药物及引起胃排空延迟的药物如激素、抗胆碱能药物、茶碱、地西泮、钙拮抗剂等。避免饭后剧烈运动，避免睡前 2 小时进食，白天进餐后亦不宜立即卧床，睡眠时将床头抬高 15～20cm，以改善平卧位食管的排空功能。应避免进食使 LES 压降低的食物，如高脂肪、巧克力、咖啡、浓茶等，以高蛋白、低脂肪、无刺激、易消化饮食为宜，少食多餐。戒烟禁酒。注意减少一切引起腹内压增高的因素，如肥胖、便秘、紧束腰带等。

（3）指导并协助患者减轻疼痛：保持环境安静、舒适，减少对患者的不良刺激和心理压力。疼痛时尽量深呼吸，以腹式呼吸为主，减轻胸部压力刺激。取舒适的体位。保持情绪稳定，焦虑的情绪易引起疼痛加重。教会患者一些放松和转移注意力的技巧，如做深呼吸、听音乐、看小说等，有利于缓解疼痛。

（4）用药护理：遵医嘱使用促胃肠动力药、抑酸药。

七、其他护理诊断/问题

1. 吞咽障碍　与反流引起食管狭窄有关。

2. 焦虑　与病程长、症状持续、生活质量受影响有关。

八、健康指导

1. 疾病知识指导　改变生活方式或生活习惯对多数患者能起到一定的疗效，应向患者及家属介绍 GERD 的有关知识，指导其了解并避免导致 LES 压降低的各种因素。

2. 用药指导与病情监测　指导患者严格按医嘱规定的剂量、用法服药，了解药物的主要不良反应。应用制酸药的患者，治愈后逐渐减少剂量直至停药或者改用缓和的其他制剂再逐渐停药。平时自备胃达喜、硫糖铝等碱性药物，出现不适症状时可服用。出现胸骨后灼热感、胸痛、吞咽不适等症状加重时，应及时就诊。

九、预后

GERD 的预后个体差异大，内科治疗可以缓解大多数患者的症状，预后良好，但易复发，须长期服药。

（孟庆芳）

第三节 胃炎护理

胃炎（gastritis）指任何病因引起的胃黏膜炎症，常伴有上皮损伤和细胞再生，是最常见的消化系统疾病之一。按临床发病缓急和病程长短，一般将胃炎分为急性和慢性两大类。

一、急性胃炎

急性胃炎（acute gastritis）指多种病因引起的胃黏膜急性炎症。内镜检查可见胃黏膜充血、水肿、糜烂和出血等一过性病变，病理学为胃黏膜有大量中性粒细胞浸润。

（一）病因与发病机制

1. 药物　最常见引起胃黏膜炎症的药物是非甾体类抗炎药（non - steroid antiinflammatory drug, NSAID），如阿司匹林、吲哚美辛，某些抗肿瘤药、铁剂或氯化钾口服液等。这些药物可直接损伤胃黏膜上皮层，其中 NSAID 可通过抑制胃黏膜生理性前列腺素的合成，削弱胃黏膜的屏障作用。

2. 急性应激　各种严重的脏器功能衰竭、严重创伤、大面积烧伤、大手术、颅脑病变和休克等，甚至精神心理因素等均可引起胃黏膜糜烂、出血，严重者发生急性溃疡并大量出血，如烧伤所致者称 Curling 溃疡（Curling ulcer），中枢神经系统病变所致者称 Cushing 溃疡（Cushing ulcer）。

3. 乙醇　乙醇具有亲脂性和溶脂能力，高浓度乙醇可直接破坏黏膜屏障。

（二）临床表现

多数患者症状不明显，或症状被原发病掩盖。有症状者主要表现上腹不适或隐痛。上消化道出血是该病突出的临床表现，突发的呕血和（或）黑便为首发症状。据统计，所有上消化道出血的病例中，由急性糜烂出血性胃炎引起者约占 10% ~30%，仅次于消化性溃疡。大量出血可引起晕厥或休克，伴贫血，体检可有上腹不同程度的压痛。

（三）实验室及其他检查

1. 粪便检查　粪便隐血试验阳性。

2. 胃镜检查　因病变（特别是 NSAID 或乙醇引起者）可在短期内消失，胃镜检查一般应在大出血后 24 ~48 小时内进行，镜下可见胃黏膜多发性糜烂、出血灶和浅表溃疡，表面附有黏液和炎性渗出物。一般应激所致的胃黏膜病损以胃体、胃底为主，而 NSAID 或乙醇所致者则以胃窦为主。

（四）诊断要点

近期服用 NSAID 等药物、严重疾病状态或大量饮酒者，如出现呕血和（或）黑便应考虑本病，确诊有赖于胃镜检查。

（五）治疗要点

针对病因和原发疾病采取防治措施。处于急性应激状态者在积极治疗原发病的同时，应使用抑制胃酸分泌或具有黏膜保护作用的药物，以预防急性胃黏膜损害的发生；药物引起者须立即停用。常用 H_2 受体拮抗剂或质子泵抑制剂抑制胃酸分泌，或硫糖铝和米索前列醇等保护胃黏膜。

（六）常用护理诊断/问题、措施及依据

1. 知识缺乏　缺乏有关本病的病因及防治知识。

（1）评估患者对疾病的认识程度：鼓励患者对本病及其治疗、护理计划提问，了解患者对疾病病因、治疗及护理的认识，帮助患者寻找并及时去除发病因素，控制病情的进展。

（2）休息与活动：患者应注意休息，减少活动，对急性应激造成者应卧床休息。同时应做好患者的心理疏导，解除其精神紧张，保证身、心两方面得以充分的休息。

（3）饮食护理：进食应定时、有规律，不可暴饮暴食，避免辛辣刺激食物。一般进少渣、温凉半流质饮食。如有少量出血可给牛奶、米汤等流质以中和胃酸，有利于黏膜的修复。急性大出血或呕吐频

繁时应禁食。

(4) 用药护理：指导正确使用阿司匹林、吲哚美辛等对胃黏膜有刺激的药物，必要时应用制酸剂、胃黏膜保护剂预防疾病的发生。

2. 潜在并发症　上消化道出血。

一般护理措施主要采用止血法。

（七）其他护理诊断/问题

1. 营养失调：低于机体需要量　与消化不良、少量持续出血有关。

2. 焦虑　与消化道出血及病情反复有关。

（八）健康指导

向患者及家属介绍急性胃炎的有关知识、预防方法和自我护理措施。根据患者的病因及具体情况进行指导，如避免使用对胃黏膜有刺激的药物，必须使用时应同时服用制酸剂；进食要有规律，避免过冷、过热、辛辣等刺激性食物及浓茶、咖啡等饮料；嗜酒者应戒酒，防止乙醇损伤胃黏膜；注意饮食卫生，生活要有规律，保持轻松愉快的心情。

（九）预后

病因如能去除，一般预后良好。个别由于大量出血或反复出血而危及生命。

二、慢性胃炎

慢性胃炎（chronic gastritis）指各种病因引起的胃黏膜慢性炎症。大多数慢性胃炎患者无任何症状，因此本病在人群中的确切患病率不完全清楚。由幽门螺杆菌引起的慢性胃炎呈世界范围分布，其感染率在发展中国家高于发达国家，我国属于幽门螺杆菌高感染率国家，估计人群中幽门螺杆菌的感染率达40% ~70%。幽门螺杆菌感染几乎无例外地引起胃黏膜炎症，且感染后机体一般难以将其清除而变成慢性感染。自身免疫性胃炎在北欧多见，我国仅有少数报道。

（一）病因与发病机制

1. 幽门螺杆菌感染　幽门螺杆菌感染是慢性胃炎最主要的病因，其机制是：①幽门螺杆菌具有鞭毛结构，可在胃内黏液层中自由活动，并依靠其黏附素与胃黏膜上皮细胞紧密接触，直接侵袭胃黏膜；②幽门螺杆菌所分泌的尿素酶，能分解尿素产生 NH_3，中和胃酸，既形成了有利于幽门螺杆菌定居和繁殖的中性环境，又损伤了上皮细胞膜；③幽门螺杆菌能产生细胞毒素使上皮细胞空泡变性，造成黏膜损害和炎症；④幽门螺杆菌的菌体胞壁还可作为抗原诱导自身免疫反应，后者损伤胃上皮细胞。

2. 饮食和环境因素　流行病学资料显示，饮食中高盐和缺乏新鲜蔬菜、水果与慢性胃炎的发生密切相关。长期的幽门螺杆菌感染，在部分患者可发展为慢性多灶萎缩性胃炎。但幽门螺杆菌感染者慢性多灶萎缩性胃炎的发生率存在很大的地区差异，如印度、非洲、东南亚等地人群幽门螺杆菌感染率与日本、韩国、哥伦比亚等国相当甚至更高，但前者慢性多灶萎缩性胃炎的发生率却远低于后者。我国地区间比较也存在类似情况。这说明幽门螺杆菌感染本身可能不足以导致慢性非萎缩性胃炎发展为萎缩和肠化生，但却增加了胃黏膜对环境因素损害的易感性。

3. 自身免疫　自身免疫性胃炎以富含壁细胞的胃体黏膜萎缩为主。壁细胞损伤后能作为自身抗原刺激机体的免疫系统而产生相应的壁细胞抗体和内因子抗体，破坏壁细胞，使胃酸分泌减少乃至缺失，还可影响维生素 B_{12}吸收，导致恶性贫血。

4. 其他因素　长期饮浓茶、烈酒、咖啡，食用过热、过冷、过于粗糙的食物，可损伤胃黏膜；服用大量非甾体类抗炎药可破坏黏膜屏障；各种原因引起的十二指肠液反流，因其中的胆汁和胰液等会削弱胃黏膜的屏障功能，使其易受胃酸－胃蛋白酶的损害。

（二）病理

慢性胃炎病理变化是胃黏膜损伤和修复这对矛盾作用的结果，组织学上表现为炎症、萎缩和化生。

炎症表现为黏膜层以淋巴细胞和浆细胞为主的慢性炎症细胞浸润。当有中性粒细胞浸润，显示有活动性炎症，称为慢性活动性胃炎，多提示存在幽门螺杆菌感染。慢性炎症过程出现胃黏膜固有腺体数量减少甚至消失，胃黏膜变薄，并常伴肠化生，即胃黏膜萎缩。慢性胃炎进一步发展，胃上皮或化生的肠上皮在再生过程中发育异常，可形成异型增生（dysplasia），又称不典型增生，异型增生被认为是胃癌的癌前病变。

（三）临床表现

慢性胃炎病程迁延，进展缓慢，缺乏特异性症状。70% ~80% 的患者无任何症状，部分有上腹痛或不适、食欲不振、饱胀、嗳气、反酸、恶心和呕吐等非特异性的消化不良表现，症状常与进食或食物种类有关。少数可有少量上消化道出血。自身免疫性胃炎患者可出现明显畏食、贫血和体重减轻。体征多不明显，有时可有上腹轻压痛。

（四）实验室及其他检查

1. 胃镜及胃黏膜活组织检查　是最可靠的诊断方法。通过胃镜在直视下观察黏膜病损。慢性非萎缩性胃炎可见红斑（点、片状或条状）、黏膜粗糙不平、出血点/斑；慢性萎缩性胃炎可见黏膜呈颗粒状、黏膜血管显露、色泽灰暗、皱襞细小。两种胃炎皆可见伴有糜烂、胆汁反流。在充分活组织检查基础上以病理组织学诊断明确病变类型，并可检测幽门螺杆菌。

2. 幽门螺杆菌检测　可通过侵入性（如快速尿素酶测定、组织学检查等）和非侵入性（如^{13}C或^{14}C尿素呼气试验等）方法检测幽门螺杆菌。

3. 血清学检查　自身免疫性胃炎时，抗壁细胞抗体和抗内因子抗体可呈阳性，血清促胃液素水平明显升高。多灶萎缩性胃炎时，血清促胃液素水平正常或偏低。

4. 胃液分析　自身免疫性胃炎时，胃酸缺乏；多灶萎缩性胃炎时，胃酸分泌正常或偏低。

（五）诊断要点

病程迁延，确诊有赖于胃镜及胃黏膜活组织病理学检查。幽门螺杆菌检测有助于病因诊断。

（六）治疗要点

1. 根除幽门螺杆菌感染　对幽门螺杆菌感染引起的慢性胃炎是否应常规根除幽门螺杆菌一直存在争论。根据2006年全国慢性胃炎共识意见，建议根除幽门螺杆菌治疗适用于：①伴有胃黏膜糜烂、萎缩及肠化生、异型增生；②有消化不良症状者；③有胃癌家族史。

目前多采用的治疗方案为一种胶体铋剂或一种质子泵抑制剂加上两种抗菌药物，如常用胶体次枸橼酸铋（colloidal bismuth subcitrate，CBS），每次240mg，每天2次，与阿莫西林（每次500 ~1 000mg，每天2次）及甲硝唑（每次200mg，每天4次）3药联用，2周为1个疗程。抗生素还有克拉霉素（甲红霉素）、呋喃唑酮等。

2. 对症处理　根据病因给予对症处理。如因非甾体类抗炎药引起，应停药并给予抗酸药；如因胆汁反流，可用氢氧化铝凝胶来吸附，或予以硫糖铝及胃动力药以中和胆盐，防止反流；有胃动力学改变，可服用多潘立酮、西沙必利等。

3. 自身免疫性胃炎的治疗　目前尚无特异治疗，有恶性贫血可肌内注射维生素B_{12}。

4. 胃黏膜异型增生的治疗　除给予上述积极治疗外，关键在于定期随访。对肯定的重度异型增生可选择预防性内镜下胃黏膜切除术。

（七）常用护理诊断/问题、措施及依据

1. 疼痛：腹痛　与胃黏膜炎性病变有关。

（1）休息与活动：指导患者急性发作时应卧床休息，并可用转移注意力，做深呼吸等方法来减轻焦虑，缓解疼痛。病情缓解时可进行适当的锻炼，以增强机体抗病力。

（2）热敷：用热水袋热敷上腹部，以解除胃痉挛，减轻腹痛。

(3) 用药护理：遵医嘱给患者以清除幽门螺杆菌感染治疗时，注意观察药物的疗效及不良反应。

1) 胶体铋剂：胶体次枸橼酸铋（CBS）为常用制剂，因其在酸性环境中方起作用，故宜在餐前半小时服用。服CBS过程中可使齿、舌变黑，可用吸管直接吸入。部分患者服药后出现便秘和粪便变黑，停药后可自行消失。少数患者有恶心、一过性血清转氨酶升高等，极少出现急性肾衰竭。

2) 抗菌药物：阿莫西林服用前应询问患者有无青霉素过敏史，应用过程中注意有无迟发性过敏反应的出现，如皮疹。甲硝唑可引起恶心、呕吐等胃肠道反应，应在餐后半小时服用，并可遵医嘱用甲氧氯普胺、维生素 B_{12} 等拮抗。

2. 营养失调：低于机体需要量　与畏食、消化吸收不良等有关。

(1) 饮食治疗的原则：向患者说明摄取足够营养素的重要性，鼓励患者少量多餐进食，以高热量、高蛋白、高维生素、易消化的饮食为原则。避免摄入过咸、过甜、过辣的刺激性食物。

(2) 制订饮食计划：与患者共同制订饮食计划，指导患者及家属改进烹饪技巧，增加食物的色、香、味，刺激患者食欲。胃酸低者食物应完全煮熟后食用，以利于消化吸收，并可给刺激胃酸分泌的食物，如肉汤、鸡汤等；高胃酸者应避免进食酸性、多脂肪食物。

(3) 营养状况评估：观察并记录患者每天进餐次数、量、品种，以了解其摄入的营养素能否满足机体需要。定期测量体重，监测有关营养指标的变化，如血红蛋白浓度、血清清蛋白等。

（八）其他护理诊断/问题

1. 焦虑　与病情反复、病程迁延有关。

2. 知识缺乏　缺乏对慢性胃炎病因和预防知识的了解。

（九）健康指导

1. 疾病知识指导　向患者及家属介绍本病的有关病因，指导患者避免诱发因素。教育患者保持良好的心理状态，平时生活要有规律，合理安排工作和休息时间。

2. 饮食指导　指导患者加强饮食卫生和饮食营养，养成有规律的饮食习惯；避免过冷、过热、辛辣等刺激性食物及浓茶、咖啡等饮料；嗜酒者应戒酒，防止乙醇损伤胃黏膜；注意饮食卫生。

3. 用药指导　根据患者的病因、具体情况进行指导，如避免使用对胃黏膜有刺激的药物，必须使用时应同时服用制酸剂或胃黏膜保护剂；介绍药物的不良反应，如有异常及时复诊，定期门诊复查。

（十）预后

慢性胃炎长期持续存在，但多数患者无症状。少数慢性非萎缩性胃炎可演变为慢性多灶萎缩性胃炎，极少数慢性多灶萎缩性胃炎经长期演变可发展为胃癌。15% ~20% 幽门螺杆菌感染引起的慢性胃炎会发生消化性溃疡。

（孟庆芳）

第四节　消化性溃疡护理

消化性溃疡（peptic ulcer）主要指发生在胃和十二指肠的慢性溃疡，即胃溃疡（gastric ulcer，GU）和十二指肠溃疡（duodenal ulcer，DU）。因溃疡形成与胃酸/胃蛋白酶的消化作用有关而得名。溃疡的黏膜层缺损超过黏膜肌层，不同于糜烂。本病是全球性常见病，可发生于任何年龄。全世界约有10%的人口一生中患过此病。20世纪70年代以来消化性溃疡的发病率有下降的趋势。

一、病因与发病机制

胃十二指肠黏膜具有一系列防御和修复机制，溃疡的发生是由于对胃十二指肠黏膜有损害作用的侵袭因素（aggressive factors）与黏膜自身防御/修复因素（defensive/repairing factors）之间失去平衡的结果。这种失平衡可能是由于侵袭因素增强，也可能是防御/修复因素减弱，或两者兼有之。GU主要是防御/修复因素减弱，DU则主要是侵袭因素增强。现将这些病因及导致溃疡发生的机制分述如下。

1. 幽门螺杆菌感染　幽门螺杆菌感染是消化性溃疡的主要病因，其机制尚未阐明。

2. 非甾体类抗炎药　非甾体类抗炎药（NSAID）如阿司匹林、吲哚美辛等是引起消化性溃疡的另一常见原因。大量研究资料表明，服用NSAID患者发生消化性溃疡及其并发症的危险性显著高于普通人群。NSAID可直接作用于胃、十二指肠黏膜，透过细胞膜弥散入黏膜上皮细胞内，细胞内高浓度NSAID产生细胞毒而损害胃黏膜屏障。

3. 胃酸和胃蛋白酶　消化性溃疡的最终形成是由于胃酸/胃蛋白酶对黏膜自身消化所致，而胃蛋白酶的活性取决于胃液pH，当胃液pH在4以上时，胃蛋白酶便失去活性，因此胃酸在其中起决定性作用，是溃疡形成的直接原因。

4. 其他因素　吸烟，遗传，胃十二指肠运动异常等原发病因能加重幽门螺杆菌或NSAID对胃黏膜的损伤。

二、病理

消化性溃疡大多为单发，也可多个，呈圆形或椭圆形。DU多发生于球部，前壁较常见；GU多在胃角和胃窦、胃体的小弯侧。DU直径多小于15mm，GU一般小于20mm，但巨大溃疡（DU > 20mm，GU > 30mm）亦非罕见，需与恶性溃疡鉴别。溃疡浅者累及黏膜肌层，深者则可达肌层，甚至浆膜层，穿破浆膜层时导致穿孔，血管破溃引起出血。溃疡边缘常有增厚，基底光滑、清洁，表面覆有灰白或灰黄色纤维渗出物。

三、临床表现

临床表现不一，部分患者可无症状，或以出血、穿孔等并发症为首发症状。典型的消化性溃疡有以下临床特征：①慢性过程，病史可达数年至数十年；②周期性发作，发作与自发缓解相交替，发作期可为数周或数月，缓解期也长短不一，发作常呈季节性，多在秋冬或冬春之交发病，可因精神情绪不良或过劳而诱发；③发作时上腹痛呈节律性，与进食有关。

1. 症状　以腹痛为主。

（1）腹痛：上腹部疼痛是本病的主要症状，可为钝痛、灼痛、胀痛甚至剧痛，或呈饥饿样不适感。疼痛部位多位于上腹中部、偏右或偏左。多数患者疼痛有典型的节律，DU表现为空腹痛即餐后2～4小时或（及）午夜痛，进食或服用抗酸剂后可缓解；GU的疼痛多在餐后1小时内出现，经1～2小时后逐渐缓解，至下餐进食后再次出现疼痛，午夜痛也可发生，但较DU少见。部分患者无上述典型疼痛，而仅表现为无规律性的上腹隐痛不适。也可因并发症而发生疼痛性质及节律的改变。

（2）其他：消化性溃疡除上腹疼痛外，尚可有反酸、嗳气、恶心、呕吐、食欲减退等消化不良症状，也可有失眠、多汗、脉缓等自主神经功能失调表现。

2. 体征　溃疡活动期可有上腹部固定而局限的轻压痛，DU压痛点常偏右。缓解期则无明显体征。

3. 特殊类型的消化性溃疡　①无症状性溃疡：15%～35%消化性溃疡患者无任何症状，尤以老年人多见，多因其他疾病做胃镜或X线胃肠钡餐检查时偶然发现，或当发生出血或穿孔等并发症时，甚至于尸体解剖时始被发现。②老年人消化性溃疡：溃疡常较大，临床表现多不典型，常无任何症状或症状不明显，疼痛多无规律，食欲不振、恶心、呕吐、消瘦、贫血等症状较突出，需与胃癌鉴别。③复合性溃疡：指胃与十二指肠同时存在溃疡，多数DU发生先于GU。其临床症状并无特异性，但幽门梗阻的发生率较单独GU或DU高。④幽门管溃疡：较为少见，常伴胃酸分泌过高。其主要表现为餐后立即出现较为剧烈而无节律性的中上腹疼痛，对抗酸药反应差，易出现幽门梗阻、穿孔、出血等并发症。⑤球后溃疡：指发生于十二指肠球部以下的溃疡，多位于十二指肠乳头的近端。其夜间痛和背部放射性疼痛较为多见，并发大量出血者亦多见，药物治疗效果差。

4. 并发症　出血、穿孔、幽门梗阻为主。

（1）出血：出血是消化性溃疡最常见的并发症，大约50%的上消化道大出血是由于消化性溃疡所致。

（2）穿孔：溃疡病灶向深部发展穿透浆膜层则并发穿孔。溃疡穿孔在临床上可分为急性、亚急性和慢性三种类型，以急性最为常见。

（3）幽门梗阻：主要由DU或幽门管溃疡引起。急性梗阻多因炎症水肿和幽门部痉挛所致，梗阻为暂时性，随炎症好转而缓解；慢性梗阻主要由于溃疡愈合后瘢痕收缩而呈持久性。

（4）癌变：少数GU可发生癌变，DU则极少见。对长期GU病史，年龄在45岁以上，经严格内科治疗4～6周症状无好转，粪便隐血试验持续阳性者，应怀疑癌变，需进一步检查和定期随访。

胃溃疡与十二指肠溃疡的鉴别见表5－1。

表5－1　胃溃疡与十二指肠溃疡的鉴别

	胃溃疡（GU）	十二指肠溃疡（DU）
常见部位	胃角或胃窦、胃小弯	十二指肠球部
胃酸分泌	正常或降低	增多
发病机制	主要是防御/修复因素减弱	主要是侵袭因素增强
发病年龄	中老年	青壮年
Hp检出率	80%～90%	90%～100%
疼痛特点	餐后一小时疼痛－餐前缓解－进餐后一小时再痛，午夜痛少见	餐前痛－进餐后缓解－餐后2～4小时再痛－进食后缓解，午夜痛多见

四、实验室及其他检查

1. 胃镜和胃黏膜活组织检查　是确诊消化性溃疡的首选检查方法。胃镜检查可直接观察溃疡部位、病变大小、性质，并可在直视下取活组织做病理检查和幽门螺杆菌检测。内镜下，消化性溃疡多呈圆形、椭圆形或呈线形，边缘光滑，底部有灰黄色或灰白色渗出物，溃疡周围黏膜可充血、水肿，可见皱襞向溃疡集中。

2. X线钡餐检查　适用于对胃镜检查有禁忌或不愿接受胃镜检查者。溃疡的X线直接征象是龛影，对溃疡诊断有确诊价值。

3. 幽门螺杆菌检测　是消化性溃疡的常规检测项目，其结果可作为选择根除幽门螺杆菌治疗方案的依据。可通过侵入性（如快速尿素酶测定、组织学检查和幽门螺杆菌培养等）和非侵入性（如^{13}C或^{14}C尿素呼气试验、粪便幽门螺杆菌抗原检测等）方法检测出幽门螺杆菌。其中^{13}C或^{14}C尿素呼气试验检测幽门螺杆菌感染的敏感性及特异性均较高而无须胃镜检查，常作为根除治疗后复查的首选方法。

4. 粪便隐血试验　隐血试验阳性提示溃疡有活动，如GU患者持续阳性，应怀疑有癌变的可能。

五、诊断要点

慢性病程、周期性发作的节律性上腹疼痛，且上腹痛可为进食或抗酸药所缓解的临床表现，可作出初步诊断。但确诊有赖胃镜检查。X线钡餐检查发现龛影也有确诊价值。

六、治疗要点

治疗的目的在于消除病因、缓解症状、愈合溃疡、防止复发和防治并发症。

1. 降低胃酸的药物　包括抗酸药和抑制胃酸分泌药两类。前者与胃内盐酸作用形成盐和水，使胃内酸度降低，对缓解溃疡疼痛症状有较好效果，常用碱性抗酸药有氢氧化铝、铝碳酸镁及其复方制剂等。但长期和大量应用，其不良反应较大，故目前很少单一应用抗酸药来治疗溃疡。

2. 保护胃黏膜药物　硫糖铝和枸橼酸铋钾（胶体次枸橼酸铋，CBS）目前已少用做治疗消化性溃疡的一线药物。但枸橼酸铋钾因兼有较强的抑制幽门螺杆菌作用，可在根除幽门螺杆菌联合治疗时使用，但此药过量蓄积会引起神经毒性，不宜长期服用。此外，前列腺素类药物米索前列醇具有增加胃十二指肠黏膜的黏液/碳酸氢盐分泌、增加黏膜血流和一定的抑制胃酸分泌作用，主要用于NSAID相关性溃疡的预防，但其可引起子宫收缩，孕妇忌服。

3. 根除幽门螺杆菌治疗　凡有幽门螺杆菌感染的消化性溃疡，无论初发或复发、活动或静止、有无并发症，均应予以根除幽门螺杆菌治疗。目前推荐以PPI或胶体铋剂为基础加上两种抗生素的三联治疗方案。如奥美拉唑（40mg/d）或枸橼酸铋钾（480mg/d）加上克拉霉素（500～1 000mg/d）和阿莫西林（2 000mg/d）或甲硝唑（800mg/d）。上述剂量每天分2次服，疗程7～14天。

4. 手术治疗　对于大量出血经内科治疗无效、急性穿孔、瘢痕性幽门梗阻、胃溃疡疑有癌变及正规治疗无效的顽固性溃疡可选择手术治疗。

七、护理评估

1. 病史　以了解治疗经过及大便颜色为主。

（1）患病及治疗经过：询问发病的有关诱因和病因，如发病是否与天气变化、饮食不当或情绪激动等有关；有无暴饮暴食、喜食酸辣等刺激性食物的习惯；是否嗜烟酒；有无经常服用NSAID药物史；家族中有无溃疡病患者等。询问患者的病程经过，例如首次疼痛发作的时间，疼痛与进食的关系，是餐后还是空腹出现，有无规律，部位及性质如何，应用何种方法能缓解疼痛。曾做过何种检查和治疗，结果如何。

（2）目前病情与一般情况：询问此次发病与既往有无不同，是否伴有恶心、呕吐、嗳气、反酸等其他消化道症状，有无呕血、黑便、频繁呕吐等症状。日常休息与活动如何等。

（3）心理－精神－社会状况：本病病程长，有周期性发作和节律性疼痛的特点，如不重视预防和正规治疗，病情可反复发作并产生并发症，从而影响患者的工作和生活，使患者产生焦虑急躁情绪。应注意评估患者及家属对疾病的认识程度，评估患者有无焦虑或恐惧等心理，了解患者家庭经济状况和社会支持情况如何，患者所能得到的社区保健资源和服务如何。

2. 身体评估　全面了解全身状况及腹部体征。

（1）全身状况：有无痛苦表情，有无消瘦、贫血貌，生命体征是否正常。

（2）腹部体征：上腹部有无固定压痛点，有无胃蠕动波，全腹有无压痛、反跳痛，有无腹肌紧张，有无空腹振水音，有无肠鸣音减弱或消失等。

3. 实验室及其他检查　主要有以下几方面。

（1）血常规：有无红细胞计数、血红蛋白减少。

（2）粪便隐血试验：是否为阳性。

（3）幽门螺杆菌检测：是否为阳性。

（4）胃液分析：BAO和MAO是增高、减少还是正常。

（5）X线钡餐造影：有无典型的溃疡龛影及其部位。

（6）胃镜及黏膜活检：溃疡的部位、大小及性质如何，有无活动性出血。

八、常用护理诊断/问题

1. 疼痛：腹痛　与胃酸刺激溃疡面，引起化学性炎症反应有关。

2. 营养失调：低于机体需要量　与疼痛致摄入量减少及消化吸收障碍有关。

九、目标

（1）患者能描述引起疼痛的因素。

（2）能应用缓解疼痛的方法和技巧，疼痛减轻或消失。

（3）能建立合理的饮食习惯和结构。

十、护理措施及依据

1. 疼痛　以缓解腹痛为主要护理目的。

（1）帮助患者认识和去除病因：向患者解释疼痛的原因和机制，指导其减少或去除加重和诱发疼痛的因素：①对服用 NSAID 者，若病情允许应停药；若必须用药，可遵医嘱换用对胃黏膜损伤少的 NSAID，如塞来昔布或罗非昔布；②避免暴饮暴食和进食刺激性饮食，以免加重对胃黏膜的损伤；③对嗜烟酒者，劝其戒除，但应注意突然戒断烟酒可引起焦虑、烦躁，反过来也会刺激胃酸分泌，故应与患者共同制定切实可行的戒烟酒计划，并督促其执行。

（2）指导缓解疼痛：注意观察及详细了解患者疼痛的规律和特点，并按其疼痛特点指导缓解疼痛的方法。如 DU 表现为空腹痛或午夜痛，指导患者在疼痛前或疼痛时进食碱性食物（如苏打饼干等），或服用制酸剂。也可采用局部热敷或针灸止痛。

（3）休息与活动：溃疡活动期且症状较重者，嘱其卧床休息几天至 1～2 周，可使疼痛等症状缓解。病情较轻者则应鼓励其适当活动，以分散注意力。

（4）用药护理：根据医嘱给予药物治疗，并注意观察药效及不良反应。

1）抗酸药：如氢氧化铝凝胶等，应在饭后 1 小时和睡前服用。服用片剂时应嚼服，乳剂给药前应充分摇匀。抗酸药应避免与奶制品同时服用，因两者相互作用可形成络合物。酸性的食物及饮料不宜与抗酸药同服。氢氧化铝凝胶能阻碍磷的吸收，引起磷缺乏症，表现为食欲不振、软弱无力等症状，甚至可导致骨质疏松。长期大量服用还可引起严重便秘、代谢性碱中毒与钠潴留，甚至造成肾损害。若服用镁制剂则易引起腹泻。

2）H_2 受体拮抗剂：药物应在餐中或餐后即刻服用，也可把 1 天的剂量在睡前服用。若需同时服用抗酸药，则两药应间隔 1 小时以上。若静脉给药应注意控制速度，速度过快可引起低血压和心律失常。西咪替丁对雄激素受体有亲和力，可导致男性乳腺发育、阳痿以及性功能紊乱，且其主要通过肾脏排泄，用药期间应监测肾功能。此外，少数患者还可出现一过性肝损害和粒细胞缺乏，亦可出现头痛、头晕、疲倦、腹泻及皮疹等反应，如出现上述反应需及时协助医生进行处理。因药物可随母乳排出，哺乳期应停止用药。

3）质子泵抑制剂：奥美拉唑可引起头晕，特别是用药初期，应嘱患者用药期间避免开车或做其他必须高度集中注意力的工作。此外，奥美拉唑有延缓地西泮及苯妥英钠代谢和排泄的作用，联合应用时需慎重。兰索拉唑的主要不良反应包括皮疹、瘙痒、头痛、口苦、肝功能异常等，轻度不良反应不影响继续用药，较为严重时应及时停药。泮托拉唑的不良反应较少，偶可引起头痛和腹泻。

4）其他药物：硫糖铝片宜在进餐前 1 小时服用，可有便秘、口干、皮疹、眩晕、嗜睡等不良反应。不能与多酶片同服，以免降低两者的效价。

2. 营养失调：低于机体需要量　增加热能及补充高蛋白。

（1）进餐方式：指导患者有规律地定时进食，以维持正常消化活动的节律。在溃疡活动期，以少食多餐为宜，每天进餐 4～5 次，避免餐间零食和睡前进食，使胃酸分泌有规律。一旦症状得到控制，应尽快恢复正常的饮食规律。饮食不宜过饱，以免胃窦部过度扩张而增加促胃液素的分泌。进餐时注意细嚼慢咽，避免急食，咀嚼可增加唾液分泌，后者具有稀释和中和胃酸的作用。

（2）食物选择：选择营养丰富，易消化的食物。除并发出血或症状较重外，一般无须规定特殊食谱。症状较重的患者以面食为主，因面食柔软易消化，且其含碱能有效中和胃酸，不习惯于面食则以软米饭或米粥替代。由于蛋白质类食物具有中和胃酸作用，可适量摄取脱脂牛奶，宜安排在两餐之间饮用，但牛奶中的钙质吸收有刺激胃酸分泌的作用，故不宜多饮。脂肪到达十二指肠时虽能刺激小肠分泌抑促胃液素，抑制胃酸分泌，但同时又可引起胃排空减慢，胃窦扩张，致胃酸分泌增多，故脂肪摄取应适量。应避免食用机械性和化学性刺激性强的食物。机械性刺激强的食物指生、冷、硬、粗纤维多的蔬菜和水果，如洋葱、韭菜、芹菜等。化学性刺激强的食物有浓肉汤、咖啡、浓茶和辣椒、酸醋等调味品等。

（3）营养监测：监督患者采取合理的饮食方式和结构，定期测量体重、监测血清清蛋白和血红蛋白等营养指标。

十一、评价

（1）患者能说出引起疼痛的原因，情绪稳定，戒除烟酒，饮食规律，能选择适宜的食物，未见因饮食不当诱发疼痛。

（2）能正确服药，上腹部疼痛减轻并逐渐消失。

（3）能建立合理的饮食方式和结构，营养指标在正常范围内。

十二、其他护理诊断/问题

1. 焦虑　与疾病反复发作，病程迁延有关。

2. 知识缺乏　缺乏有关消化性溃疡病因及预防知识。

3. 潜在并发症　上消化道大量出血、穿孔、幽门梗阻、癌变。

十三、健康指导

1. 疾病知识指导　向患者及家属讲解引起和加重消化性溃疡的相关因素。指导患者保持乐观情绪，规律生活，避免过度紧张与劳累，选择合适的锻炼方式，提高机体抵抗力。指导患者建立合理的饮食习惯和结构，戒除烟酒，避免摄入刺激性食物。

2. 用药指导与病情监测　教育患者遵医嘱正确服药，学会观察药效及不良反应，不随便停药或减量，防止溃疡复发。指导患者慎用或勿用致溃疡药物，如阿司匹林、咖啡因、泼尼松等。定期复诊。若上腹疼痛节律发生变化或加剧，或者出现呕血、黑便时，应立即就医。

十四、预后

由于内科有效治疗的发展，预后远较过去为佳，死亡率显著下降。死亡主要见于高龄患者，由于大出血和急性穿孔等并发症所致。

（孟庆芳）

第五节　胃癌护理

胃癌（gastric cancer）是最常见的恶性肿瘤之一，在每年新诊断的癌症病例数中胃癌位居第四位，在癌症病死率中排列第二位。胃癌发病率在不同年龄、各国家地区和种族间有较大差异。虽然近年来全球总发病率有所下降，但 2/3 胃癌病例分布在发展中国家。男性胃癌的发病率和死亡率高于女性，男女之比约为 2 ：1，发病年龄以中老年居多，55 ~ 70 岁为高发年龄段。一般而言，有色人种比白种人易患本病。日本、中国、俄罗斯、南美和东欧为高发区，而北美、西欧、澳大利亚和新西兰发病率较低。我国以西北地区发病率最高，中南和西南地区则较低。全国平均每年死亡率约为 16/10 万。

一、病因与发病机制

胃癌的发生是一个多因素参与、多步骤进行性发展的过程，一般认为其发生是下列因素共同参与所致。

1. 环境与饮食因素　流行病学调查资料显示，从胃癌高发区国家向低发区国家的移民，第一代仍保持胃癌高发病率，但第二代显著下降，而第三代发生胃癌的危险性已接近当地居民。由此提示本病与环境因素相关。长期食用霉变食品、咸菜、烟熏和腌制鱼肉，以及高盐食品，可增加胃癌发生的危险性。烟熏和腌制食品中含高浓度的硝酸盐，后者可在胃内受细菌硝酸盐还原酶的作用形成亚硝酸盐，再与胺结合成致癌的亚硝胺。高盐饮食致胃癌危险性增加的机制尚不清楚，可能与高浓度盐造成胃黏膜损伤，使黏膜易感性增加而协同致癌作用有关。流行病学研究提示，多吃新鲜水果和蔬菜、使用冰箱及正确贮藏食物，可降低胃癌的发生。

2. 幽门螺杆菌感染　1994 年 WHO 宣布幽门螺杆菌是人类胃癌的 I 类致癌原，其诱发胃癌的可能机制有：幽门螺杆菌导致的慢性炎症有可能成为一种内源性致突变原；幽门螺杆菌是一种硝酸盐还原剂，具有催化亚硝化作用而起致癌作用；幽门螺杆菌的某些代谢产物促进上皮细胞变异。

3. 遗传因素　胃癌有明显的家族聚集倾向，尤其浸润型胃癌有更高的家族发病倾向，提示该型与遗传因素有关。一般认为遗传素质使致癌物质对易感者更易致癌。

4. 癌前状态　胃癌的癌前状态分为癌前疾病和癌前病变。前者指与胃癌相关的胃良性疾病，有发生胃癌的危险性，如慢性萎缩性胃炎、胃息肉、残胃炎、胃溃疡；后者指较易转变为癌组织的病理学变化，如肠型化生和异型增生。

二、病理

胃癌的好发部位依次为胃窦（58%）、贲门（20%）、胃体（15%）、全胃或大部分胃（7%）。根据癌肿侵犯胃壁的程度，可分为早期和进展期胃癌。早期胃癌指癌组织浸润深度不超过黏膜下层，不论其有无局部淋巴结转移。进展期胃癌深度超过黏膜下层，已侵入肌层者为中期，侵及浆膜或浆膜者称晚期胃癌。

早期胃癌按日本内镜学会分为隆起型（Ⅰ型）、平坦型（Ⅱ型）和凹陷型（Ⅲ型）。进展期胃癌采用 Borrmann 分型分为隆起型（Ⅰ型）、局限溃疡型（Ⅱ型）、浸润溃疡型（Ⅲ型）和弥漫浸润型（Ⅳ型）。弥漫浸润型如果累及胃大部或全胃时称皮革胃（linitis ultrasonography）。局限溃疡型和浸润溃疡型较多见。

组织学上，胃癌以腺癌为主，可分为乳头状腺癌、管状腺癌、低分化腺癌、黏液腺癌和印戒细胞癌。按胃癌的生长方式非为膨胀型和浸润型，膨胀型癌细胞以团块形式生长，预后较好；浸润型癌细胞以分散形式向纵深扩散，预后较差。

胃癌有 4 种扩散方式：①直接蔓延侵袭至相邻器官；②淋巴结转移：胃的淋巴系统与锁骨上淋巴结相连接，转移到该处时称为 Virchow 淋巴结（Virchow node）；③血行转移：最常转移到肝，其次是肺、腹膜及肾上腺，晚期患者 60% 以上可发生血行转移；④种植转移：癌细胞侵出浆膜层脱落入腹腔，种植于肠壁和盆腔，如种植于卵巢，称为 Krukenberg 瘤（Krukenberg tumor）；也可在直肠周围形成一明显的结节状板样肿块。

三、临床表现

1. 症状　不同阶段出现的症状有所不同。

（1）早期胃癌：多无症状，或仅有一些非特异性消化道症状。

（2）进展期胃癌：上腹痛为最早出现的症状，可急可缓，开始仅有上腹饱胀不适，餐后加重。继之有隐痛不适，偶呈节律性溃疡样疼痛，但这种疼痛不能被进食或服用制酸剂缓解。常伴有食欲缺乏、厌食，体重下降。胃壁受累时可有早饱感，即虽感饥饿，但稍进食即感饱胀不适；贲门癌累及食管下端时可出现吞咽困难；胃窦癌引起幽门梗阻时出现严重恶心、呕吐；黑便或呕血常见于溃疡型胃癌。转移至身体其他脏器可出现相应的症状，如转移至骨骼时，可有全身骨骼剧痛；转移至肝可引起右上腹痛、黄疸和（或）发热；转移至肺可引起咳嗽、咯血、呃逆等；胰腺转移则会出现持续性上腹痛并放射至背部等。

2. 体征　早期胃癌无明显体征，进展期在上腹部可扪及肿块，有压痛。肿块多位于上腹部偏右，呈坚实可移动结节状。肝脏转移可出现肝大，并扪及坚硬结节，常伴黄疸。腹膜转移时可发生腹腔积液，移动性浊音阳性。远处淋巴结转移时可扪及 Virchow 淋巴结，质硬不活动。直肠指诊时在直肠膀胱间凹陷可触及一板样肿块。此外，某些胃癌患者出现伴癌综合征（paraneoplastic syndrome），包括反复发作的浅表性血栓静脉炎（Trousseau 征，Trousseau sign）、黑棘皮病（皮肤皱褶处有色素沉着，尤其在两腋）和皮肌炎等，可有相应的体征，有时可在胃癌被察觉前出现。

3. 并发症　可并发胃出血、贲门或幽门梗阻、穿孔等。

四、实验室及其他检查

1. 血常规检查　多数患者有缺铁性贫血，系长期失血所致。

2. 粪便隐血试验　呈持续阳性，有辅助诊断意义。

3. 内镜检查　内镜直视下可观察病变部位、性质，并取黏膜做活组织检查，是目前最可靠的诊断手段。早期胃癌可表现为小的息肉样隆起或凹陷，一片变色的黏膜，或粗糙不平呈颗粒状，有时不易辨认；进展期胃癌可表现为凹凸不平、表面污秽的肿块，或不规则较大溃疡，常见渗血及溃烂。目前亦用超声内镜检查，它是一种将超声探头引入内镜的检查，可判断胃内或胃外的肿块，观察肿瘤侵犯胃壁的深度，对肿瘤侵犯深度的判断准确率可达90%，有助于区分早期和进展期胃癌。

4. X 线钡餐检查　胃癌主要表现为充盈缺损（息肉样或隆起性病变）、边缘欠规则或腔内龛影（溃疡）和胃壁僵直失去蠕动（癌浸润）等，其与良性息肉及良性溃疡的鉴别尚需依赖组织病理学检查。

五、诊断要点

确诊主要依赖内镜和活组织检查及 X 线钡餐检查。早期诊断是根治胃癌的前提，有下列现象者应及早和定期行胃镜检查：①40 岁以上患者，尤其男性，近期出现消化不良、呕血或黑便者；②慢性萎缩性胃炎伴胃酸缺乏，有肠化生及不典型增生者；③良性溃疡但胃酸缺乏者；④胃溃疡经正规治疗 2 个月无效，X 线钡餐提示溃疡增大者；⑤X 线发现胃息肉 >2cm 者；⑥胃切除术后 10 年以上者。

六、治疗要点

1. 手术治疗　是目前唯一有可能根治胃癌的方法，治疗效果取决于胃癌的病期、癌肿侵袭深度和扩散范围。对早期胃癌，一般首选胃部分切除术，如已有局部淋巴结转移，则应同时予以清扫。对进展期患者，如无远处转移，应尽可能手术切除。

2. 化学治疗　应用抗肿瘤药物辅助手术治疗，在术前、术中及术后使用，以抑制癌细胞的扩散和杀伤残存的癌细胞，从而提高手术效果。联合化疗亦可用于晚期胃癌不能施行手术者，常用药物有氟尿嘧啶（fluorouracil，5－FU）、丝裂霉素（mito－mycin，MMC）、替加氟（tegafur，FT－207）、多柔比星（doxorubicin，ADM）等。

3. 内镜下治疗　对早期胃癌可在内镜下行高频电凝切除术、光动力治疗、内镜下激光等治疗。内镜下微波凝固疗法可用于早期胃癌以及进展期胃癌发生梗阻者。

七、常用护理诊断/问题、措施及依据

1. 疼痛：腹痛　与癌细胞浸润有关。

（1）观察疼痛特点：注意评估疼痛的性质、部位，是否伴有严重的恶心和呕吐、吞咽困难、呕血及黑便等症状。如出现剧烈腹痛和腹膜刺激征，应考虑发生穿孔的可能性，及时协助医师进行有关检查或手术治疗。

（2）止痛治疗的护理：遵医嘱给予相应的止痛药，目前治疗癌性疼痛的主要药物有：非麻醉镇痛药（阿司匹林、吲哚美辛、对乙酰氨基酚等）；弱麻醉性镇痛药（可待因、布桂嗪等）；强麻醉性镇痛药（吗啡、哌替啶等）；辅助性镇痛药（地西泮、异丙嗪、氯丙嗪等）。

患者自控镇痛（patient control analgesia，PCA）：该方法是用计算机化的注射泵，经由静脉、皮下或椎管内连续性输注止痛药，患者可自行间歇性给药。该方式用药灵活，可根据患者需要提供合适的止痛药物剂量、增减范围、间隔时间，从而做到个体化给药。可在连续性输注中间歇性地增加药，从而控制患者突发的疼痛，克服了用药的不及时性，减少了患者对止痛药的总需要量和对专业人员的依赖性，增加了患者自我照顾和对疼痛的自主控制能力。

（3）心理护理：患者在知晓自己的诊断后，预感疾病的预后不佳，加之躯体的痛苦，会出现愤怒、抑郁、焦虑甚至绝望等负性心理反应，而患者的负性情绪又会加重其躯体不适。因此，护士应与患者建立良好的护患关系，运用倾听、解释、安慰等技巧与患者沟通，表示关心与体贴，并及时取得家属的配合，以避免自杀等意外的发生。耐心听取患者自身感受的叙述，并给予支持和鼓励。同时介绍有关胃癌治疗进展信息，提高患者治疗的信心；指导患者保持乐观的生活态度，用积极的心态面对疾病，树立战

胜疾病、延长生存期的信心。此外，协助患者取得家庭和社会的支持，对稳定患者的情绪，也有不可忽视的作用。

2. 营养失调：低于机体需要量　与胃癌造成厌食、吞咽困难、消化吸收障碍等有关。

（1）饮食护理：让患者了解充足的营养支持对机体恢复有重要作用，对能进食者鼓励其尽可能进食易消化、营养丰富的流质或半流质饮食。提供清洁的进食环境，并注意增加食物的色、香、味，增进患者的食欲。

（2）静脉营养支持：对贲门癌有吞咽困难者，中、晚期患者应按医嘱静脉输注高营养物质，以维持机体代谢需要。幽门梗阻时，可行胃肠减压，同时遵医嘱静脉补充液体。

（3）营养监测：定期测量体重，监测血清清蛋白和血红蛋白等营养指标。

八、其他护理诊断/问题

1. 活动无耐力　与疼痛及患者机体消耗有关。

2. 有体液不足的危险　与幽门梗阻致严重呕吐有关。

3. 悲伤　与患者知道疾病的预后有关。

九、健康指导

1. 疾病预防指导　对健康人群开展卫生宣教，提倡多食富含维生素C的新鲜水果、蔬菜，多食肉类、鱼类、豆制品和乳制品；避免高盐饮食，少进食咸菜、烟熏和腌制食品；食品贮存要科学，不食霉变食物。对胃癌高危人群如中度或重度胃黏膜萎缩、中度或重度肠化、不典型增生或有胃癌家族史者应遵医嘱给予根除幽门螺杆菌治疗。对癌前状态者，应定期检查，以便早期诊断及治疗。

2. 生活方式指导　指导患者生活规律，保证充足的睡眠，根据病情和体力，适量活动，增强机体抵抗力。注意个人卫生，特别是体质衰弱者，应做好口腔、皮肤黏膜的清洁，防止继发性感染。指导病人运用适当的心理防卫机制，保持乐观态度和良好的心理状态、以积极的心态面对疾病。

3. 用药指导与病情监测　指导患者合理使用止痛药，并应发挥自身积极的应对能力，以提高控制疼痛的效果。嘱患者定期复诊，以监测病情变化和及时调整治疗方案。教会患者及家属如何早期识别并发症，及时就诊。

十、预后

进展期胃癌如不治疗，存活时间平均约1年。胃癌在根治术后5年的存活率取决于胃壁受累深度、淋巴结受累范围和肿瘤生长方式。早期胃癌预后良好，术后5年生存率可达90%～95%；侵及肌层或深达浆膜层者，预后不佳。

（路红梅）

第七章

肾内科疾病护理

第一节　急性肾小球肾炎护理

一、概述

急性肾小球肾炎，简称急性肾炎，是以急性肾炎综合征为主要临床表现的一组疾病。急性起病，以血尿、蛋白尿、水肿、高血压为特点，并可有一过性氮质血症。多见于链球菌感染后，少数患者由其他细菌、病毒及寄生虫感染引起。本节主要介绍链球菌感染后急性肾炎。

本病是一种常见的肾脏疾病。好发于儿童，男性多见，预后大多良好，常在数月内自愈。

二、病因及发病机制

根据流行病学、临床表现、动物实验的研究已知本病多由 β－溶血性链球菌“致肾炎菌株”感染所致。常在扁桃体炎、咽炎、猩红热、丹毒、化脓性皮肤病等链球菌感染后发病，患者血中抗溶血性链球菌溶血素“O”滴度增高。感染的严重程度与是否发生急性肾炎及其严重性之间不完全一致。

本病主要由感染所诱发的免疫反应引起。链球菌感染后导致机体免疫反应，可在肾小球内形成抗原－抗体免疫复合物。链球菌的细胞壁成分或某些分泌蛋白刺激机体产生抗体，形成循环免疫复合物沉积于肾小球，或原位免疫复合物种植于肾小球，最终发生免疫反应引起双侧肾脏弥漫性炎症。

三、病理

本病病理类型为毛细血管内增生性肾炎。

（一）大体标本

肾脏体积增大，色灰白而光滑，表面可有出血点。切面皮质和髓质境界分明，锥体充血，肾小球呈灰白色点状。

（二）光镜

病变通常为弥漫性肾小球病变，以内皮细胞和系膜细胞增生为主要表现。累及大多数肾小球。由于抗原抗体免疫复合物的形成，使得毛细血管内皮细胞及系膜细胞发生肿胀和增生，当增生时会促进微血管周围产生新月形的肥厚，肿大的新月形区产生纤维化，并形成瘢痕组织，阻塞肾小球的血液循环并压迫毛细血管，导致毛细血管腔狭窄，甚至闭塞。急性期可伴有中性粒细胞及单核细胞的浸润。电镜检查可见肾小球上皮细胞下有驼峰状大块电子致密物沉积。

（三）免疫荧光

可见 IgG 及 C3 呈粗颗粒状沿系膜区和/或毛细血管壁沉积。

四、护理评估

（一）病史

询问患者有无近期感染，特别是皮肤及上呼吸道感染（如皮肤脓疱疮、咽炎、扁桃体炎等）。有无近期外出或旅游接触病毒、细菌、真菌或寄生虫等情况。此外，近期的患病、手术或侵入性检查也会造成感染的发生。

（二）身体评估

1. 潜伏期　急性肾炎多发生于前驱感染后，常有一定的潜伏期，平均10～14d。这段时间相当于机体接触抗原后产生初次免疫应答所需时间。潜伏期的时间通常与前驱感染部位有关：咽炎一般6～12d，平均10d；皮肤感染一般14～28d，平均20d，由此可以看出通常呼吸道感染潜伏期较皮肤感染短。

2. 尿液异常　如以下内容所述。

（1）血尿：几乎全部患者都有肾小球源性血尿，30%～40%的患者出现肉眼血尿，且常为第一症状，尿液呈混浊红棕色，为洗肉水样或棕褐色酱油样。肉眼血尿持续1～2周后转为镜下血尿。镜下血尿持续时间较长，常3～6月或更久。

（2）蛋白尿：绝大多数患者有蛋白尿。蛋白尿一般不重，常为轻、中度，仅不到20%的病例呈大量蛋白尿（>3.5g/d）。尿沉渣中尚可见白细胞，并常有管型（颗粒管型、红细胞管型及白细胞管型等）。

3. 水肿　常为首发症状。见于70%～90%的患者，多表现为早起眼睑水肿，面部肿胀，呈现所谓的"肾炎病容"，并与平卧位置及组织疏松程度有关。严重时出现全身水肿、胸腔积液、腹腔积液，指压可凹性不明显。

4. 高血压　70%～90%的患者有不同程度的高血压，一般为轻度或中度的增高，成人多在（150～180）/（90～100）mmHg。少数出现严重高血压，甚至并发高血压脑病。患者可表现为头痛、头昏、失眠，甚至昏迷、抽搐。

5. 肾功能异常　部分患者在起病早期可因尿量减少而出现一过性氮质血症，常于1～2周后随尿量增加而恢复正常，仅极少数患者可出现急性肾衰竭。

6. 全身症状　除水肿、血尿之外，患者常伴有腰酸腰痛、食欲减退、恶心呕吐、疲乏、精神不振、心悸、气急，部分患者有发热，体温一般在38℃左右。

7. 并发症　部分患者在急性期可发生较严重的并发症。

（1）急性充血性心力衰竭：多见于老年人。在小儿患者中急性左心衰竭可成为急性肾炎首发症状，如不及时治疗，可迅速致死。此症常发生于肾炎起病后第1～2周内，一般表现为少尿、水肿加重，渐有呼吸困难，不能平卧，肺底有水泡音或哮鸣音，心界扩大，心率加速，第一心音变钝，常有收缩期杂音，有时可出现奔马律，肝大，颈静脉怒张。患者病情危急，但经过积极抢救利尿后，症状常迅速好转。急性肾炎并发急性心力衰竭的原因主要是肾小球滤过率降低及一系列内分泌因素引起水钠潴留，循环血容量急骤增加。

（2）高血压脑病：常见症状是剧烈头痛及呕吐，继之出现视力障碍，意识改变，嗜睡，并可发生阵发性惊厥或癫痫样发作。本症是在全身高血压的基础上，脑内阻力小血管自身调节紊乱，血压急剧升高，脑血管痉挛引起脑缺血和脑水肿所致。

（3）急性肾衰竭：随着近年来对急性充血性心力衰竭和高血压脑病及时有效地防治，这两类并发症的死亡率已明显下降，因此急性肾炎的主要致死并发症为急性肾衰竭。链球菌感染后急性肾炎并发急性肾衰竭预后较其他病因所致者为佳，少尿或无尿一般持续3～5d后，肾小球滤过功能改善，尿量增加，肾功能逐渐恢复。

（三）实验室检查

1. 尿液检查　相差显微镜检查示尿中80%以上的红细胞是外形扭曲变形的多形性红细胞。尿沉渣中红细胞管型具有诊断价值，也可见到少量白细胞、上皮细胞、透明管型及颗粒管型。尿蛋白一般不重，定量通常为1~2g/d，只有大约不到20%的病例可呈大量蛋白尿（>3.5g/d）。

2. 血常规检查　常见轻度贫血，呈轻度正色素、正红细胞性贫血，此与血容量增大血液稀释有关。白细胞计数大多正常，但当感染病灶未愈时，白细胞总数及中性粒细胞常增高。

3. 血生化检查　血清补体C3及总补体在起病时下降，8周内逐渐恢复至正常，血清抗链球菌溶血素O（ASO）抗体升高（大于1∶400），循环免疫复合物及血清冷球蛋白可呈阳性。血沉常增快，一般在30~60mm/h（魏氏法）。

（四）心理社会评估

（1）评估患者对疾病的反应：是否存在焦虑、恐惧等负性情绪，护士要耐心听取患者的倾诉以判断他（或她）对患病的态度。

（2）评估可能会帮助患者的家属、朋友、重要关系人的能力。

（3）评估患者及其家属对疾病治疗的态度：对于年龄较小的患者，家属往往因过分着急而过分约束或放纵患儿，护理人员应特别注意评估患儿及其家属对疾病病因、注意事项及预后的认识、目前的心理状态及对护理的要求。

五、护理诊断及医护合作性问题

1. 体液过多　与肾小球滤过率下降、尿量减少、水钠潴留有关。
2. 活动无耐力　与水肿及低盐饮食有关。
3. 营养不良：低于机体需要量　与食欲不振，摄入量减少有关。
4. 潜在并发症　急性充血性心力衰竭、高血压脑病、急性肾衰竭。
5. 有皮肤完整性受损的危险　与水肿、营养摄入差有关。

六、计划与实施

通过治疗与护理，患者的水、电解质保持平衡，水肿减轻，无体液潴留症状。患者体重维持在正常范围内，无营养不良的表现。护士能及时发现并发症并能及时给予处理。

（一）观察病情

注意观察水肿的部位、程度及消长情况，记录24h出入液量，监测尿量变化。密切观察血压及体重改变的情况。观察有无急性左心衰竭和高血压脑病的表现。监测实验室检查指标如尿常规、肾功能、血电解质等结果。

（二）活动与休息

急性期患者应绝对卧床休息，症状比较明显者卧床休息4~6周，直至肉眼血尿消失、水肿消退及血压恢复正常后，逐步增加活动，可从事轻体力活动，1~2年内避免重体力活动和劳累。

（三）饮食护理

根据水肿、高血压及肾功能损害程度确定饮食原则。一般认为肾功能正常者蛋白质入量宜保持正常，按1g/（kg·d）供给。出现氮质血症及明显少尿阶段时应限制蛋白质的摄入，按0.5g/（kg·d）供给，且优质蛋白，即富含必需氨基酸的动物蛋白如牛奶、鸡蛋、瘦肉等所占的比例在50%以上。

热能的供给：25~30kcal/（kg·d），为每日1 600~2 000kcal。热能的主要来源是糖类及脂肪，其中脂肪以植物性脂肪为主。

在水肿及高血压时，每日食盐以1~2g为宜。如果患者出现少尿或高钾血症，应限制富含钾的食物，如海带、紫菜、菠菜、山药、香蕉、枣、坚果、浓肉汤、菜汤等。

根据患者的尿量适当控制液体摄入，一般计算方法是前一天患者尿量+500mL。严重水肿、少尿或无尿者液体入量应低于1 000mL/d。

（四）用药护理

急性肾炎主要的病理生理改变是水钠潴留，细胞外液容量增大，发生水肿、高血压，直至循环过度负荷，心功能不全，故利尿降压是对症治疗的重点。

1. 利尿剂　高度水肿者使用利尿剂，达到消肿、降压，预防心、脑并发症的目的。常用噻嗪类利尿剂，如使用氢氯噻嗪25mg，每日2～3次口服。必要时给予襻利尿剂，如呋塞米20～60mg/d，注射或分次口服。一般不用保钾利尿剂。长期使用利尿剂可以发生电解质紊乱（如低血钾等）、低氯性代谢性碱中毒、继发性高尿酸血症、高血糖及高脂蛋白血症等，护士应严密观察患者有无不良反应。

2. 降压药物　积极而稳步地控制血压可增加肾血流量，改善肾功能，预防心、脑并发症。常用的药物为普萘洛尔20～30mg，每日3次口服。还可使用钙通道阻滞剂如硝苯地平20～40mg/d，分次口服，或者使用血管扩张药如肼屈嗪25mg，每日2次。

3. 抗炎药物　有上呼吸道或皮肤感染者，应选用无肾毒性抗生素治疗，如青霉素、头孢霉素等，一般不主张长期预防性使用抗生素。反复发作的慢性扁桃体炎，待肾炎病情稳定后（尿蛋白少于+，尿沉渣红细胞少于10个/高倍视野）可做扁桃体摘除。术前术后两周注射青霉素。

4. 中药治疗　本病多属实证，根据辨证可分为风寒、风热、湿热，因此可分别予以宣肺利尿、凉血解毒等疗法。但应注意目前有文献报道防己、厚朴和马兜铃等中药可引起肾间质炎症和纤维化，应避免应用上述中药。

（五）透析治疗的护理

少数发生急性肾衰竭而有透析指征时（参见“慢性肾衰竭护理”），应及时给予透析（血液透析或腹膜透析均可）。特别是下列两种情况：

（1）出现急性肾衰竭，特别是发生高血钾时。

（2）严重水钠潴留，引起急性左心衰竭者。由于本病具有自愈倾向，肾功能多可逐渐恢复，一般不需要长期维持透析。

（六）健康教育

（1）指导患者积极锻炼身体，增强体质，改善身体防御功能，减少感冒的发生，改善环境卫生，注意个人清洁卫生，避免或减少上呼吸道及皮肤感染，可降低急性肾炎的发病率。嘱患者及家属一旦发生感染应及时使用抗菌药物，重视慢性疾病治疗，如慢性扁桃体炎、咽炎、龋齿、鼻窦炎及中耳炎。在链球菌流行时可短期使用抗菌药物以减少发病。

（2）指导患者避免接触有害于肾的因素，如劳累、妊娠及应用肾毒性药物，如氨基糖苷类抗生素。

（3）教会患者及家属计算出入量、测量体重和血压的方法。

（4）指导患者及家属有关药物的药理作用、剂量、不良反应及服用时的注意事项。

（5）嘱患者病情变化时应及时就医，不可耽误。

（6）病情预后：患者可于1～4周内出现利尿、消肿、降压。仅6%～18%的患者遗留尿异常和高血压而转成慢性肾炎，只有不到1%的患者可因急性肾衰竭救治不当而死亡。

七、预期结果与评价

（1）患者的水、电解质保持平衡，水肿减轻，无体液潴留。

（2）患者体重维持在正常范围内，无营养不良的表现。

（3）患者能充分休息。

（4）护士及时发现患者有无并发症出现。

（5）患者皮肤完整，无受损。

（路红梅）

第二节　急进性肾小球肾炎护理

一、概述

急进性肾小球肾炎是以急性肾炎综合征、肾功能急剧恶化、多早期出现少尿型急性肾衰竭为临床特征，病理类型为新月体肾小球肾炎的一组疾病。根据免疫病理可分为三型：Ⅰ型（抗肾小球基膜型）、Ⅱ型（免疫复合物型）、Ⅲ型（无免疫复合物）。

二、病因及发病机制

引起急进性肾炎的有下列疾病：

（一）原发性肾小球疾病

（1）原发性弥漫性新月体肾炎。

（2）继发于其他原发性肾小球肾炎：如膜增殖性肾小球肾炎、IgA 肾炎等。

（二）继发于全身性疾病

急性链球菌感染后肾小球肾炎、急性感染性心内膜炎、系统性红斑狼疮，肺出血－肾炎综合征等。

三、病理

病理类型为新月体肾小球肾炎。光镜下以广泛的大新月体形成为主要特征，病变早期为细胞新月体，后期为纤维新月体。另外，Ⅱ型常伴有肾小球内皮细胞和系膜细胞增生，Ⅲ型常可见肾小球节段性纤维素样坏死。免疫病理学检查是分型的主要依据，Ⅰ型 IgG 和 C3 呈光滑线条状沿肾小球毛细血管壁分布；Ⅱ型 IgG 和 C3 呈颗粒状沉积于系膜区及毛细血管壁；Ⅲ型肾小球内无或仅有微量免疫沉积物。电镜下可见Ⅱ型电子致密物在系膜区和内皮下沉积，Ⅰ型和Ⅲ型无电子致密物。

四、护理评估

（一）健康史

护士要询问患者有无近期感染，特别是皮肤及上呼吸道感染（如近期得过皮肤脓疱疮、咽炎、扁桃体炎等）。有无近期外出或旅游而暴露于病毒、细菌、真菌或寄生虫的情况。

（二）身体评估

患者可有前驱呼吸道感染，起病多突然，病情急骤进展。急性肾炎综合征（血尿、蛋白尿、水肿、高血压）、早期出现少尿或无尿、进行性肾功能恶化并发展成尿毒症，为其临床特征。患者常伴有中度贫血。此病可有三种转归：①在数周内迅速发展为尿毒症。②肾功能损害的进行速度较慢，在几个月或 1 年内发展为尿毒症。③少数患者治疗后病情稳定，甚至痊愈或残留不同程度肾功能损害。

（三）辅助检查

（1）血尿素氮及肌酐呈持续性增高，内生肝酐清除率明显降低，不同程度的代谢性酸中毒及高血钾，血钙一般正常，血磷也在正常范围，镜下血尿。

（2）血常规有贫血表现。

（3）免疫学检查异常主要有抗 GBM 抗体阳性（Ⅰ型）、ANCA 阳性（Ⅲ型）。此外，Ⅱ型患者的血循环免疫复合物及冷球蛋白可呈阳性，并可伴血清补体 C3 降低。

（四）心理社会评估

（1）评估患者对疾病的反应，护士要耐心听取患者的倾诉以判断他（或她）对患病的态度。

（2）评估可能会帮助患者的家属、朋友、重要关系人的能力。

（3）评估患者及其家属对疾病治疗的态度。

五、护理诊断及医护合作性问题

1. 营养不良：低于机体需要量　与食欲不振，摄入量减少有关。
2. 潜在并发症　急性充血性心力衰竭、高血压脑病、急性肾衰竭。
3. 有感染的危险　与机体免疫力低下有关。
4. 体液过多　与肾功能损害、水钠潴留有关。
5. 焦虑　与缺乏诊断及治疗的相关知识，或对治疗及预后不可知有关。

六、计划与实施

急进性肾小球肾炎的治疗包括针对急性免疫介导性炎症病变的强化治疗以及针对肾病变后果的对症治疗两方面。总体治疗目标是患者能够维持营养平衡、维持出入量平衡、维持水电解质和酸碱平衡、无感染发生、焦虑程度减轻。

（一）一般治疗及护理

患者应卧床休息，进低盐、低蛋白饮食，每日每公斤体重所给蛋白质量及水分可按急性肾炎原则处理，纠正代谢性酸中毒及防治高钾血症。注意个人卫生，保持皮肤清洁，要经常用温水擦洗，剪短指甲以免抓破皮肤。保持床铺被褥整洁、干燥、平整，预防皮肤感染。一旦发生感染后及早给予青霉素或敏感抗生素治疗。

（二）强化血浆置换疗法

应用血浆置换机分离患者的血浆和血细胞，弃去血浆，以等量正常人的血浆和患者血细胞重新输入体内，以降低血中抗体或免疫复合物浓度。通常每日或隔日1次，每次置换血浆2～4L，直到血清抗体或免疫复合物转阴、病情好转，一般需置换10次左右。该疗法需配合糖皮质激素及细胞毒药物，以防止在机体大量丢失免疫球蛋白后大量合成而造成反跳。该疗法适用于各型急进性肾炎，但主要适用于Ⅰ型。

（三）甲泼尼龙冲击伴环磷酰胺治疗

以抑制炎症反应，减少抗体生成，为强化治疗之一。甲泼尼龙500～1 000mg溶于5%葡萄糖液中静脉点滴，每日或隔日1次，3次为一疗程。甲泼尼龙冲击疗法也需伴以泼尼松及环磷酰胺口服治疗。甲泼尼龙冲击时护士应注意观察有无感染和水、钠潴留等不良反应。

（四）替代治疗

急性肾衰竭已达透析指征者，应及时透析。肾移植应在病情静止半年后进行。

（五）健康教育

护士应给患者相关指导，包括用药、饮食、活动的方法。教育患者增强自我保健意识，预防感染，防止受凉；呼吸道感染高发季节应避免或尽量减少到人群密集的场所，以避免发生感染，加重病情。一旦发生感染后应及早就医。

七、预期结果与评价

（1）患者能够维持营养平衡。
（2）患者无感染发生。
（3）患者维持出入量平衡。
（4）患者维持水电解质和酸碱平衡。
（5）患者主诉焦虑程度减轻。

（路红梅）

第三节 慢性肾小球肾炎护理

一、概述

慢性肾小球肾炎简称慢性肾炎，是以蛋白尿、血尿、水肿、高血压为基本临床表现，起病方式各不相同，病程迁延，进展缓慢，可有不同程度的肾功能减退，最终将发展为慢性肾衰竭的一组肾小球病。慢性肾小球肾炎可发生于任何年龄，但多见于青壮年，男性多于女性。

二、病因及发病机制

多数患者病因不明，急性链球菌感染后肾炎迁延不愈，可转为慢性肾炎。大部分慢性肾炎与急性肾炎之间并无明确关系，可能是由于各种细菌、病毒、原虫、支原体、真菌、药物及毒物侵入体内后通过免疫机制、炎症介质因子及非免疫机制等引起本病。目前乙型肝炎病毒感染所致的肾炎，已引起人们的重视。

（1）免疫机制：一般认为是变态反应所致的肾小球免疫性炎症损伤，大部分是免疫复合物型。循环免疫复合物沉积于肾小球，或由于肾小球原位的抗原与抗体形成复合物而激活补体，引起肾组织损伤。

（2）非免疫机制：①肾内血管硬化：肾小球病变能引起肾内血管硬化，加重肾实质缺血性损害。肾脏病理检查显示，慢性肾炎患者的肾小动脉血管硬化的发生率明显高于正常肾脏，而硬化的小动脉可进一步引起肾缺血从而加重肾小球的损害。②高血压加速肾小球硬化：在肾炎后期，患者可因水、钠潴留等因素而出现高血压，持续的高血压会引起缺血性改变，导致肾小动脉狭窄、闭塞，加速肾小球的硬化。③高蛋白负荷的影响：高蛋白饮食使肾血流量及肾小球滤过率增加，持续的高灌注及高滤过最终将导致肾小球硬化。④肾小球系膜的超负荷状态：正常时肾小球系膜具有吞噬、清除免疫复合物及其他蛋白质颗粒的功能，是一种正常保护性作用。当超负荷时，为了吞噬这些物质，促使系膜细胞增生，系膜基质增多，系膜区明显扩张，终于使肾小球毛细血管阻塞、萎缩。

三、病理

常见的为系膜增生性肾小球肾炎、膜性肾病、系膜毛细血管性肾小球肾炎及局灶性节段性肾小球硬化等。早期可表现为肾小球内皮细胞及系膜细胞增生，基底膜增厚；晚期肾皮质变薄、肾小球毛细血管袢萎缩，发展为玻璃样变或纤维化，剩余肾单位呈代偿性增生与肥大，使肾表面呈颗粒状，肾体积缩小，最后呈“固缩肾”。除肾小球病变外，尚可伴有不同程度肾间质炎症及纤维化，肾小管萎缩，肾内小血管硬化等。

四、护理评估

（一）健康史

详细询问患者有无急性肾小球肾炎及其他肾病史，就诊情况和治疗经过，家族中有无类似疾病者等。

（二）身体评估

慢性肾炎多发生于青壮年，出现症状时的年龄多在 20～40 岁。起病多隐匿，进展较缓慢（2～3 年至数十年不等）。大多数慢性肾炎患者无明显的急性肾炎史，小部分则是由急性肾炎迁延不愈而进入慢性阶段。由于慢性肾炎是一组病因和病理改变不完全相同的疾病，故临床表现有很大差异，现将慢性肾炎的共同性表现，归纳如下。

1. 尿液异常改变　尿异常几乎是慢性肾炎患者必有的症状。蛋白尿和血尿出现较早，多数为轻度蛋白尿和镜下血尿，部分患者可出现大量蛋白尿或肉眼血尿。多数患者由于蛋白尿因而排尿时泡沫明显增多且不易消失，尿蛋白含量不等，一般常在1~3g/d，亦可呈大量蛋白尿（>3.5g/d）。在尿沉渣中常有颗粒管型和透明管型，伴有轻度至中度血尿，偶有肉眼血尿。

2. 水肿　大多数患者有不同程度的水肿，轻者仅面部、眼睑和组织疏松部位轻至中度可凹性水肿，一般无体腔积液。水肿重时则遍及全身，并可有胸腔或腹腔积液，少数患者始终无水肿。

3. 高血压　大多数慢性肾炎患者迟早会出现高血压，有些患者以高血压为首发症状，多为中等度血压增高，尤其以舒张压增高明显。血压可持续性升高，亦可呈间歇性升高。有的患者因血压显著增高而出现头胀、头晕、头痛、失眠、记忆力减退。持续高血压数年之后，可使心肌肥厚，心脏增大，心律失常，甚至发生心力衰竭。患者可伴有“慢性肾炎眼底改变”，即眼底视网膜动脉变细、迂曲反光增强和动静脉交叉压迫现象，少数可见絮状渗出物和出血。

4. 肾功能损害　慢性肾炎的肾功能损害呈慢性进行性损害，早期主要表现为肾小球滤过率下降，多数患者在就诊时未降到正常值的50%以下，因此血清肌酐及尿素氮可在正常范围内，临床上不出现氮质血症等肾功能不全的症状。后期随着被损害的肾单位增多，肾小球滤过率下降至正常值的50%以下，若这时在应激状态（如外伤、出血、手术或药物损害等）下，加重肾脏的负担，则可发生尿毒症症状。进展快慢主要与病理类型相关，如系膜毛细血管性肾炎进展较快，膜性肾病进展较慢，但也与是否配合治疗、护理和有无加速病情发展的因素，如感染、劳累、血压增高及使用肾毒性药物等有关。

5. 贫血　慢性肾炎在水肿明显时，可有轻度贫血，这可能与血液稀释有关。如有中度以上贫血，多数是与肾内促红细胞生成素减少有关，表明肾单位损伤严重。

（三）实验室检查及辅助检查

1. 尿液检查　尿蛋白为轻度至中度增加，定性为+~++，定量常在1~3g/d，尿沉渣可见红细胞增多和管型。

2. 血液检查　早期血常规检查多正常或轻度贫血。晚期红细胞计数和血红蛋白明显下降。晚期肾功能检查示血肌酐和尿毒氮增高，内生肌酐清除率下降。

3. B超　晚期可见肾脏缩小，皮质变薄，肾脏表面不平，肾内结构紊乱。

4. 肾活检病理检查　有助于确诊本病，判明临床病理类型、指导治疗及预后。

（四）心理社会评估

（1）患者对疾病的反应，如焦虑、否认、悲观情绪。

（2）家庭成员对疾病的认识及应对能力，是否能督促患者按时服药、定期复诊。

（3）患者及家属有无坚持长期用药的思想准备，如果患者最终发展为慢性肾衰竭，是否有足够的经济基础以保证患者的终生用药及透析治疗。

五、护理诊断与医护合作性问题

1. 营养失调：低于机体需要量　与食欲降低有关。
2. 活动无耐力　与低蛋白血症有关。
3. 体液过多　与肾小球滤过率下降有关。
4. 知识缺乏　缺乏慢性肾炎治疗、护理知识。
5. 预感性悲哀　与疾病的漫长病程及预后不良有关。

六、计划与实施

通过积极地治疗与护理，患者食欲增加，营养状况得到改善，患者水肿等症状得到缓解，能遵医嘱按时、准确地服用药物并坚持合理饮食。在进行健康教育之后，能够积极参与自我护理。患者焦虑感或恐惧感减轻，情绪稳定。

（一）饮食护理

视患者水肿、高血压和肾功能情况控制盐、蛋白质和水的摄入。给予优质蛋白、低磷饮食，以减轻肾小球毛细血管高压力、高滤过状态，延缓肾小球硬化和肾功能减退。有明显水肿和高血压者需低盐饮食。

（二）用药护理

药物治疗的目的主要是保护肾功能，延缓或阻止肾功能的下降。

1. 利尿降压药物　积极控制高血压是防止本病恶化的重要环节，但降压不宜过低，以避免肾血流量骤减。有钠水潴留容量依赖性高血压患者可选用噻嗪类利尿药，如氢氯噻嗪，一般剂量为12.5～50mg，1次或分次口服。对肾素依赖性高血压则首选血管紧张素转换酶抑制剂，如贝那普利10～20mg，每日1次。此外，常用钙拮抗剂，如氨氯地平5～10mg，每日1次。也可选用β受体阻断药，如阿替洛尔12.5～25mg，每日2次。高血压难控制时可选用不同类型降压药联合应用。近年研究证实，血管紧张素转换酶抑制剂延缓肾功能恶化的疗效，并不完全依赖于它的降全身高血压作用，已证实该类药对出球小动脉的扩张强于对入球小动脉的扩张，所以能直接降低肾小球内高压，减轻高滤过，抑制系膜细胞增生和细胞外基质的堆积，以减轻肾小球硬化，延缓肾衰竭，故此药可作为慢性肾炎患者控制高血压的首选药物。应用血管紧张素转换酶抑制剂时应注意防止高钾血症，血肌酐大于350μmol/L的非透析治疗患者不宜使用。

2. 血小板解聚药　长期使用血小板解聚药可延缓肾功能减退，应用大剂量双嘧达莫或小剂量阿司匹林对系膜毛细血管性肾小球肾炎有一定疗效。

3. 糖皮质激素和细胞毒药物　一般不主张积极应用，但患者肾功能正常或仅轻度受损，肾体积正常，病理类型较轻，尿蛋白较多，如无禁忌者可试用。

（三）活动与休息

慢性肾炎患者若无明显水肿、高血压、血尿、尿蛋白及无肾功能不全表现者可以从事轻度的工作或学习，但不能从事重体力劳动、避免劳累、受寒、防止呼吸道感染等。有明显水肿、血尿、持续性高血压或有肾功能进行性减退者，均应卧床休息和积极治疗。若有发热或感染时，应尽快控制。

（四）健康教育

（1）护士应告诉患者常见的诱发因素：慢性肾炎病因尚未明确，但反复发作常有明显的诱因，如感染、劳累、妊娠等。应向患者及家属解释各种诱因均能导致慢性肾炎的急性发作，加重肾功能的恶化，必须尽量避免这些诱发因素。

（2）慎用或免用肾毒性及诱发肾损伤的药物：药物引起的肾损害有两种类型，一类是药物本身具有肾毒性，如氨基糖苷类抗生素（包括新霉素、庆大霉素、妥布霉素、阿米卡星和链霉素等）、先锋霉素、二性霉素、顺铂及造影剂也是具有肾毒性的药物。另一类是药物可引起过敏反应而导致肾损害，此类药物常见的有磺胺药、非类固醇类消炎药（如吲哚美辛、布洛芬、芬必得等）、利福平等。

（3）戒烟戒酒，不要盲目相信甚至服用“偏方秘方”药物。

（4）告诉患者一旦出现水肿或水肿加重、尿液泡沫增多、血压增高或有急性感染时，应及时到医院就诊。

七、预期结果与评价

（1）患者的营养状况能最大限度地促进康复，防止病情恶化。

（2）患者能充分地休息，有充足的睡眠。

（3）患者的水、电解质能保持平衡。

（4）患者能正视自己的疾病，积极参与自我护理。

（5）患者情绪状态稳定，焦虑、悲哀程度减轻。

（路红梅）

第四节 急性肾衰竭护理

一、概述

急性肾衰竭，是由多种病因引起的一种临床综合征，表现为肾功能在短时间内（几小时至数几天）急剧地进行性下降，代谢废物排出急剧减少，血肌酐和尿素氮升高、水电解质和酸碱平衡紊乱及全身各系统并发症。

急性肾衰竭是临床较常遇到的一种危重疾病。如能迅速采取有效的治疗及护理措施，多数病例是可逆转的。

二、病因及发病机制

（一）病因

急性肾衰竭的病因很多，临床上分为肾前性、肾性和肾后性三种。

1. 肾前性　是指肾脏本身无器质性病变，由某些引起有效循环血容量不足、心输出量下降、肾血管收缩等因素导致肾脏血流灌注量减少，以致肾小球滤过率降低。常见的肾前性急性肾衰竭的病因有：

（1）血容量不足：各种原因引起的大出血，如胃肠道大出血、产后大出血、严重外伤、外科手术导致出血过多等；烧伤及创伤面大量渗液、严重脱水、过度出汗导致大量体液从皮肤丧失；剧烈呕吐、腹泻等造成胃肠道液体大量丢失；长期大量使用利尿剂等。

（2）心输出量减少：严重的心肌病和心肌梗死所导致的泵衰竭，严重心率失常引起的血循环不良等均可导致心排出量减少，致使肾血灌注量减少。

（3）有效动脉血流量减少和肾内血流动力学改变，包括肾前小动脉收缩和肾后小动脉扩张。

2. 肾性　由于肾实质损伤所致。最常见的是肾缺血或肾毒性物质损伤肾小管上皮细胞。常见的肾性因素有：急性肾小管坏死，占所有急性肾衰竭病例的75%～80%；急性肾间质病变；肾小球和肾血管病变。引起急性肾小管坏死的因素如下：

（1）缺血性病变：为急性肾小管坏死最常见的原因，各种肾前性因素如未能及时得到纠正，则可继续发展导致肾小管坏死。

（2）药物及中毒：①金属盐类：汞、铅、砷、金、银、铜等。②有机溶剂：甲醇、甲苯、四氯化碳、氯仿等。③抗生素：氨基苷类抗生素是药物所致急性肾小管坏死的主要原因，常见的有卡那霉素、庆大霉素、阿米卡星、多黏菌素B、妥布霉素、新霉素、链霉素等。其他的抗生素有磺胺类药物、四环素、甲氧苯青霉素、先锋霉素、两性霉素及利福平等。④其他药物：抗癌药物（如顺铂）、血管紧张素转移酶抑制剂（ACEI）、雷公藤、非甾体类抗炎药，如对乙酰氨基酚、保泰松等。⑤造影剂。⑥生物毒素：蛇毒、蜂毒、鱼胆毒、毒蕈等。

（3）血管内溶血：当血型不合输血后，产生大量血红蛋白及红细胞破坏产物，血红蛋白在肾小管腔中形成管型，堵塞管腔，引起急性肾小管坏死。另外，使用奎宁、磺胺等药物，严重感染、毒素如蛇毒，蜂毒，烧伤等亦可诱发急性溶血，引起肾小管坏死。

3. 肾后性　多种原因的急性尿路梗阻所致。梗阻可发生在尿路从肾盂到尿道的任一水平。肾后性急性肾衰竭较少见，多数可逆。及时解除梗阻可使肾功能迅速恢复正常。引起尿路梗阻的病因有：①结石、肿瘤或坏死组织引起的输尿管内梗阻。②肿瘤压迫、粘连及纤维化病变引起的输尿管外梗阻。③前列腺肥大、前列腺癌、膀胱肿瘤、盆腔肿瘤等引起下尿路梗阻等。

（二）发病机制

急性肾衰竭的发病机制尚有争议，一般认为不同病因、不同的病理损害类型，有其不同的始动机制和持续发展因素。目前对于缺血所致的急性肾小管坏死的发病机制，主要有以下解释。

1. 肾血管血流动力学的改变　实验证明几乎所有的急性肾小管坏死均有肾血流量的减少，故不少学者认为它是病因。由于肾血流量重新分布，肾皮质血流量减少，肾髓质充血，导致肾小球的滤过率降低。

2. 肾小管上皮细胞代谢障碍　主要为缺氧所致。

3. 肾小管上皮细胞陀螺、管腔中管型形成　该学说认为，变性坏死的上皮细胞及脱落的微绒毛碎片或血红蛋白、肌红蛋白等可阻塞肾小管，导致阻塞部位以上的肾小管内压增高，继而使肾小囊内压升高，当囊内压力 + 肾小球毛细血管内胶体渗透压 = 毛细血管内静水压时，遂导致肾小球滤过停止。

三、病理

由于病因及病情严重程度不同，病理改变可有显著差异，轻者仅肾小管轻微病变，重者可有肾小管的广泛变性和坏死。一般肉眼检查可见肾脏增大而质软，剖面可见肾髓质呈暗红色，皮质肿胀，因缺血而呈苍白色。光镜检查可见肾小管上皮变薄、肿胀、坏死，管腔内有脱落的上皮、管型和炎症渗出物。肾间质可有不同程度的炎症细胞浸润和水肿。肾中毒所致者，病变多为近端小管上皮细胞融合样坏死，而基膜完整。肾缺血所致者，小管细胞多呈灶样坏死，分散于肾小管各段中，基底膜常遭破坏。有些病者的肾小管在普通光镜下没有改变，但用电子显微镜检查常可见到上皮细胞的线粒体变形，内浆网消失，微绒毛脱失等变化。

一般在一周左右，如基底膜仍完整存在，则肾小管上皮细胞可迅速再生，恢复病前的原状，但如基底膜已破坏，则上皮细胞不会再生而形成结缔组织瘢痕。

四、护理评估

（一）健康史

护士应详细询问可能会导致急性肾衰竭的原因，如失血、失液、败血症等所致的周围血管扩张而导致有效循环容量不足；心肌病变所致的心排出量减少；服用过肾毒性药物或接触过肾毒性物质。了解患者过去有无慢性肾脏疾病史及患者家族中有无肾脏疾病史等。

（二）身体评估

急性肾小管坏死是急性肾衰竭最常见的临床类型。通常按其病因分为缺血性和肾毒性。临床表现包括原发疾病、急性肾衰竭引起的代谢紊乱和并发症等三个方面。典型的急性肾衰竭可分为起始期、维持期和恢复期等三个阶段。

1. 起始期　指典型肾前性氮质血症至肾小管坏死之前这一阶段。此期有严重肾缺血，但尚未发生明显的肾实质损伤，若及时治疗可避免 ATN 的发生。此期以远发病的症状体征为主要临床表现，伴有尿渗透压下降。历时较短，仅数小时至 1 ~ 2d，肾损害可逆转。

2. 维持期　又称少尿期。一般为 7 ~ 14d，平均 10d，极少数可达 30 ~ 70d。肾小球滤过率保持在低水平，许多患者可出现少尿，也有些患者没有少尿，尿量在 400mL/d 以上，甚至 1 000 ~ 2 000mL，这称为“非少尿型”急性肾衰竭，预后往往较好。不论尿量是否减少，随着肾功能减退，临床上出现一系列尿毒症症状。

（1）水、电解质紊乱

1）水肿：患者可表现为全身水肿，体重增加，严重时出现肺水肿、脑水肿、急性心力衰竭等而危及生命。临床上脑水肿常较突出，表现为极度衰弱无力、头痛、视力迷糊、嗜睡、躁动、惊厥等一系列精神及神经的症状。

2）高钾血症：高钾血症是少尿期常见的死亡原因之一，主要是因为肾脏排泄钾减少。另外，体内存在高分解状态所致蛋白分解，释放出大量钾离子，或静脉内滴注含钾药物，摄入含钾较多的食物或饮料以及大量输库存血等因素均可引起或加重高钾血症。患者表现为四肢乏力、感觉异常、肌腱反射消失、恶心、呕吐等神经肌肉系统症状，以及心率减慢、心律失常、传导阻滞，甚至心搏骤停等心脏方面的表现。

3）低钠血症：主要是由于水分过多所致的稀释性低钠血症，另外由于肾小管受损，其保留钠的功能受到破坏，大量钠被排出，亦可造成低钠血症。低钠血症可使血渗透浓度下降，导致水分向细胞内渗透，从而出现细胞水肿，表现为急性水中毒、脑水肿症状，并可加重酸中毒。

4）低钙血症、高磷血症：低钙血症是由于肾脏受损后，无法激活维生素 D，从而抑制了钙的吸收，造成低钙血症。高磷血症是由于肾脏不能将磷排出体外，以至于在体内蓄积。

（2）代谢性酸中毒：主要是因为肾脏排泄酸性代谢产物能力降低以及高分解状态使酸性代谢产物增加导致，表现为疲倦、嗜睡、深而快的呼吸、食欲不振、腹痛、恶心呕吐甚至昏迷等。

（3）氮质血症：由于氮质和其他代谢废物排出减少和高分解状态存在，血中尿素氮及肌酐升高。

（4）各系统临床综合征：全身各系统均可受累，表现与慢性肾衰竭相似的症状：①首先出现消化道系统：表现为食欲不振、恶心呕吐、腹胀腹痛、腹泻便秘。②呼吸系统：可有肺水肿、尿毒症肺炎、肺泡及间质大量纤维素渗出、呼吸功能减退等表现。③循环系统：表现为高血压、心肌病变、心律失常及心功能衰竭等。④中枢神经系统：可出现精神失常、躁动、嗜睡、扑翼样震颤、惊厥、昏迷等症状。⑤造血系统：因红细胞生成功能受抑制，寿命缩短，因而出现贫血、血小板数量减少、功能障碍及有严重的出血倾向。

3. 恢复期　此期肾小管上皮细胞再生、修复，肾小管完整性恢复。肾小球滤过率逐渐恢复至正常或接近正常范围。少尿性患者开始出现利尿，可有多尿表现，每天尿量可达 3 000～5 000mL，甚至更多。持续时间多为 1～3 周或更长，继而恢复正常。与肾小球滤过功能恢复相比，肾小管浓缩功能的恢复相对延迟，常需数月至 1 年后才能恢复。若肾功能持久不恢复，可能提示肾脏遗留永久性损伤。一般认为，病者年龄越大，少尿期持续时间越长，并发症越多，肾功能的恢复越差。

（三）实验室及辅助检查

1. 血液检查　可有轻中度贫血，血肌酐每日平均增 >44.2μmol/L，血清钾浓度常大于 5.5mmol/L，血气分析示代谢性酸中毒。血钠浓度可正常或偏低，血钙可降低，血磷升高。

2. 尿液检查　尿液外观多混浊。尿蛋白多为 +～++，以中小分子蛋白质为主。尿沉渣检查可见肾小管上皮细胞、颗粒管型、上皮细胞管型及少量红、白细胞等。尿比重降低且固定，多低于 1.015。尿渗透浓度低于 350mOsm/L，尿与血渗透浓度之比低于 1.1。

3. 影像学检查　B 超显示肾脏体积增大或呈正常大小。尿路超声显像对排除尿路梗阻和慢性肾功能不全很有帮助。

4. 肾活检　是重要的检查手段。在排除了肾前性和肾后性因素之外，凡诊断不明均应做肾活检以明确诊断，决定治疗方案及估计预后。

（四）心理社会评估

急性肾衰竭是危重病之一，尤其在少尿期，患者可有濒死感、恐惧感，护理人员应仔细评估患者对疾病的反应、采取的态度、接受的程度及应对能力。评估患者家庭和社会支持系统的情况、他们对疾病的了解程度、焦虑水平及应对机制。护士应在诊断和治疗阶段给予患者和家属支持。

五、护理诊断及医护合作性问题

1. 体液过多　与水钠潴留有关。

2. 潜在的并发症　猝死、高血压脑病、急性左心衰竭、心律失常、心包炎、多脏器功能衰竭、DIC 等。

3. 有感染的危险　与机体免疫力低下有关。

4. 营养失调：低于机体需要量　与恶心、呕吐、食欲下降及饮食受到限制有关。

5. 恐惧　与肾功能急剧恶化、病情重等因素有关。

六、计划与实施

由于急性肾衰竭多为可逆的，任何治疗手段都应注意不要加重肾脏损害。治疗及护理重点在少尿期。应尽量减少少尿期的各种紊乱，纠正水电解质和酸碱平衡紊乱，积极治疗心力衰竭、心律失常、脑病、应激性溃疡病大出血等严重的并发症，有条件者应尽量采取透析疗法。多尿期的治疗主要是防止电解质及水的负平衡，同时还应当防止感染。

急性肾衰竭患者的总体治疗目标是患者能够维持营养平衡、维持出入量平衡、维持水电解质和酸碱平衡、无感染发生、焦虑程度减轻。

（一）少尿期的护理

1. 一般护理　如以下内容所述。

（1）心理护理：急性肾衰竭是危重病之一，患者可有濒死感、恐惧感，护士应协助患者表达对疾病的感受，了解患者对疾病的态度。在护理过程中，护士应向患者及其家属详细解释疾病发展过程以降低其恐惧、焦虑及不安情绪。另外，当患者精神方面发生改变时，应向家属解释这是疾病导致的病理生理及心理上的改变，以解除家属的疑惑，并避免造成家属与患者间的隔阂。随时评估患者的悲伤情况，并给予情绪与心理的支持。

（2）观察病情：每日评估患者的精神状况。注意观测患者的血压变化、脉搏、体温、呼吸的频率，是否有 Kussmaul 呼吸（深而快的呼吸）。仔细观察患者皮肤的颜色、水肿情况、颈静脉是否有怒张、听诊肺部是否有啰音。记录 24h 出入量和体重变化，观察水肿的消长，进食情况，监测电解质的变化。进行心电监测，观察心率和心律的变化。监测电解质的变化。

（3）预防感染：协助患者进行口腔、皮肤、会阴部的清洁，静脉导管和留置尿管等部位应定期消毒，预防感染。根据细菌培养和药物敏感试验合理选用对肾无毒性或毒性低的抗菌药物治疗，并按肾小球滤过率来调整药物剂量。尽量避免使用有较强肾毒性药物的抗生素如氨基苷类、两性霉素等。

（4）休息、活动与营养：绝对卧床休息以减轻肾脏负担，抬高水肿的下肢。对于能进食的患者，给予高生物效价的优质蛋白，蛋白质的摄入量限制在 20g/d，并适量补充必需氨基酸。对有高分解代谢、营养不良及接受透析的患者，其蛋白质摄入量可适当放宽。给予高碳水化合物和高脂饮食，供给足够的热量，每日 35kcal/kg，保证机体正氮平衡。对于有恶心、呕吐的患者，可遵医嘱给予止吐药，并做好口腔护理，促进其食欲。不能经口进食者可用鼻饲或静脉补充营养物质。

2. 维持水、电解质、酸碱平衡　如以下内容所述。

（1）严格限制液体入量，坚持“量出为入”的原则 24h 补液量为前一日显性失液量 + 不显性失液量 - 内生水量。显性失液量是指前一日 24h 内的尿量、粪便、呕吐物、出汗、引流液及创面渗液等可以观察到的液量的总和；不显性失液量是指每日从呼气中丢失的水分和从皮肤蒸发丢失的水分。通常不显性失液量 - 内生水量按 500 ~600mL 计算。

（2）限制钠盐和钾盐：钠盐每日供给不超过 500mg。对有高血钾的患者，还应限制钾的入量，每日进量少于 2 000mg，少用或忌用富含钾的蔬菜、水果，如紫菜、菠菜、山药、坚果、香蕉、枣等。

（3）高钾血症的处理：一般来说，轻度的血钾升高（ <6mmol/L）只需密切观察和严格限制含钾多的食物及药物。如血钾继续升高，浓度超过 6mmol/L，心电图显示高而尖的 T 波、QRS 变宽、ST 压低时，应立即采取措施：①排出：使钾排出体外是最主要的治疗方法。中药（如大黄、公英、牡蛎）煎剂灌肠或口服阳离子交换树脂均可促使钾从消化道排出。②转移：使钾从细胞外转入细胞内，可暂时缓解高钾血症。例如可用 50% 葡萄糖液 50mL 加胰岛素 10IU 静脉滴注，以促使葡萄糖和钾离子等转移至细胞内合成糖原，注射后 30min 即可降低血钾 1 ~2mmol/L，维持时间可达数小时。③对抗：静脉输入钙、碱性药物，可直接对抗高血钾对心脏的毒性作用。如将 10% 的葡萄糖酸钙 10 ~20mL 在心电图的监护下缓慢（5min）静脉注入，可快速拮抗钾离子对心肌的毒性作用。④透析：血液透析或腹膜透析。

（4）纠正代谢性酸中毒：当血浆实际碳酸氢根低于 15mmol/L 时，应给予 5% 的碳酸氢钠 100 ~250mL 静脉滴注，根据心功能情况控制滴速，并动态随访监测血气分析。

3. 肾脏替代治疗　包括血液透析和腹膜透析治疗。

（二）多尿期的护理

多尿期治疗与护理的重点仍为维持水、电解质及酸碱平衡，控制氮质血症，治疗原发病和防止各种并发症。膳食中仍应严格控制蛋白质摄入量，每日应低于20g。进入多尿期5～7天，由于氮质血症有好转，可将蛋白质进量稍放宽，按0.5～0.8g/（kg·d）或45g/d供给。给予高糖、高维生素及高热量饮食。入液量按尿量的2/5计算，其中一半是生理盐水，另一半用5%～10%的葡萄糖液。每日尿量超过2 000mL时，应补充钾盐。

（三）恢复期的护理

一般无特殊处理，定期随访肾功能，避免使用对肾有损害的药物。待病情稳定后可恢复正常饮食，蛋白质供给量为1g/（kg·d），热能供给量为30～35kcal/（kg·d），供给充分的热量、维生素等。

（四）健康教育

出院前护士应明确患者和家属的需求，给患者相关指导，包括用药、饮食、活动的方法。定期门诊复查，检查尿液，出现症状立即就医。教育患者增强自我保健意识，预防感染，避免各种应激因素的发生。

七、预期结果与评价

（1）患者能够维持出入量平衡。

（2）患者能够维持水电解质和酸碱平衡。

（3）患者能够无感染发生。

（4）患者能够维持营养平衡。

（5）患者能够无恐惧，焦虑程度减轻。

（路红梅）

第五节　慢性肾衰竭护理

一、概述

慢性肾衰竭是常见的临床综合征。它发生在各种慢性肾脏病的基础上，缓慢地出现肾功能进行性减退，最终以代谢产物潴留，水、电解质和酸碱平衡紊乱为主要表现的一组临床综合征。按肾功能损害的程度可分为：①肾贮备能力下降期：GFR减少至正常的50%～80%，血肌酐正常，患者无症状。②氮质血症期：是肾功能衰竭的早期，GFR减少至正常的25%～50%，出现氮质血症，血肌酐高于正常，但<450μmol/L，通常无明显症状，可有轻度贫血、多尿和夜尿。③肾衰竭期：GFR减少至正常的10%～25%，血肌酐显著升高，贫血较明显，夜尿增多，水、电解质紊乱，可有轻度胃肠道、心血管症状和中枢神经系统症状。④尿毒症期：是肾功能衰竭的晚期，GFR减少至正常的10%以下，血肌酐>707μmol/L，临床表现和血生化异常十分显著。

二、病因及发病机制

（一）病因

各种原发性肾小球疾病如慢性肾小球肾炎、慢性肾盂肾炎、遗传性肾病、各种小管间质性肾病，以及各种继发性肾病如糖尿病肾病、高血压肾小动脉硬化症、多发性骨髓瘤等均可引起慢性肾衰竭。在我国引起慢性肾衰竭的主要疾病为慢性肾小球肾炎，其次为糖尿病肾病、高血压肾病、多囊肾、梗阻性肾病等。

（二）发病机制

慢性肾衰的发病机制复杂，至今尚未完全明了，主要学说有：

1. 尿毒症毒素学说　蛋白代谢毒性产物是尿毒症毒素学说的中心问题。蛋白代谢的终末产物主要是尿素，尿素本身的毒性很低，但当体内浓度很高时就会引起症状，如乏力、头痛、呕吐等。除了蛋白代谢产物外，还有以下几种毒素：①胍类：近年来证实尿毒症血清中有胍类物质聚积，胍类是某些氨基酸和肌酐的代谢产物，主要蓄积于细胞内液，随着浓度的升高，可以引起恶心、呕吐、腹泻、皮肤瘙痒、贫血、胃十二指肠溃疡、意识障碍等。②肠道细菌代谢产物：尿毒症时，肠道的细菌代谢产物不能排泄出去，在体内蓄积，形成毒素作用。③中分子物质：目前有关它的确切成分还不甚明了，但有人认为此物质与尿毒症脑病、周围神经病变、红细胞生成抑制、某些内分泌紊乱等有关。

2. 矫枉失衡学说　该学说认为，体内某些物质的积聚，并非完全由于肾脏排泄减少，而是肾小球滤过率下降后，机体在某些方面出现一种平衡适应过程，在此过程中又出现新的失调。如当肾小球滤过率降低时，血磷升高，后者刺激甲状旁腺功能，增加甲状旁腺素（PTH）分泌，抑制肾小管对磷的重吸收，促使血磷下降。虽然血磷下降，却导致了继发性甲状旁腺功能亢进，PTH 继续升高，最终形成毒性物质，出现尿毒症症状。

3. 健存肾单位学说　该学说认为当有一部分肾单位病变时，另一部分健存的肾单位进行代偿。但随着肾实质破坏继续进行，健存的肾单位越来越少，当健存的肾单位少于一半以上时，就会出现慢性肾衰竭的临床表现。

4. 其他　肾小球高压力、高灌注和高滤过学说，肾小管高代谢学说等。

三、病理

两侧肾对称性萎缩变小，色苍白，表面高低不平，呈细颗粒状，有时可有散在的小囊肿形成，肾体积小而质地硬，故称颗粒性固缩肾。切面可见肾皮质萎缩变薄，纹理模糊不清，皮髓质分界不明显，肾盂周围脂肪组织增多，小动脉壁增厚变硬。

镜下可见大量肾小球纤维化及玻璃样变，这些肾小球所属的肾小管萎缩、纤维化、消失。纤维组织收缩使纤维化、玻璃样变的肾小球相互靠近集中。有些纤维化的肾小球消失于增生的纤维结缔组织中，无法辨别原有的病变类型。存留的肾单位常发生代偿性肥大，肾小球体积增大，肾小管扩张。

四、护理评估

（一）健康史

询问患者及其家族成员是否患有肾脏或泌尿系统疾病，是否患有高血压、糖尿病、系统性红斑狼疮、肿瘤、关节炎、结核等可导致肾功能不全的疾病。既往用药情况，包括医师处方用药和患者自己服用的药物等。

（二）身体评估

慢性肾衰竭的症状非常复杂，可累及全身各个脏器和组织，并出现相应的症状。

1. 消化系统　是慢性肾衰竭患者最早和最常见的症状。首先表现为食欲不振、口淡无味及食后腹部胀闷感。随着病情的加重而出现恶心呕吐、腹胀腹痛、便秘、腹泻、口腔炎或口腔溃疡等。晚期患者呼气中可有尿味，部分患者可有胃黏膜损伤溃疡和出血，临床表现为柏油样便、呕血等。

2. 心血管系统　心血管系统并发症在慢性肾衰竭患者中甚为常见，主要包括高血压、尿毒症性心包炎和充血性心力衰竭。

（1）高血压和左心肥大：多数患者存在不同程度的高血压。导致高血压的原因主要是水钠潴留，也与肾素活性增加有关。长期的高血压会导致左心肥厚性扩张，心肌损害，心力衰竭和全身性小动脉硬化，其结果又可加重肾脏损害。个别可发展为恶性高血压。

（2）心包炎：可分为尿毒症性心包炎和透析相关性心包炎，后者主要见于透析不充分者。其临床表现与一般心包炎相同，但心包积液常为血性，可能与毛细血管破裂有关。严重者可发生心脏压塞。

（3）充血性心力衰竭：充血性心力衰竭占慢性肾衰竭患者主要的死亡原因。导致心力衰竭的主要原因是高血压和水钠潴留。患者可出现全身水肿、心跳加速、气促、不能平卧、呼吸困难、双肺有啰音、肝脏肿大、颈静脉充盈、肝颈回流征阳性等症状与体征。

（4）动脉粥样硬化：患者常有三酰甘油及胆固醇升高，其动脉粥样硬化发展迅速，也是主要的致死因素。

3. 呼吸系统　慢性肾衰竭患者由于毒素导致毛细血管通透性增高，因此容易发生尿毒症性肺水肿，极严重的尿毒症性肺水肿称为尿毒症性肺炎。尿毒症性肺炎是一种独特形式的肺部充血、水肿，患者不一定有全身体液过多，但却有特征性的心腔内压和肺楔压升高。另外由于患者自身免疫功能低下，容易并发支气管炎、支气管肺炎、间质性肺炎、尿毒症性胸膜炎及胸腔积液等。若发生酸中毒，可表现为深而长的呼吸。

4. 神经及肌肉系统　如以下内容所述。

（1）中枢神经系统表现：患者早期可出现疲乏、易激惹、注意力不集中、头昏、记忆力减退、失眠等症状。随着病情的加重，患者可出现性格和行为的改变，如情绪低落、定向力障碍、综合分析能力减弱，有的出现幻想、幻觉及幻听等精神症状，甚至出现自杀倾向。晚期患者可出现扑翼样震颤、手足抽搐，昏迷甚至死亡。

（2）周围神经病变：有75%的慢性肾衰竭患者有周围神经病变，早期主要侵犯感觉神经，表现为下肢远端的轻度感觉异常，晚期有膝反射和跟腱反射的丧失。患者可出现肢体麻木，有时有烧灼感，蚁走样不适，活动后好转，因此患者常不断移动下肢，出现所谓的“不宁腿”综合征。

（3）尿毒症肌病：主要表现为易于疲劳，肌无力，肌肉萎缩。严重者工作和生活能力受限，如上下楼梯、梳头等。

5. 血液系统　如以下内容所述。

（1）贫血：几乎所有的患者都有贫血，多为正常细胞正常色素性贫血。造成贫血的主要原因有促红细胞生成素分泌下降、毒素抑制红细胞的成熟并导致红细胞损伤致寿命缩短、铁摄入不足及造血物质如铁及叶酸的缺乏、各种原因引起的失血等。

（2）出血倾向：慢性肾衰竭患者出血较为常见，可能与血小板数目及功能障碍、血小板与血管壁的相互作用的改变有关。主要表现为皮下出血点、淤斑、鼻出血、牙龈出血、月经量增多乃至内脏（主要为胃肠道）出血、脑出血等。

6. 肾性骨营养不良症　又称肾性骨病，主要包括软骨病（小儿为肾性佝偻病）、纤维性骨炎、骨质疏松症、骨质硬化症。患者早期常无明显症状，晚期则可有行走无力、骨痛（多为骶骨、腰椎等处）、自发性骨折、骨骼变形、生长发育停滞等表现。

7. 内分泌系统　血浆甲状旁腺素增高，促红细胞生成素降低，1，25（OH）$_2D_3$不足，部分患者可有轻度甲状腺素降低。此外，患者常有性功能障碍，如性欲减退，男性精液和精子数目减少，精子活动能力较差等。女性可有闭经，并且有不孕症。

8. 皮肤　大多数慢性肾衰竭患者均有皮肤症状，其严重性随肾功能衰竭进展而加重。最常见的症状是皮肤瘙痒。由于尿素随汗液由皮肤排出从而形成尿素霜，因而更加重了瘙痒的程度。另外患者常有不同程度的皮肤干燥、脱屑、色素沉着等。

9. 水、电解质及酸碱平衡失调　如以下内容所述。

（1）水代谢障碍：慢性肾衰竭时由于肾脏浓缩尿液的功能减退而易出现夜尿、多尿，加上恶心呕吐、腹泻等因素，因此患者易失水。同时，由于肾排水能力差，当多饮水或补过多液体时，又易导致水钠潴留，可表现为水肿、血容量过多、高血压等，严重者可发生脑水肿、肺水肿或心力衰竭等。这种既易失水又易水过多，是慢性肾衰竭患者的重要特点。

（2）电解质紊乱

1）血钠：当肾单位大量丧失功能，CFR减退，肾脏钠排泄能力应下降，并导致水钠潴留和出现症状。但事实上，慢性肾衰竭者在较长的病程中，血清钠仍可维持在正常水平，直至终末期才出现钠排泄明显减少和钠潴留。

2）血钾：除非晚期当 GFR 低于 5mL/min，或有外伤因素等，血清钾常能维持在正常水平。

3）血钙：慢性肾衰竭患者常发生低钙血症，主要是由于肾脏损害，体内1，25（OH）$_2D_3$不足，直接影响肠道钙的吸收。

4）血磷：当 GFR 下降至正常的 1/5 时，血磷升高。

（3）酸碱失衡：当 CFR 低于正常人的 20% 时，患者开始有不同程度的代谢性酸中毒。早期表现很隐蔽，容易被一般症状所掩盖，如乏力、消化不良等。严重者，会出现呼吸加深、嗜睡、神志不清甚至昏迷等。

10. 感染　为主要死因之一。最常见的是肺部感染和尿路感染，而血透患者易发生动静脉瘘感染及肝炎等病毒感染。

（三）辅助检查

1. 血常规检查　血红蛋白 <80g/L，血小板数目正常或偏低，但功能下降。

2. 尿常规检查　慢性肾衰竭患者尿改变的共同点是：①尿渗透压减低：在450mOsm/kg 以下，比重低多在 1.010 以下。②尿量减少：多在 1 000mL/d 以下，晚期可出现少尿甚至无尿。③尿蛋白多在 + ~ + + +。④尿沉渣检查：可见红细胞、白细胞、上皮细胞、颗粒管型及蜡样管型等。

3. 肾功能检查　最常用且最能准确反应肾脏功能的指标是血清肌酐值和内生肌酐清除率。内生肌酐清除率 <80mL/min，则认为肾功能不全。

4. 血生化检查　血浆蛋白降低、血钙偏低、血磷升高等。血钾、血钠随病情而定，可有代谢性酸中毒。

5. B 超检查　可见双肾缩小，皮质变薄，肾脏内结构紊乱。

（四）心理社会评估

评估患者对疾病诊断和治疗的了解程度、焦虑水平和应对机制。询问患者的社会活动、工作形态、自我形象、性生活等社会心理方面的变化。由于慢性肾衰竭治疗费用昂贵，常导致患者及家属思想负担及经济负担过重，因此护士应了解患者及家属的心理活动情况、家庭经济情况以及家属对疾病的认识及对患者的关怀、支持程度。

五、护理诊断及医护合作性问题

1. 焦虑　与社会经济状况变化、情境危机等有关。
2. 有皮肤完整性受损的危险　与汗腺分泌减少、瘙痒、凝血异常等有关。
3. 有感染的危险　与机体免疫力低下，白细胞功能异常有关。
4. 营养失调：低于机体需要量　与恶心、呕吐、食欲下降、饮食限制等有关。
5. 体液过多　与尿量减少、水钠潴留有关。
6. 活动无耐力　与贫血、心脏病变等有关。
7. 潜在的并发症　高钾血症。

六、计划与实施

通过治疗和护理，患者能够维持出入量平衡，维持营养平衡，无感染发生，无并发症发生，主诉活动能力加强，皮肤无破损，主诉焦虑减轻。

（一）一般护理

1. 减轻焦虑　护士应为患者提供一个适当的环境，仔细倾听患者的感受，稳定患者的情绪。对于患者的病情，护士应以坦诚的态度，实事求是地帮助患者分析现实健康状况，分析有利条件及可能产生的预后，应使患者认识到心理健康对身体康复的重要性，激发其生存的欲望，同时提高对疾病的认识，树立战胜疾病的信心。告诉患者接受透析和肾移植治疗可使其生活质量明显改善，生命明显延长等，让患者重新建立自尊，确认自己的价值。另外，重视患者家属的紧张心理状态，对他们进行心理疏导，使他们心情放松，共同协助患者渡过难关。

2. 皮肤护理　评估患者皮肤的颜色、弹性及有无水肿等。应以温和的香皂或沐浴液做皮肤清洗，洗后涂以擦手油，以避免皮肤瘙痒，如需要时可遵医嘱给予患者止痒药剂，如炉甘石洗剂等。指导患者将指甲修整平整，并保持清洁，以防止患者在皮肤瘙痒时，抓破皮肤，造成感染。

3. 预防感染　嘱患者注意休息，避免受凉，受湿和过劳，防止感冒。慢性肾衰竭患者极易并发感染，特别是肺部和尿路感染，因此患者要讲究清洁卫生，加强口腔及会阴部清洁，以防止感染。如有感染，应立即予以治疗，及时针对病原菌选用敏感的抗生素，抗生素的剂量应根据肌酐清除率进行调整，避免使用有肾毒性的抗菌药物。

（二）饮食护理

饮食治疗在慢性肾衰竭的治疗中具有重要的意义，合理的营养膳食调配能减少体内氮代谢产物的积聚及体内蛋白质的分解，维持氮平衡，保证营养供给，增强机体抵抗力，减缓病情发展。

1. 限制蛋白质的摄入　蛋白质的摄入量，应根据肾小球滤过率（GFR）调整。一般认为，GFR 降至 50mL/min 以下时，便需进行蛋白质限制，其中约 50% 以上必须是富含必需氨基酸的蛋白质，如瘦肉、鱼类、鸡蛋、牛奶等，应少食富含植物蛋白的食物，如花生等。GFR 为 10～20mL/min 者，用 0.6g/（kg·d）；大于 20mL/min 者，可用 0.7g/（kg·d）。透析治疗的慢性肾衰竭患者，蛋白质供给量应增加，可按 1～1.2g/（kg·d）供给，其中优质蛋白占 50% 以上，首选蛋类和乳类。

2. 保证充足的热能　充足的热能可减少体内蛋白质的分解，供给量为 35～40kcal/（kg·d），即每日摄入 2 000～3 000kcal 热量。糖类和脂肪为热能的主要来源，且最好以纯淀粉类食品（如麦淀粉、玉米淀粉等）代替米、面等谷类食品，食用植物油。

3. 无机盐摄入　无机盐的供给量要根据病情随时调整。当出现水肿、高血压及心力衰竭时需采用无盐、低盐或低钠饮食。当患者血钾升高，尿量减少时，应限制膳食中的钾盐含量。含钾较高的食物有豆类、紫菜、菠菜、坚果、香蕉等。

4. 液体量　有水肿者，应限制盐和水的摄入。若水肿较重，可使用利尿剂。透析者要加强超滤。若水肿伴有稀释性低钠血症，应严格控制入水量，每日液体摄入量按前一日出量 +500mL 计算。血液透析的患者，控制液体入量，使两次透析期间体重增加不超过 2.5kg。

（三）对症治疗及护理

1. 改善钙、磷失衡　密切监测患者血清中钙、磷值。注意倾听患者有关骨痛的主诉，鼓励且协助患者做关节运动和散步，并提供安全的环境。遵医嘱给予并指导患者正确服用药物，患者常服用的药物有：①碳酸钙：此药是一种良好的肠道内磷结合剂，它既可减少磷从肠道的吸收使血磷降低，又可供给钙。②活性维生素 D_3：可促进肠道吸收钙，同时可抑制甲状旁腺素。③氢氧化铝：可抑制磷的吸收，但不宜长期服用，防止发生铝中毒。

2. 严密监测　血钾浓度，防止高钾血症的发生（见“急性肾衰竭护理”）。

3. 纠正代谢性酸中毒　轻度酸中毒时，可不予治疗。当 HCO_3^- 浓度低于 15mmol/L 时，需口服碳酸氢钠。严重酸中毒者，HCO_3^- 浓度低于 6.7mmol/L 时应立即给予静脉滴注，迅速纠正酸中毒。

4. 改善贫血状况　重组红细胞生成素（EPO）的应用，对于改善慢性肾衰竭患者贫血状况有明显效果。使用 EPO 后会发生一些不良反应，如高血压、头痛及癫痫发作，护士应严格监测患者的血压，及时倾听患者的主诉。贫血患者，组织氧合作用降低，容易引起疲劳、乏力等，护士应评估患者的活动及对这些活动的耐受力，指导患者有计划地进行活动，避免过度劳累。

5. 心力衰竭的治疗　引起心力衰竭的原因主要有水钠潴留、高血压和毒物的蓄积。治疗方法主要是血液透析和血液滤过。强心、利尿、解痉及扩血管药物也可应用，但疗效较差。

（四）血液净化疗法

血液净化疗法是用人工方法代替失去了的肾脏功能，使血液得到净化，以维持患者生命，血液净化疗法常用的有血液透析术及腹膜透析术。

（五）肾脏移植

是指将异体的健康肾脏移植给慢性肾衰竭患者，是目前终末期肾病患者最理想的治疗方法。

（1）手术前护理：除常规术前准备外，受肾者需要做血液透析来达到良好的血液成分，护士还应告诉患者术后还需进行血液透析以等待移植的肾脏发挥作用。

（2）手术后护理

1）密切观察病情：观察患者生命体征及尿量的改变，术后三天内每小时观察一次，以后根据病情改为每4h观察一次。每日查血、尿常规、血肌酐、尿素氮、血钾、钠、钙等，每天测量体重一次。

2）排斥反应的治疗与护理：肾脏移植术后最主要的并发症是排斥反应，一般分为四种类型：①超急性排斥反应：常发生于术后24～48h内，患者表现为血尿、少尿及无尿、血尿素氮及肌酐升高、血压升高、移植肾区剧痛，伴有寒战、高热等。一旦发生超急性排斥反应，迅速摘除移植肾。②加速型排斥反应：常出现在术后2～5d。当护士发现患者有发热、高血压、移植肾区肿痛、血清肌酐及白细胞显著增高、同位素检查肾血流量明显减少等表现时，应立即通知医师。加速型排斥反应可以选择大剂量甲泼尼龙、抗淋巴细胞球蛋白或单克隆抗体等药物进行治疗，若抗排异治疗无效时，需手术切除移植肾脏。③急性排斥反应：多发生于移植术后1～3个月内，是临床最为常见的排斥反应。典型患者表现为尿量减少、水肿、肾功能急剧恶化、发热、移植肾区不适等。一旦确诊，应及时给予甲泼尼龙进行冲击治疗，至少连用3～5d，然后继续使用口服常规免疫抑制药物。如治疗及时，60%～80%的患者可得到有效逆转。④慢性排斥反应：一般发生于移植术3个月以后。患者可表现为不同程度的蛋白尿、血压升高、移植肾脏缩小等。一旦发生慢性排斥反应，医护人员应指导患者按照慢性肾衰竭的治疗措施进行治疗。

3）预防感染：术后患者应进行保护性隔离，严格限制探视。病室内应定期通风并保持室内干燥，使之不利于细菌的繁殖。医务人员入内应穿隔离衣，戴口罩、帽子，避免频繁进出病室，如有感冒，不得进入病室。另外做好患者的基础护理，特别是口腔及会阴部护理，以避免口腔及泌尿系统感染。

4）用药治疗与护理：肾脏移植术后患者一般都需要使用免疫抑制药物，常见的免疫抑制药物有：①硫唑嘌呤：又称依木兰，是临床上最常用的预防肾脏移植排异的免疫抑制药物。硫唑嘌呤常见的不良反应为骨髓抑制、血小板减少、贫血、白细胞减少等，护士应指导患者每1～2周检查血常规一次。另外，由于此药可引起肝功能损害、黄疸等不良反应，患者还应定期复查肝功能。②环胞素A：环胞素A主要以口服用药为主，不良反应主要有多毛症、胃肠道反应、手足震颤、齿龈增生、肝功能异常、高血压及代谢异常等。护士应将这些不良反应告诉患者及其家属，并让其定期抽血检查肝肾功能。③糖皮质激素：一般需与硫唑嘌呤或环胞素A合用，才能起到抑制移植排异的作用。临床上常用的糖皮质激素包括泼尼松、甲泼尼龙等。不良反应主要有感染、消化性溃疡、骨质疏松、高血压等。特别值得注意的是，护士要向患者解释激素减量应在医务人员的指导下进行，切不可私自减药或突然停药。

（六）健康指导

出院前护士应明确患者和家属的需求，给患者相关指导，包括用药、饮食、活动。指导患者保持精神愉快，注意休息，避免过劳和受凉，防止感冒，不使用肾毒性药物，经常复查肾功能。当出现大量蛋白尿、血尿增多、肾功能减退时应与医师联系。

提供患者进一步治疗的相关教育，如血液净化疗法和肾脏移植的指导。对腹膜透析的患者进行示范式教育，采用多媒体教学方法，护士进行操作并讲解，并现场指导患者或家属操作，使其熟练掌握腹膜透析的操作技术，包括腹膜透析的正确操作方法、腹透液的存放及液体质量检查、家庭透析对房间的要求等注意事项。

七、预期结果与评价

（1）患者能够维持营养平衡。

（2）患者能够维持出入量平衡。

（3）患者能够无感染发生。

（4）患者能够主诉活动能力加强。

（5）患者能够皮肤无破损。

（6）患者能够焦虑减轻。

（7）护士并发症，并通知医师及时处理。

（邵艳萍）

第六节　IgA 肾病护理

IgA 肾病是肾小球系膜区以 IgA 为主的免疫复合物沉积，以肾小球系膜增生为基本组织学改变，是一种常见的原发性肾小球疾病。其临床表现多种多样，主要表现为血尿，可伴有不同程度的蛋白尿、高血压和肾脏功能受损，是导致终末期肾脏病的常见的原发性肾小球疾病之一。

一、常见病因

IgA 肾病的病因不明，目前尚未发现与 IgA 抗体反应的稳定抗原。IgA 肾病通常呈散发性，一般不认为是一种家族性疾病，但有些家族性聚集的报道，提示免疫遗传因素可能在 IgA 肾病的发病中起到一定的作用。近年，对 IgA 肾病发病机制的研究有了不少新的进展，主要归纳为两点：①黏膜免疫缺陷；②IgA 分子异常。

二、临床表现

1. 起病前，多有感染　常为上呼吸道感染（24 ~27h，偶可更短）

2. 发作性肉眼血尿　肉眼血尿持续数小时至数日不等。肉眼血尿有反复发生的特点，发作间隔随年龄延长而延长。肉眼血尿常继发于咽炎与扁桃体炎后，亦可以在受凉、过度劳累、预防接种、肺炎、胃肠炎等影响下出现。

3. 无症状镜下血尿伴或不伴蛋白尿　30% ~40% 的 IgA 肾病患者表现为无症状性尿检异常，多为体检时发现。

4. 蛋白尿　多数患者表现为轻度蛋白尿，10% ~24% 的患者出现大量蛋白尿，甚至肾病综合征。

5. 高血压　成年 IgA 肾病患者高血压的发生率为 9.1%，儿童 IgA 肾病患者中仅占 5%。IgA 肾病患者可发生恶性高血压，多见于青壮年男性。

三、辅助检查

1. 尿常规检查　持续镜下血尿和蛋白尿。

2. 肾功能检查　肌酐清除率降低，血尿素氮和肌酐逐渐升高，血尿酸常增高。

3. 免疫学检查　血清中 IgA 水平增高。有些患者血清存在抗肾小球基底膜、抗系膜细胞、抗内皮细胞的抗体和 IgA 类风湿因子。IgG、IgM 与正常对照相比无明显变化，血清 C3，CH_{50} 正常或轻度升高。

四、治疗原则

1. 一般治疗　如以下内容所述。

（1）注意保暖，感冒要及时治疗。

（2）避免剧烈运动。

（3）控制感染：感染刺激可诱发 IgA 肾病。因此，积极治疗和去除口咽部（咽炎、扁桃体炎）、上颌窦感染灶，对减少肉眼血尿反复发作有益。

（4）控制高血压：控制高血压是 IgA 肾病长期治疗的基础，目标血压控制在 17.29/10.64kPa 以下；若蛋白尿 >1g/24h，目标血压控制在 16.63/9.98kPa 以下；血管紧张素转化酶抑制药（ACEI）或血管紧张素Ⅰ型受体拮抗药（ARB）为首选降压药物。降压药应用同时，适当限制钠盐摄入，可改善和增强抗高血压药物的作用。

（5）饮食疗法：避免过度钠摄入及过量蛋白质摄入，保证足够热量供应。

2. 调整异常的免疫反应　如以下内容所述。

（1）糖皮质激素：包括泼尼松和甲泼尼龙等。糖皮质激素和免疫抑制药在 IgA 肾病的应用。激素和免疫抑制药对肾脏有明显的保护作用。

（2）免疫抑制药：包括环磷酰胺和环孢素 A 等。激素联合细胞毒药物在 IgA 肾病治疗中的应用。可明显延缓 IgA 肾病肾功能的进展和降低尿蛋白、改善病理损伤。

3. 清除循环免疫复合物　血浆置换能迅速清除 IgA 免疫复合物，主要用于急进性 IgA 肾病患者。

4. 减轻肾小球病理损害，延缓其进展　如以下内容所述。

（1）抗凝、抗血小板聚集及促纤溶药物：IgA 肾病患者除系膜区有 IgA 沉积外，常并发有 C3、IgM、IgG 沉积，部分还伴有纤维蛋白原沉积，故大多数主张用抗凝、抗血小板聚集及促纤溶药物治疗，如肝素、尿激酶、华法林、双嘧达莫等。

（2）血管紧张素转化酶抑制药（ACEI）：该类药物的作用主要是扩张肾小球出球小动脉，降低肾小球内高灌注及基底膜的通透性，抑制系膜增生，对于减少 IgA 肾病患者尿蛋白，降血压，保护肾功能有较肯定的疗效。ACEI/ARB 在 IgA 肾病治疗中的应用。可明显减少患者蛋白尿的排出或改善和延缓肾功能进展。

（3）鱼油：鱼油含有丰富的多聚不饱和脂肪酸，可减轻肾小球损伤和肾小球硬化。

五、护理

1. 护理评估　如以下内容所述。

（1）水肿：患者眼睑及双下肢水肿。

（2）血尿：肉眼血尿或镜下血尿。

（3）蛋白尿：泡沫尿，尿蛋白。

（4）上呼吸道感染：扁桃体炎、咽炎等。

（5）高血压。

2. 护理要点及措施　如以下内容所述。

（1）病情观察

1）意识状态、呼吸频率、心率、血压、体温。

2）肾穿刺术后观察患者的尿色、尿量，腰痛、腹痛，有无出血。

3）自理能力和需要，有无担忧、焦虑、自卑异常心理。

4）观察患者水肿变化：详细记录 24h 出入量，每天记录腹围、体重，每周送检尿常规 2～3 次。

5）严重水肿和高血压时需卧床休息，一般无须严格限制活动，根据病情适当安排文娱活动，使患者精神愉快。

（2）症状护理

1）监测生命体征、血压及用药反应。注意观察有无出血及感染现象。

2）观察疼痛的性质、部位、强度、持续时间等，解释疼痛的原因。协助患者变换体位以减轻疼痛。让患者听音乐，与人交谈来分散注意力以减轻疼痛。遵医嘱给予镇痛药并观察疗效及不良反应。

3）长时间卧床休息时注意皮肤的护理，预防压疮的出现，肾穿刺后 4～6h，在医师允许的情况下可翻身侧卧。

4）观察尿色，如有血尿，立即告知医师，遵医嘱给予止血药物。

5）观察患者排尿情况，对床上排尿困难的患者先给予诱导排尿，如仍排不出，可给予导尿。

（3）一般护理

1）患者要注意休息：卧床休息可以松弛肌肉有利于疾病的康复。剧烈活动可见血尿，因剧烈活动时，肾脏血管收缩，导致肾血流量减少，氧供应暂时不足，导致肾小球毛细血管的通透性增加，从而引起血尿，使原有血尿加重。

2）每日监测血压：密切观察血压、水肿、尿量变化；一旦血压上升，尿量减少时，应警惕慢性肾衰竭。

3）观察疼痛的性质、部位、强度、持续时间等。疼痛严重时可局部热敷或理疗。

4）加强锻炼：锻炼身体，增强体质，预防感冒，积极预防感染和疮疖等皮肤疾病。

5）注意扁桃体的变化：急性扁桃体炎能诱发血尿的发作，扁桃体摘除后血尿明显减少、蛋白尿降低，血清中的 IgA 水平也降低。

6）注意病情的变化：一要观察水肿的程度、部位、皮肤情况；二要观察水肿的伴随症状，如倦怠，乏力，高血压、食欲减退、恶心呕吐；三要观察尿量、颜色、饮水量的变化，经常监测尿镜检或尿沉渣分析的指标。

7）注意避免使用对肾脏有损害的药物：有很多中成药和中草药对肾脏有一定的毒性，可以损害肾功能，应注意。

3. 健康教育　如以下内容所述。

（1）患者出院后避免过度劳累、外伤、保持情绪稳定，按时服药，避免受凉感冒及各种感染。在呼吸道感染疾病流行期，尽量少到公共场所。

（2）在医师的指导下合理使用糖皮质激素（包括泼尼松和甲泼尼龙）免疫抑制药等药物，不得私自减药，必须在医师的指导下，方可减药。

（3）注意可适量运动，锻炼身体增强体质，但不能运动过量，特别注意腰部不要过度受力，以免影响肾穿部位，导致出血。患者要根据自己的情况选择一些有助于恢复健康的运动。

（4）定期复查，随时门诊就医看诊。

（5）不能过于劳累，作息有规律，要保持健康、宽容的心态；季节交换时，注意加减衣服，以避免感冒；少食辛辣、高蛋白食物等。通过综合调节，达到治愈或延缓疾病进展的目的。

（邵艳萍）

第八章

神经内科疾病护理

第一节　高颅压综合征护理

高颅压综合征（intracranial hypertension syndrome）是指颅腔内容物（脑组织、脑脊液和脑血容量）体积增加或颅内占位性病变所引起。颅内压增高到一定水平时，可严重影响脑的血流量，致使脑缺血、缺氧而产生脑水肿，进一步加重颅内压增高，脑组织受压移位而发生脑疝，也可导致下丘脑和脑干功能发生障碍，而引起急性消化道溃疡、穿孔、出血等。严重颅内压增高还常并发肺水肿等并发症。主要临床表现包括：①头痛、呕吐和视盘水肿；②意识和生命体征发生改变；③局灶性神经功能损害表现；④内脏并发症。

一、发病原因（图8－1）

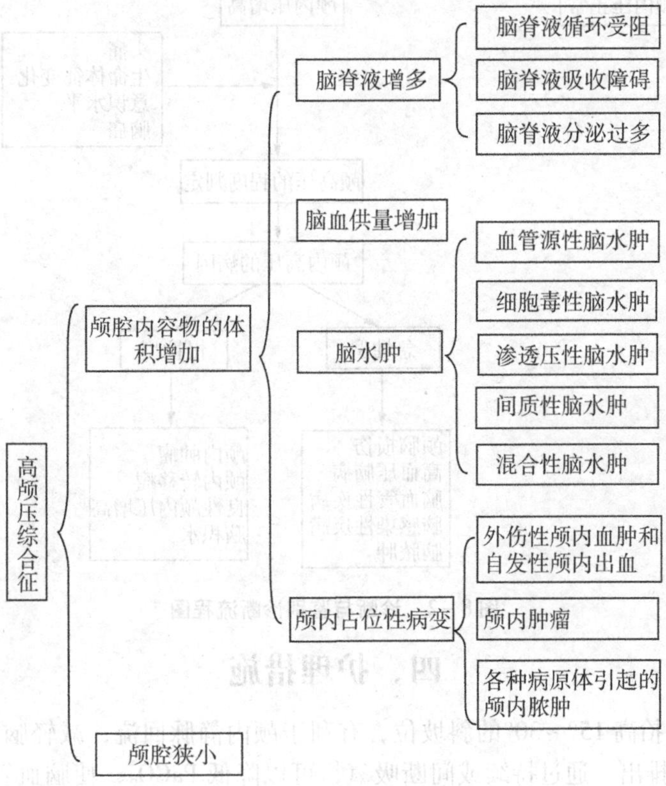

图8－1　常见原因

二、辅助检查

（1）眼底检查：在典型的视盘水肿出现之前，常有眼底静脉充盈扩张、搏动消失、眼底微血管出血，视盘上下缘可见灰白色放射状线条等改变。

（2）婴幼儿颅内压增高：早期可发现前囟的张力增高，颅缝分离，叩诊如破水壶声音。

（3）脱水试验治疗：20%甘露醇溶液250mL快速静脉滴注或呋塞米40mg静脉推注后，若头痛、呕吐等症状减轻，则颅内压增高的可能性较大。

（4）影像学检查

1）头颅CT：目前CT是确诊颅内占位性病变的首选辅助检查措施。它不仅能对绝大多数占位性病变做出定位诊断，而且还有助于定性诊断。

2）头颅MRI：在CT不能确诊的情况下，可进一步行MRI检查以利于确诊。

3）数字减影血管造影（DSA）：主要用于脑血管畸形或脑动脉瘤等疾病的诊断。DSA的安全性高，而且图像清晰，使疾病的检出率提高。

4）头部X线摄片：颅内压增高时，可见颅骨骨缝分离，指状压迹增多，鞍背骨质稀疏及蝶鞍扩大等。X线片对于诊断颅骨骨折、垂体瘤所致的蝶鞍扩大，以及听神经瘤引起的内听道孔扩大等有重要价值。

（5）对怀疑有严重颅内压增高，特别是急性或亚急性起病，有局限性脑损害症状的患者，切忌盲目腰穿检查。

三、诊断与鉴别诊断（图8-2）

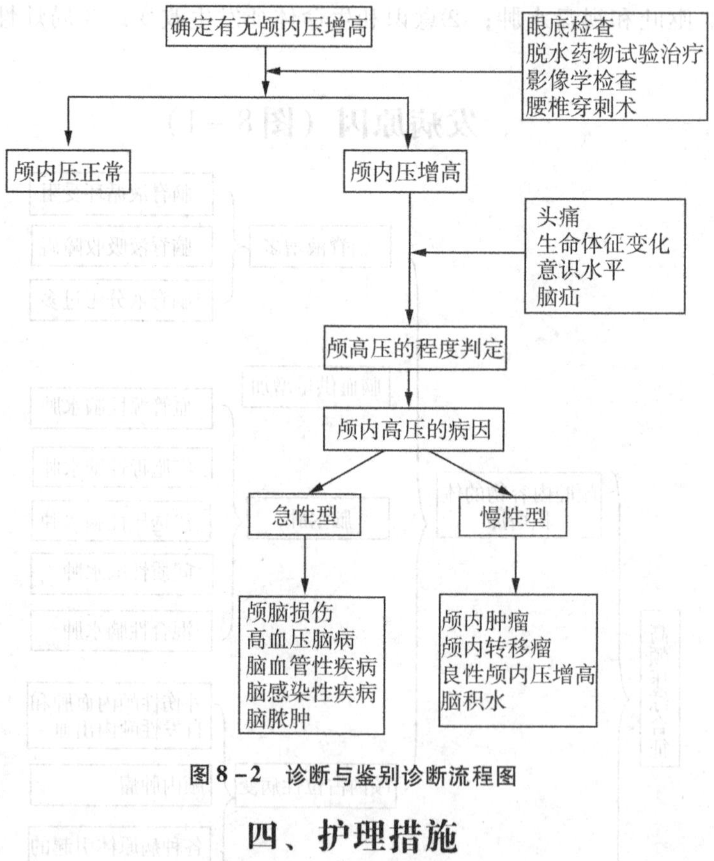

图8-2 诊断与鉴别诊断流程图

四、护理措施

1. 一般护理 床头抬高15°~30°的斜坡位，有利于颅内静脉回流，减轻脑水肿。昏迷患者取侧卧位，便于呼吸道分泌物排出。通过持续或间断吸氧，可以降低$PaCO_2$，使脑血管收缩，减少脑血流量，达到降低颅内压的目的。不能进食者，成人每天静脉输液量在1 500~2 000mL，其中等渗盐水不超过500mL，保持每日尿量不少于600mL，并且应控制输液速度，防止短时间内输入大量液体，加重脑水肿。神志清醒者给予普通饮食，但要限制钠盐摄入量。加强生活护理，适当保护患者，避免意外损伤。昏迷躁动不安者切忌强制约束，以免患者挣扎导致颅内压增高。

2. 防止颅内压骤然升高的护理　如下所述。

（1）卧床休息：保持病室安静，清醒患者不要用力坐起或提重物。稳定患者情绪，避免情绪激烈波动，以免血压骤升而加重颅内压增高。

（2）保持呼吸道通畅：当呼吸道梗阻时，患者用力呼吸、咳嗽，致胸腔内压力增高，加重颅内压。呼吸道梗阻使 $PaCO_2$ 增高，致脑血管扩张，脑血容量增多，也加重颅内高压。昏迷患者或排痰困难者，应配合医生及早行气管切开术。

（3）避免剧烈咳嗽和用力排便：当患者咳嗽和用力排便时胸、腹腔内压力增高，有诱发脑疝的危险。因此，要预防和及时治疗感冒，避免咳嗽。应鼓励能进食者多食富含纤维素食物，促进肠蠕动。已发生便秘者切勿用力屏气排便，可用缓泻剂或低压小量灌肠通便，避免高压大量灌肠。

（4）控制癫痫发作：癫痫发作可加重脑缺氧和脑水肿。

3. 脱水治疗的护理　最常用高渗性脱水剂，如20%甘露醇250mL，在30分钟内快速静脉滴注，每日2~4次，静注后10~20分钟开始颅内压下降，约维持4~6小时，可重复使用。通过减少脑组织中的水分，缩小脑的体积，起到降低颅内压的作用。若同时使用利尿药，降低颅压效果更好。脱水治疗期间，应准确记录出入量，并注意纠正利尿药引起的电解质紊乱。停止使用脱水药时，应逐渐减量或延长给药间隔，以防止颅内压反跳现象。

4. 应用肾上腺皮质激素　主要通过改善血－脑屏障的通透性，预防和治疗脑水肿，并能减少脑脊液生成，使颅内压下降。常用地塞米松5~10mg，每日1~2次静脉注射；在治疗中应注意防止感染和应激性溃疡。

5. 冬眠低温疗法的护理　如下所述。

（1）冬眠低温疗法是应用药物和物理方法降低体温，使患者处于亚低温状态，其目的是降低脑耗氧量和脑代谢率，减少脑血流量，增加脑对缺血缺氧的耐受力，减轻脑水肿。适用于各种原因引起的严重脑水肿、中枢性高热患者。但儿童和老年人慎用，休克、全身衰竭或有房室传导阻滞者禁用此法。

（2）冬眠低温疗法前应观察生命体征、意识、瞳孔和神经系统病症并记录，作为治疗后观察对比的基础。先按医嘱静脉滴注冬眠药物，通过调节滴速来控制冬眠深度，待患者进入冬眠状态，方可开始物理降温。若未进入冬眠状态即开始降温，患者的御寒反应会出现寒战，使机体代谢率增高、耗氧量增加，反而增高颅内压。降温速度以每小时下降1℃为宜，体温降至肛温31~34℃较为理想，体温过低易诱发心律失常。在冬眠降温期间要预防肺炎、冻伤及压疮等并发症，并严密观察生命体征变化。若脉搏超过100次/分，收缩压低于100mmHg，呼吸慢而不规则时，应及时通知医生停药。冬眠低温疗法时间一般为3~5日，停止治疗时先停物理降温，再逐渐停用冬眠药物，任其自然复温。

6. 健康指导　如下所述。

（1）患者原因不明的头痛症状进行性加重，经一般治疗无效；或头部外伤后有剧烈头痛并伴有呕吐者，应及时到医院做检查以明确诊断。

（2）颅内压增高的患者要预防剧烈咳嗽、便秘、提重物等使颅内压骤然升高的因素，以免诱发脑疝。

（3）指导患者学习康复的知识和技能，对有神经系统后遗症的患者，要针对不同的心理状态进行心理护理，调动他们的心理和躯体的潜在代偿能力，鼓励其积极参与各项治疗和功能训练，如肌力训练、步态平衡训练、排尿功能训练等，最大限度地恢复其生活能力。

（邵艳萍）

第二节　低颅压综合征护理

低颅压综合征（intracranial hypotension syndrome）是由于各种原因引起的侧卧位腰部蛛网膜下隙的脑脊液压力在0.59kPa（60mmH$_2$O）以下，以体位性头痛为特征的临床综合征。低颅压综合征一般是由于脑脊液的减少或脑内血流量的减少导致颅内总体积的降低，而使颅内压下降，并且引发一系列的临床表现。临床上常分为症状性低颅压和原发性低颅压。

一、发病原因（图8-3）

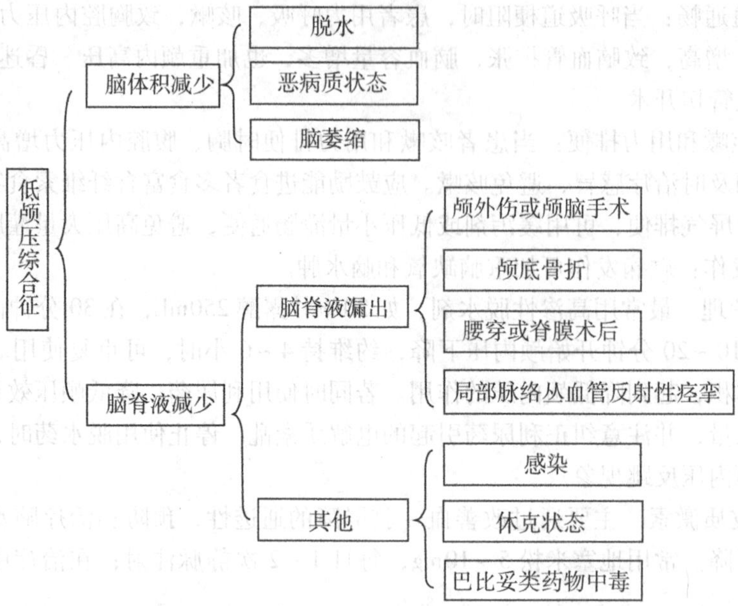

图8-3　常见原因

二、辅助检查

1. 腰椎穿刺术检查　可见脑脊液压力<0.59kPa（60mmH_2O），有时脑脊液压力过低而测不出，导致“干性穿刺”。

2. 头部MRI检查　可表现为脑静脉窦扩大、脑室狭小，脑沟、脑池变窄，脑下沉等，特征性表现为弥漫性硬脑膜强化和硬膜下积液等。

3. 脊髓造影和放射性核素脑池造影检查　可以明确脑脊液漏出的部位。

三、诊断与鉴别诊断（图8-4）

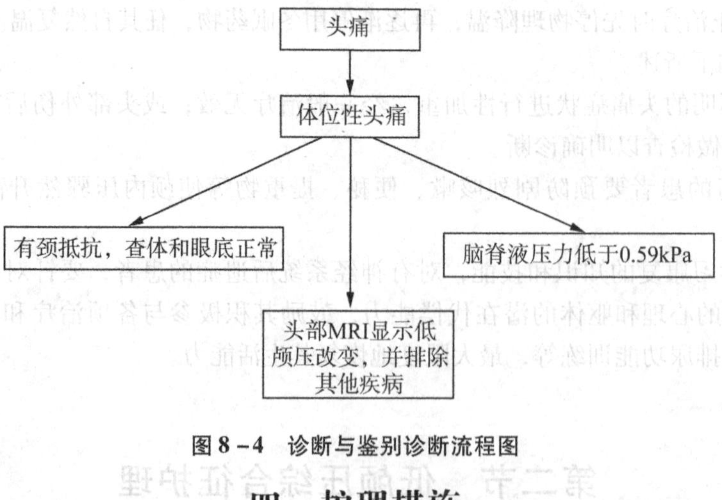

图8-4　诊断与鉴别诊断流程图

四、护理措施

（1）合适的体位：患者一经确诊后，均以头低足高位卧床休息，去枕将床尾垫高或抬高10°~30°。适当增加液体入量，纠正脱水和电解质紊乱。

（2）腰椎穿刺应避免一次性放脑脊液过多。术后首先要去枕平卧4~6小时，如颅压低时取头低脚高位卧床24小时；术后要严密观察患者面色、神志、瞳孔、生命体征的变化，有无恶心、呕吐，如有上述症状应多饮水，必要时给镇静剂。

（3）利尿、脱水药应用的护理：颅高压症状好转应及时调整脱水、利尿药的用量或停用。准确记录出入量，发现颅内低压，应静脉补充生理盐水加糖盐水2 500mL，促进脑脊液分泌。

（4）心理护理：颅内压过低所致的头晕、恶心、食欲不振、睡眠欠佳等情况常使患者精神不振，力不从心，患者容易出现烦躁不安、忧虑甚至恐惧等心理问题，护士应耐心细致地为患者宣教，主动与患者沟通，使患者消除疑虑，积极配合治疗、护理工作，多鼓励患者树立信心，使患者以愉快的心情接受治疗，早日康复。

（邵艳萍）

第三节　脑栓塞的护理

脑栓塞（cerebral embolism）指脑血管被血流带进颅内的固体、液体或气体栓子阻塞，引起相应供血区域脑组织缺血、坏死与脑功能障碍。脑栓塞占全部缺血性脑卒中的15%～20%，但45岁以下者的发病率更高。只要产生栓子的病因不消除，脑栓塞就有反复发病的可能。有2/3的复发患者，均发生在第1次发病后的1年之内。临床上最常见的为心脏并发症。

一、病因与发病机制

（一）病因

1. 心源性　占脑栓塞的60%～75%，常见为非瓣膜性房颤（45%）和急性心肌梗死（15%）。

2. 非心源性　气栓、附壁血栓、脂肪栓、癌栓、羊水栓塞等。

3. 来源不明性　30%的患者不能明确原因。

（二）发病机制

病理改变与脑血栓形成基本相同。由于栓子常多发、易破碎，有移动性或可能带菌，故栓塞性脑梗死多灶性，可伴有脑炎、脑脓肿、局限性动脉炎和细菌性动脉瘤等。脑栓塞并发出血性梗死（点片状渗血）发率约30%，可能由于栓塞血管内栓子破碎向远端前移，恢复血流后栓塞区缺血坏死的血管壁在血压作用下生出血。

二、临床表现和诊断

（一）临床表现

脑栓塞80%以上发生在颈内动脉系统，大脑前动脉占7%，出现偏瘫、偏身感觉障碍、失语或局灶性癫痫发作。椎－基底动脉占10%，表现眩晕、复视、交叉性瘫或四肢瘫痪，共济失调，饮水呛咳、吞咽困难及构音障等。对以下卒中表现者，应高度警惕栓塞性卒中。

（1）任何年龄，但以青壮年多。活动中突然发病，常无前驱症状，瞬间即达高峰，多呈完全性卒中。

（2）大多数患者意识清楚或仅有轻度意识模糊，主干的大面积脑栓塞病情危重，可发生严重的脑水肿，颅压增高，甚至脑疝和昏迷。椎－基底动脉系统，常发生昏迷。

（3）有全身系统栓塞表现：大多数患者有栓子来源的原发疾病；部分病例有脑外多处栓塞证据。

（4）病史或检查中发现1条以上的血管供血区受累。局限性神经缺失症状与栓塞动脉供血区的功能相对。

（二）诊断

（1）骤然起病，数秒至数分钟内出现偏瘫、失语、一过性意识障碍、抽搐等局灶性症状。

（2）有心脏病史或发现栓子来源。

（3）同时发生其他脏器栓塞。

（4）心电图可见原发心脏病变；脑 CT 可见低密度病变区；MRI 缺血病灶较早出现低信号；TCD 可发现脑部血流改变。

（三）预后

（1）脑栓塞急性期病死率为 5% ~15%，心肌梗死所致脑栓塞预后较差。

（2）心源性脑栓塞容易复发，10% ~20% 在 10d 内复发，很少 3d 复发，短期内再发病死率高。

（3）如脑栓塞病情已趋稳定，突然意识障碍加重，肢体瘫痪加重，常提示出血性脑梗死的可能。

三、治疗原则

（一）一般治疗

与同脑血栓形成治疗相同。

（二）病因治疗

1. 心源性栓塞　进行心脏病的治疗：抗心律失常，血管扩张药的运用。

2. 针对栓子的处理　①气栓处理时患者应取头低、左侧卧位，如为减压病，应尽快行高压氧治疗，减少栓，增加脑含氧量，气栓常引起癫痫发作，应严密观察，并抗癫痫治疗。②脂肪栓处理可用扩容药、血管扩药静脉滴注。③感染性栓塞需选用足量有效的抗生素治疗。

（邵艳萍）

第四节　偏头痛的护理

偏头痛（migraine）是反复发作的一侧或双侧搏动性头痛，为临床常见的特发性头痛。多在成年早期和青年期起病，以女性多见，大多有家族史。

一、病因与发病机制

1. 病因　可能与下列因素有关。

（1）遗传：约 60% 的偏头痛患者有家族史，某些特殊类型为常染色体显性遗传。

（2）内分泌与代谢因素：女性较男性易患偏头痛，常始于青春期，月经期发作加频，妊娠期或绝经后发作减少或停止。

（3）其他因素：紧张、劳累、焦虑、抑郁、睡眠障碍、气候变化，部分摄食奶酪、红酒、巧克力或服用利血平和血管扩张剂等药物均可诱发偏头痛的发生。

2. 发病机制

（1）传统血管学说：认为偏头痛先兆症状与颅内外血管的舒缩障碍有关。

（2）神经血管假说：在下丘脑和边缘系统的功能障碍与偏头痛的前驱症状有关，先兆及头痛的发生与继发于血管改变的神经元功能障碍有关。

（3）神经递质：5 - 羟色胺（5 - HT）在偏头痛的发病中具有重要作用。儿茶酚胺、组胺、血管活性肽、前列环素和内源性阿片物质等神经递质与偏头痛的发生有关。

二、临床表现

1. 典型偏头痛　起病初最常见有闪光、暗点、视野缺损、视物变形和物体颜色改变等视觉先兆；其次为一侧肢体或（和）面部麻木、感觉异常等躯体感觉性先兆；先兆症状多于头痛前 1 小时发生，可持续数分钟至 1 小时；继之出现一侧眶后或额颞部搏动性头痛，可扩展至一侧头部或全头部，常伴有恶心、呕吐、畏光、畏声、易激惹、颞动静脉突出等症状。头痛可因活动或摇动头颈部而加重，睡眠后减轻。头痛消退后常有疲劳、倦怠 、烦躁等症状。发作频率从每周至每年 1 次至数次不等。

2. 普通型偏头痛　是偏头痛最常见的类型，约占偏头痛患者的80%。缺乏典型症状，头痛多呈搏动性，发病时为一侧，也可波及对侧或双侧交替发作。

3. 特殊类型的偏头痛　根据发作时的神经系统症状和体征，常见以下几种类型。

（1）眼肌麻痹型偏头痛。

（2）偏瘫型偏头痛。

（3）基底动脉型偏头痛。

（4）偏头痛等位症。

三、治疗要点

目的是减轻或终止头痛发作，缓解伴发症状，预防头痛再发。

1. 发作期治疗　轻症偏头痛发作单用乙酰氨基酚、萘普生、布洛芬等止痛剂治疗；无效时可选择麦角制剂等药物治疗。

2. 预防性治疗　首先应消除或避免偏头痛的诱因，其后可酌情给予普萘洛尔、钙拮抗剂及抗抑郁等药物治疗。

四、护理评估

1. 病史评估　询问头痛发作史，包括疼痛的性质、疼痛的程度、部位、持续时间；有无前驱症状；影响疼痛的因素、发作频率以及伴随症状。

2. 身体评估　评估患者意识状况，检查神经系统是否存在阳性体征，排除眼源性、鼻源性头痛。

3. 心理－社会评估　评估患者的情绪和精神状态。

4. 实验室及其他检查的评估　了解辅助检查排除其他器质性颅内及颅外病变。

五、护理诊断/问题

1. 头痛　与颅内外血管舒缩功能障碍有关。

2. 焦虑　与偏头痛长期反复发作有关。

六、护理措施

头痛的预后差别很大，偏头痛等原发性头痛可数十年不引起严重后果，但严重高颅压性头痛患者可能会导致死亡，因此需要根据头痛的类型制订个体化的护理措施。以下主要介绍慢性反复发作性头痛如偏头痛、紧张性头痛等的护理措施。

1. 避免诱因　指导患者记录头痛发生的诱因和先兆，和患者一起总结诱发或加重头痛的因素，如情绪紧张、工作劳累、睡眠紊乱、进食某些含酪胺的食物（如乳酪、红酒、咖啡等）、药物、月经来潮、用力性动作、强光线及噪音刺激等；指导患者合理作息，规律饮食、适度锻炼、避免可能的诱发因素；保持环境安静、光线柔和、舒适。

2. 减轻头痛　如指导患者冰袋疗法（将盛有冰的袋子或杯子置于痛侧颞部或头痛明显处）、按摩、压迫止痛（用手指指腹或有弹性的带子压迫头痛处）以及放松训练，听轻音乐、引导式想象等。

3. 用药护理　告知常用止痛药物的用法、用量、不良反应及注意事项，如麦角胺咖啡因多量可引起中毒，有严重肝肾功能障碍、高血压、心脏病者禁用。慢性头痛服用药物预防发作时，避免药物依赖和成瘾。

4. 心理护理　长期反复发作的头痛，患者可能出现焦虑、紧张心理，在理解、同情患者的基础上，应指导患者避免诱因、放松训练及合理的服用药物。

（王静一）

第五节　帕金森病护理

帕金森病（Parkinson disease，PD）又称震颤麻痹（paralysis agitans），是一种中老年常见的神经系统变性疾病，以黑质多巴胺能神经元变性缺失和路易小体形成病理特性，以静止性震颤、运动迟缓、肌强直和姿势步态异常为临床特征。本病起病缓慢，逐渐进展。男性稍多于女性。65 岁以上的老年人群患病率为 2%。目前，我国帕金森病患者人数已超过 200 万。高血压脑动脉硬化、脑炎、外伤、中毒、基底核附近肿瘤以及吩噻嗪类药物等所产生的震颤、强直等症状，称为帕金森综合征。

一、病因

本病的病因未明，目前认为 PD 非单因素引起，可能为多因素共同参与所致，可能与下列因素有关。

1. 年龄老化　本病 40 岁以前极少发病，主要发生于 50 岁以上的中老年人，60 岁以上发病明显增多，提示年龄老化与发病有关。实际上，只有当黑质多巴胺能神经元数目减少 50% 以上，纹状体多巴胺递质含量减少 80% 以上，临床才会出现帕金森病的运动障碍症状。正常神经系统老化并不会达到这一水平，故年龄老化只是帕金森病发病的一个促发因素。

2. 环境因素　流行病学调查显示，长期接触环境中与吡啶类衍生物 1－甲基－4－苯基 1，2，3，6－四氢吡啶（MPTP）分子结构类似的杀虫剂、除草剂或某些工业化学品等可能是 PD 发病的危险因素。MPTP 本身并无毒性，但在脑内经 B 型单胺氧化酶（MAO－B）的作用转变成有毒性的甲基苯基吡啶离子（MPP＋），后者被多巴胺转运载体选择性摄入黑质多巴胺能神经元内，抑制线粒体呼吸链复合物Ⅰ型的活性，抑制细胞的能量代谢，从而导致细胞死亡。故 PD 的发病与工业、农业毒素有关。

3. 遗传因素　本病在一些家族中呈聚集现象，有报道 10% 左右的 PD 患者有家族史，包括常染色体显性遗传或常染色体隐性遗传。目前分子遗传学的研究证明导致 PD 发病的重要致病基因有：PARK1、PARK2、PARK5、PARK7 等。

二、发病机制

1. 神经递质的平衡受到破坏　多巴胺和乙酰胆碱是纹状体内两种重要的神经递质，功能互相拮抗，维持二者之间的平衡对于基底节环路活动起着重要的调节作用。脑内多巴胺递质主要是黑质－纹状体通路。帕金森病时由于黑质多巴胺能神经元变性、缺失，纹状体多巴胺含量显著降低（超过 80%），造成乙酰胆碱系统功能相对亢进，导致肌张力增高、运动减少等临床表现。

2. 发病机制　导致黑质多巴胺能神经元变性死亡的确切发病机制目前尚不完全清楚，但已知氧化应激、线粒体功能缺陷、蛋白错误折叠和聚集、胶质细胞增生和炎性反应等在黑质多巴胺能神经元变性死亡中起着重要作用。

三、临床表现

1. 静止性震颤　常为本病的首发症状。多自一侧上肢远端开始，表现为规律性手指屈曲和拇指对掌运动，类似“搓丸样”动作。具有静止时明显、精神紧张时加重，做随意动作时减轻，睡眠时消失等特征。震颤可逐渐扩展至四肢，但上肢通常比下肢明显，下颌、口、唇、舌及头部受累较晚。少数患者无震颤，尤其是发病年龄在 70 岁以上者。

2. 肌强直　本病肌强直系锥体外系性肌张力增高，即伸肌和屈肌的张力同时增高。当腕、肘关节被动运动时，检查者感受到的阻力增高是均匀一致的，称为“铅管样肌强直”。如患者并发有震颤，则在伸屈肢体时可感到在均匀阻力上出现断续的停顿，如同齿轮转动一样，称为“齿轮样肌强直”。另外，有一种具有早期诊断价值的体征称为“路标现象”，即嘱患者将双肘关节立于桌面上，使前臂和桌面呈垂直位置，双臂及腕部肌肉放松，正常人腕关节和前臂成 90°角，而 PD 患者由于腕部肌肉强直而使腕关节呈伸直位置，很像铁路上竖立的路标。

3. 运动迟缓　患者可表现多种动作的减慢、随意运动减少，尤其以开始动作时为明显。如坐下时不能起立，起床、翻身、解系纽扣或鞋带、穿鞋、穿衣、洗脸、刷牙等日常活动均发生困难。有书写时字越写越小的倾向，称为“写字过小征”。面部表情肌少动，表现为面部无表情、不眨眼、双眼凝视，称为“面具脸”。

4. 姿势步态异常　由于颈肌、躯干肌强直而使患者站立时呈特殊屈曲体态，表现头前倾、躯干俯屈、肘关节屈曲、腕关节伸直、前臂内收、髋、膝关节略弯曲等。步态异常最为突出，表现为走路拖步，迈步时身体前倾，行走时步距缩短，上肢协同摆动的联合动作较少或消失。“慌张步态”是帕金森患者特有的体征，表现为行走时起步困难，一迈步时即以极小的步伐前冲，越走越快，不能立刻停下脚步。

5. 其他症状　①口、咽和腭肌运动障碍表现为：讲话缓慢、语调低、吐字不清、流涎和吞咽困难等；②自主神经紊乱表现为：顽固性便秘、夜间大量出汗、直立性低血压；③精神症状表现为：抑郁症、幻觉、思维迟钝等；④疾病晚期可出现智力衰退现象。

四、实验室检查

1. 生化检测　采用高效液相色谱（HPLC）可检测到脑脊液和尿中高香草酸（HVA）含量降低。

2. 基因诊断　采用DNA印记技术、PCR、DNA序列分析等可能发现基因突变。

3. 功能显像诊断　采用PET或SPECT进行特定的放射性核素检测，可显示脑内多巴胺转运体（DAT）功能显著降低，多巴胺递质合成减少以及D2型多巴胺受体活性早期超敏、晚期低敏等，对早期诊断、鉴别诊断及监测病情有一定价值。

五、治疗要点

（一）药物治疗

目前，药物治疗是PD最主要的治疗方法。通过维持纹状体内的乙酰胆碱和多巴胺两种神经递质的平衡，使临床症状得以改善。患者需长期或终身服药，遵循从小剂量开始，缓慢递增的原则，尽量以较小的剂量取得较满意的疗效。

1. 抗胆碱药　对震颤和肌强直有效，对运动迟缓疗效较差。适用震颤突出且年龄较轻的患者。常用药物有：苯海索（安坦）、甲磺酸苯扎托品等。并发有青光眼和前列腺肥大者禁用。

2. 金刚烷胺　能促进神经末梢释放多巴胺，并阻止其再吸收。能改善震颤、肌强直、运动迟缓等症状，适用于轻症患者，可单独使用，但维持时间短，常与左旋多巴等药合用。癫痫患者慎用。

3. 多巴胺替代治疗　可补充黑质纹状体内多巴胺的不足，是PD最重要的治疗方法。由于多巴胺不能透过血-脑屏障，常用左旋多巴替代治疗，可增强疗效和减少外周反应，主要复方左旋多巴制剂药物有：美多巴（由左旋多巴200mg和苄丝肼50mg组成）及息宁（由左旋多巴200mg和卡比多巴20mg组成）。

4. 多巴胺受体激动剂　通过直接刺激突触后膜多巴胺受体而发挥作用，已逐渐成为治疗PD的另一大类重要药物。主要药物有：溴隐亭、吡贝地尔（泰舒达）、普拉克索等。

5. 单胺氧化酶B（MAO-B）抑制药　可阻止多巴胺降解，增加脑内多巴胺含量。主要药物有：司来吉米。精神病患者慎用，不宜与氟西汀合用。

6. 儿茶酚-氧位-甲基转移酶抑制药（COMTI）　通过抑制左旋多巴在外周代谢，维持左旋多巴血浆浓度的稳定，加速通过血-脑屏障，增加脑内纹状体多巴胺的含量。该药单独使用无效，需与美多巴或息宁等合用方可增强疗效，减少症状波动反应。主要药物有：托卡朋（答是美）和恩托卡朋（柯丹）。

（二）外科治疗

适用于药物治疗无效或不良反应严重患者。手术治疗可改善症状，但术后仍需继续服药，故不能作为首选治疗方法。目前开展的手术有：苍白球毁损术、丘脑毁损术、脑深部电刺激术等。

（三）细胞移植治疗及基因治疗

目前尚处在动物实验阶段，是在探索中具有广阔前景的治疗方法。

（四）康复治疗

对改善PD症状有一定作用，通过进行语言、进食、肢体运动等训练和指导，改善患者生活质量，减少并发症发生。

六、护理措施

（一）基础护理

1. 皮肤护理　①预防压疮：注意保持床铺清洁、平整、干燥，协助翻身，避免长时间坐位；②促进舒适：出汗多患者，穿柔软、宽松的棉布衣裤，协助勤换衣服、被褥，勤洗澡。

2. 提供生活方便　①注意床的高度适中，方便患者上下床，两边有床栏保护；②呼叫器、茶杯、纸巾、便器、手杖等放于患者伸手可触及处，方便取用；③室内或走道配备扶手等辅助设施。

3. 饮食护理　给予高热量、高维生素、高纤维素、低盐、低脂、适量优质蛋白质的易消化饮食。

4. 心理护理　PD患者常常有自卑、焦虑、忧郁、恐惧甚至绝望心理。①应细心观察患者的心理反应，鼓励患者表达并注意倾听其心理感受；②与患者讨论身体健康状况改变所造成的影响，及时给予正确的信息和引导；③鼓励患者尽量维持过去的兴趣和爱好，帮助培养和寻找新的简单易做的嗜好；④鼓励患者多与人交往并指导家属关心体贴患者，以创造良好的亲情和人际关系氛围。

（二）疾病护理

1. 对症护理　如下所述。

（1）运动护理：目的在于防止和推迟关节僵直和肢体挛缩，克服运动障碍的不良影响。①尽量参与各种形式的活动，如散步、太极拳等，注意保持身体和各关节的活动强度和最大活动范围。②有目的、有计划地锻炼，鼓励患者自主活动及做力所能及的事情，尽可能减少对他人的依赖，如患者起坐有困难，应每天做完一般运动后反复练习起坐动作。③注意头颈部直立姿势，预防畸形。④有起步困难和步行时突然僵住不动者，指导其思想放松，目视前方，双臂自然摆动，脚抬高，足跟先着地，家属不要强行拖曳；感到脚沾地时，可先向后退一步，再往前走，比直接向前容易。⑤过度震颤者，可坐在有扶手的椅子上，手抓住椅臂，控制震颤。⑥有显著运动障碍而卧床不起者，应帮助患者采取舒适体位，被动活动，按摩四肢肌肉，注意动作轻柔，避免造成疼痛和骨折。

（2）安全护理：①防烫伤和烧伤，如对上肢震颤未能控制、日常生活动作笨拙的患者，应避免患者自行使用液化气和自行从开水瓶倒水，让患者使用带有大把手且不易打碎的不锈钢饭碗、水杯和汤勺等；②防自伤、自杀、走失、伤人等意外发生，如患者有幻觉、错觉、忧郁、欣快等精神症状或意识模糊、智能障碍，应专人陪护；严格交接班制度，禁止患者自行使用锐利器械和危险品；按时服药，送服到口等。

2. 并发症护理　PD常需要长期或终身服药，做好用药指导及护理可有效预防并发症发生。

（1）根据患者的年龄、症状类型、严重程度、就业情况、药物价格和经济承受能力等选择药物。

（2）注意药物疗效观察：服药过程中要仔细观察震颤、肌强直和其他运动功能、语言功能的改善程度、观察患者起坐的速度、步行的姿势，讲话的音调与流利程度、写字、梳头、扣纽扣、系鞋带以及进食动作，以确定药物疗效。

（3）药物不良反应的观察及处理

1）胃肠道反应：如服用复方多巴制剂、多巴胺受体激动药等常可出现食欲减退、恶心、呕吐、腹痛、便秘等不适。在吃药前吃一点面包、饼干等面食或者服用多潘立酮对抗，可有效缓解胃肠道反应。

2）体位性低血压：抗PD药物几乎都能导致体位性低血压。注意起床或由坐位起立时动作缓慢，遵医嘱减少服药剂量或改用影响血压较小的药物。

3）精神、神经系统症状：多数抗 PD 药物可出现兴奋、失眠、幻觉、错觉、妄想等不良反应，应注意观察，做好安全护理并遵医嘱对症处理、调整药物剂量或种类。

4）开－关现象：是长期服用复方左旋多巴制剂后出现的不良反应。指患者突然出现症状加重，全身僵硬，寸步难行，但未进行任何治疗，症状数分钟后又突然消失的现象。此现象可在患者日常生活的任何时间和状态下发生，与服药时间和剂量无关。可能是由多巴胺受体的功能失调引起。在每天保持总药量不变的前提下，通过减少每次剂量、增加服药次数或适当加用多巴胺受体激动剂，减少左旋多巴用量，可以减少该现象发生。

5）剂末现象：又称疗效减退。指每次服药后作用时间逐渐缩短，表现为症状有规律性的波动，即刚服药后不久症状最轻，几小时后症状逐渐加重，直到下一顿药服下后症状才又减轻。与有效血药浓度有关，可以预知，增加每天总剂量并增加服用次数可以预防。

6）异动症：是长期左旋多巴治疗中常见的不良反应。表现舞蹈症或手足徐动样不自主运动，如肢体的舞动、躯干的摇摆、下颌的运动、做各种姿势和痉挛样活动等。一般在服药后 1～2h 或清晨服药前出现。减少左旋多巴单次剂量或睡前服用多巴胺受体激动剂可缓解症状。

（三）健康指导

1. 预防便秘　应指导患者多食含纤维素多、新鲜的蔬菜、水果，多喝水，指导腹部按摩，促进肠蠕动，每日养成定时排便的习惯以促进排便。如有顽固性便秘，可遵医嘱使用果导、番泻叶等缓泻剂或给予开塞露塞肛、灌肠、人工排便等。

2. 服药指导　①左旋多巴：一般每天三餐前 1h 的空腹状态下服用，可以保证药物充分的吸收，并发挥最大效果。每天服药的时间应该相对固定，要尽量避免忽早忽晚，甚至漏服、多服的不规则用药方式。美多巴和息宁两种药物不能同时服用，以避免左旋多巴过量。避免在每次吃药前，进食高蛋白食物，如牛奶、豆浆、鱼类、肉类，更不能用牛奶、豆浆替代开水服药（蛋白质在肠道内分解成氨基酸，妨碍左旋多巴的吸收，影响疗效）。可以在服药起药物疗效后，适当补充蛋白质食物。②金刚烷胺：不能与酒同时服用；对于失眠者，建议早、中各服 1 片，尽量避免晚上睡前服用，以免影响睡眠。③单胺氧化酶 B 型（MAO－B）抑制药：早、中餐后服用可避免恶心和失眠。④儿茶酚氧位－甲基转移酶抑制药：部分患者尿液可变成深黄色或橙色，与药物的代谢产物本身颜色有关，对健康无害。⑤抗胆碱药：槟榔是拟胆碱能食物，可降低该药疗效，应避免食用。

3. 照顾者指导　①应关心体贴患者，协助进食、服药和日常生活的照顾；②督促患者遵医嘱正确服药，防止错服和漏服，细心观察，积极预防并发症和及时识别病情变化，及时就诊；③患者外出有专人陪伴，如患者有精神、智能障碍，可在患者衣服口袋放置写有患者姓名、住址、联系电话的“安全卡片”，或佩带手腕识别牌、以防走失。

（王静一）

第九章

内分泌科疾病护理

第一节　甲状腺功能亢进症护理

甲状腺功能亢进症（hyperthyroidism，简称甲亢）是指多种病因导致甲状腺激素分泌增多而引起的临床综合征。

一、病因和发病机制

（一）甲状腺功能亢进的病因分类

见表9－1。

表9－1　甲状腺功能亢进病因分类

1. 甲状腺性甲状腺功能亢进
①Graves病
②自主性高功能甲状腺结节或腺瘤（Plummer病）
③多结节性甲状腺肿伴甲状腺功能亢进
④滤泡性甲状腺癌
⑤碘甲状腺功能亢进
⑥新生儿甲状腺功能亢进
2. 垂体性甲状腺功能亢进
3. 异源性TSH综合征
①绒毛膜上皮癌伴甲状腺功能亢进
②葡萄胎伴甲状腺功能亢进
③肺癌和胃肠道癌伴甲状腺功能亢进
4. 卵巢甲状腺肿伴甲状腺功能亢进
5. 仅有甲状腺功能亢进症状而甲状腺功能不增高
①甲状腺炎甲状腺功能亢进：亚急性甲状腺炎；慢性淋巴细胞性甲状腺炎；放射性甲状腺炎
②药源性甲状腺功能亢进

（二）Graves病（简称GD）病因

又称毒性弥漫性甲状腺肿或Basedow病、Parry病。是一种伴甲状腺激素分泌增多的器官特异性自身免疫病，占甲状腺功能亢进的80%～85%。

1. 遗传因素　GD的易感基因主要包括人类白细胞抗原（如HLA－B8、DR3等）、CTLA－4基因和其他一些与GD特征性相关的基因（如GD－1，GD－2）。

2. 环境因素（危险因素）　细菌感染（肠耶森杆菌）、精神刺激、雌激素、妊娠与分娩、某些X染色体基因等。

3. GD的发生与自身免疫有关　遗传易感性、感染、精神创伤等诱因，导致免疫系统功能紊乱，Ts功能缺陷，对Th细胞（T辅助细胞）抑制作用减弱，B淋巴细胞产生自身抗体，TSH受体抗体

（TRAb）与 TSH 受体结合而产生类似于 TSH 的生物学效应，使 GD 有时表现出自身免疫性甲状腺功能减退症的特点。

二、临床表现

（一）一般临床表现

多见于女性，男 ：女为 1 ：（4 ~6），20 ~40 岁多见。

1. 高代谢综合征　患者可表现为怕热多汗，皮肤、手掌、面、颈、腋下皮肤红润多汗。常有低热，严重时可出现高热。患者常有心动过速、心悸、胃纳明显亢进，但体重下降，疲乏无力。

2. 甲状腺肿　不少患者以甲状腺肿大为主诉，呈弥漫性、对称性肿大，质软，吞咽时上下移动。少数患者的甲状腺肿大不对称，或肿大不明显。

3. 眼征　眼征有以下几种：①睑裂增宽，上睑挛缩（少眨眼睛和凝视）。②Mobius 征：双眼看近物时，眼球辐辏不良（眼球内侧聚合困难或欠佳）。③von Graefe 征：眼向下看时，上眼睑因后缩而不能跟随眼球下落，出现白巩膜。④Joffroy 征：眼向上看时，前额皮肤不能皱起。⑤Stellwag 征：瞬目减少，炯炯发亮。

4. 神经系统　神经过敏，易于激动，烦躁多虑，失眠紧张，多言多动，有时思想不集中，但偶有神情淡漠、寡言抑郁者。

5. 心血管系统　心率快，心排血量增多，脉压加大，多数患者述说心悸、胸闷、气促，活动后加重，可出现各种期前收缩及心房纤颤等。

6. 消化系统　食欲亢进，但体重明显减轻为本病特征。腹泻，一般大便呈糊状。肝可稍大，肝功能可不正常，少数可有黄疸及维生素 B 族缺乏的症状。

7. 肌肉骨骼　甲状腺功能亢进性肌病、肌无力、肌萎缩、周期性瘫痪。

8. 生殖系统　女性月经减少或闭经，男性阳痿，偶有乳腺增生。

9. 造血系统　白细胞总数减少，周围血淋巴细胞比例增高，单核细胞增加，血容量增大。

（二）特殊临床表现

（1）甲状腺功能亢进危象：甲状腺功能亢进症在某些应激因素作用下，导致病情突然恶化，出现高热（39℃以上）、烦躁不安、大汗淋漓、恶心、呕吐、心房颤动等，严重者出现虚脱、休克、谵妄、昏迷等全身代谢功能严重紊乱，并危及患者生命安全。对甲状腺功能亢进患者应提高警惕，从预防着手，一旦发生危象，应立即采取综合措施进行抢救。

（2）甲状腺功能亢进性心脏病：心脏增大、严重心律失常、心力衰竭。

（3）淡漠型甲状腺功能亢进：神志淡漠、乏力、嗜睡、反应迟钝、明显消瘦。

（4）T_3 型甲状腺功能亢进、T_4 型甲状腺功能亢进。

（5）亚临床型甲状腺功能亢进：T_3、T_4 正常，TSH 降低。

（6）妊娠期甲状腺功能亢进：体重不随妊娠相应增加，四肢近端肌肉消瘦，休息时心率 > 100 次/分。

（7）胫前黏液性水肿。

（8）甲状腺功能正常的 Graves 眼病。

（9）甲状腺功能亢进性周期性瘫痪。

（三）实验室检查

1. 血清甲状腺激素测定　①血清总甲状腺素（TT_4）：是判断甲状腺功能最基本的筛选指标。TT_4 受甲状腺结合球蛋白（TBG）结合蛋白量和结合力变化的影响，又受妊娠、雌激素、急性病毒性肝炎等的影响而升高。受雄激素、低蛋白血症、糖皮质激素等的影响而下降。②血清总三碘甲状腺原氨酸（TT_3）：亦受 TBG 影响。③血清游离甲状腺素（FT_4）、游离三碘甲状腺原氨酸（FT_3）：是诊断甲状腺功能亢进的首选指标，其中 FT_4 敏感性和特异性较高。

2. 促甲状腺激素测定（TSH） 是反映甲状腺功能的最敏感的指标。ICMA（免疫化学发光法）：第三代TSH测定法，灵敏度达到0.001mU/L。取代TRH兴奋试验，是诊断亚临床型甲状腺功能亢进症和亚临床型甲状腺功能减退症的主要指标。

3. TRH兴奋试验 正常人TSH水平较注射前升高3～5倍，高峰出现在30min，并且持续2～3h。静注TRH后TSH无升高则支持甲状腺功能亢进。

4. 甲状腺摄I率 总摄取量增加，高峰前移。

5. T_3抑制试验 鉴别甲状腺肿伴摄碘增高由甲状腺功能亢进或单纯性甲状腺肿所致。

6. 其他 促甲状腺激素受体抗体（TRAb）、甲状腺刺激抗体（TSAb）测定。

三、诊断

1. 检测甲状腺功能 确定有无甲状腺毒症：有高代谢症状、甲状腺肿等临床表现者，常规进行TSH、FT_4和FT_3检查。如果血中TSH水平降低或者测不到，伴有FT_4和（或）FT_3升高，可诊断为甲状腺毒症。当发现FT_4，升高反而TSH正常或升高时，应注意有垂体TSH腺瘤或甲状腺激素不敏感综合征的可能。

2. 病因诊断 甲状腺毒症的诊断确立后，应结合甲状腺自身抗体、甲状腺摄I率、甲状腺超声、甲状腺核素扫描等检查具体分析其是否由甲状腺功能亢进引起及甲状腺功能亢进的原因。

3. GD的诊断标准 如下所述。

（1）甲状腺功能亢进诊断成立。

（2）甲状腺呈弥漫性肿大或者无肿大。

（3）TRAb和TSAb阳性。

（4）其他甲状腺自身抗体如TPPAb、TGAb阳性。

（5）浸润性突眼。

（6）胫前黏液性水肿。

具备前2项者诊断即可成立，其他4项进一步支持诊断确立。

四、治疗

（一）一般治疗

情绪不稳定、精神紧张者可服用一些镇静药，如地西泮、氯氮䓬等；心悸及心动过速者可用普萘洛尔、阿替洛尔等药；保证足够的休息；增加营养，包括糖类、蛋白质、脂肪和维生素等摄入量较正常人增加。

（二）甲状腺功能亢进的特征性治疗

1. 抗甲状腺药物 常用的抗甲状腺药物分为硫脲类和咪唑类两类。硫脲类包括甲硫氧嘧啶或丙硫氧嘧啶；咪唑类包括甲巯咪唑、卡比马唑。比较常用的是丙硫氧嘧啶和甲巯咪唑。

适应证：①病情轻、中度患者；甲状腺轻、中度肿大，较小的毒性弥漫性甲状腺肿。②年龄在20岁以下。③手术前或放射碘治疗前的准备。④甲状腺手术后复发且不能做放射性核素^{131}碘治疗。⑤作为放射性核素^{131}碘治疗的辅助治疗。

不良反应：①粒细胞减少：发生率约为10%，治疗开始后2～3个月内，或$WBC<3\times10^9/L$或中性粒细胞$<1.5\times10^9/L$时应停药。②皮疹：发生率为2%～3%。③胆汁淤积性黄疸、血管神经性水肿、中毒性肝炎、急性关节痛等较为罕见，如发生则须立即停药。

2. 甲状腺手术治疗 如下所述。

（1）适应证：①中、重度甲状腺功能亢进，长期服药无效，停药后复发或不能坚持长期服药者。②甲状腺很大，有压迫症状。③胸骨后甲状腺肿。④结节性甲状腺肿伴甲状腺功能亢进。⑤毒性甲状腺腺瘤。

（2）禁忌证：①较重或发展较快的浸润性突眼。②并发较重心、肝、肾疾病，不能耐受手术者。③妊娠前3个月和第6个月以后。④轻症可用药物治疗者。

3. 放射性核素^{131}碘治疗　如下所述。

（1）适应证：①毒性弥漫性中度甲状腺肿，年龄在25～30岁以上。②抗甲状腺药物治疗无效或过敏。③不愿手术或不宜手术，或手术后复发。④毒性甲状腺腺瘤。

（2）禁忌证：①妊娠、哺乳期。②25岁以下。③严重心、肝、肾衰竭或活动性肺结核。④$WBC < 3 \times 10^9/L$或中性粒$< 1.5 \times 10^9/L$。⑤重症浸润性突眼。⑥甲状腺功能亢进危象。⑦甲状腺不能摄碘。

（3）剂量：根据甲状腺组织重量和甲状腺^{131}I摄取率计算。

（4）并发症：①甲状腺功能减退症：国内报告治疗后1年内的发生率4.6%～5.4%，以后每年递增1%～2%。②放射性甲状腺炎：7～10d发生，严重者可给予阿司匹林或糖皮质激素治疗。

4. 其他药物治疗　如下所述。

（1）碘剂：应减少碘摄入，忌食含碘丰富的食物。复方碘化钠溶液仅用在术前、甲状腺功能亢进危象时。

（2）β－受体阻滞药：作用机制是阻断甲状腺激素对心脏的兴奋作用；阻断外周组织T_4向T_3转化，主要在抗甲状腺药物初治期使用，可较快控制甲状腺功能亢进的临床症状。

5. 甲状腺功能亢进危象的治疗　如下所述。

（1）抑制甲状腺激素合成及外周组织中，T_4转化为T_3：首选丙硫氧嘧啶，首次剂量600mg口服，以后给予250mg，每6h口服1次，待症状缓解后，或甲巯咪唑60mg，继而同等剂量每日3次口服至病情好转，逐渐减为一般治疗剂量。

（2）抑制甲状腺激素释放：服丙硫氧嘧啶1h后再加用复方碘口服溶液5滴，每8h服1次，首次剂量为30～60滴，以后每6～8h服5～10滴，或碘化钠1g加入10%葡萄糖盐水溶液中静脉滴注24h，以后视病情逐渐减量，一般使用3～7d。每日0.5～1.0g静脉滴注，病情缓解后停用。

（3）降低周围组织对TH反应：选用β肾上腺素能受体阻断药，无心力衰竭者可给予普萘洛尔30～50mg，6～8h给药1次，或给予利舍平肌内注射。

（4）肾上腺皮质激素：氢化可的松50～100mg加入5%～10%葡萄糖溶液静脉滴注，每6～8h滴注1次。

（5）对症处理：首先应去除诱因，其次高热者予物理或药物降温；缺氧者给予吸氧；监护心、肾功能；防治感染及各种并发症。

五、常见护理问题

（一）潜在并发症——甲状腺功能亢进危象

（1）保证病室环境安静。

（2）严格按规定的时间和剂量给予抢救药物。

（3）密切观察生命体征和意识状态并记录。

（4）昏迷者加强皮肤、口腔护理，定时翻身、以预防压疮、肺炎的发生。

（5）病情许可时，教育患者及家属感染、严重精神刺激、创伤等是诱发甲状腺功能亢进的重要因素，应加以避免；指导患者进行自我心理调节，增强应对能力；提醒家属或病友要理解患者现状，应多关心、爱护患者。

（二）营养失调——与基础代谢率增高，蛋白质分解加速有关

1. 饮食　高糖类、高蛋白、高维生素饮食，提供足够热量和营养以补充消耗，满足高代谢需要。成人每日总热量应在12 000～14 000kJ，约比正常人高50%。蛋白质每日1～2g/kg体重，膳食中可以各种形式增加奶类、蛋类、瘦肉类等优质蛋白以纠正体内的负氮平衡。餐次以一日6餐或一日3餐中间辅以点心为宜。主食应足量。每日饮水2 000～3 000mL，补偿因腹泻、大量出汗及呼吸加快引起的水分

丢失，心脏病者除外，以防水肿和心力衰竭。忌食生冷食物，减少食物中粗纤维的摄入，调味清淡可改善排便次数增多等消化道症状。慎用卷心菜、花椰菜、甘蓝等致甲状腺肿的食物。

2. 药物护理　有效治疗可使体重增加，应指导患者按时按量规则服药，不可自行减量或停服。

3. 其他　定期监测体重、血 BUN 等。

（三）感知改变——与甲状腺功能亢进所致浸润性突眼有关

1. 指导患者保护眼睛　戴深色眼镜，减少光线和灰尘的刺激。睡前涂抗生素眼膏，眼睑不能闭合者覆盖纱布或眼罩，将角膜、结膜损伤、感染和溃疡的可能性降至最低限度。眼睛勿向上凝视，以免加剧眼球突出和诱发斜视。

2. 指导患者减轻眼部症状的方法　0.5% 甲基纤维素或 0.5% 氢化可的松溶液滴眼，可减轻眼睛局部刺激症状；高枕卧位和限制钠盐摄入可减轻球后水肿，改善眼部症状；每日做眼球运动以锻炼眼肌，改善眼肌功能。

3. 定期眼科角膜检查　以防角膜溃疡造成失明。

（四）个人应对无效——与甲状腺功能亢进所致精神神经系统兴奋性增高、性格与情绪改变有关

1. 解释情绪、行为改变的原因，提高对疾病认知水平　观察患者情绪变化，与患者及其亲属讨论行为改变的原因，使其理解敏感、急躁易怒等是甲状腺功能亢进临床表现的一部分，可因治疗而得到改善，以减轻患者因疾病而产生的压力，提高对疾病的认知水平。

2. 减少不良刺激，合理安排生活　保持环境安静和轻松的气氛，限制访视，避免外来刺激，满足患者基本生理及安全需要。忌饮酒、咖啡、浓茶，以减少环境和食物对患者的不良刺激。帮助患者合理安排作息时间，白天适当活动，避免精神紧张和注意力过度集中，保证夜间充足睡眠。

3. 帮助患者处理突发事件　以平和、耐心的态度对待患者，建立相互信任的关系。与患者共同探讨控制情绪和减轻压力的方法，指导和帮助患者处理突发事件。

六、健康教育

告诉患者有关甲状腺功能亢进的临床表现、诊断性试验、治疗、饮食原则及眼睛的防护方法。上衣宜宽松，严禁用手挤压甲状腺以免甲状腺受压后甲状腺激素分泌增多，加重病情。强调长期服用抗甲状腺药物的重要性，长期服用抗甲状腺药物者应每周查血常规 1 次。每日清晨卧床时自测脉搏，定期测量体重，脉搏减慢、体重增加是治疗有效的重要标志。每隔 1 ~2 个月门诊随访作甲状腺功能测定。出现高热、恶心、呕吐、大汗淋漓、腹痛、腹泻、体重锐减、突眼加重等症状提示可能发生甲状腺功能亢进危象应及时就诊。掌握上述自我监测和自我护理的方法，可有效地降低本病的复发率。

本病病程较长，多数经积极治疗后，预后良好，少数患者可自行缓解。心脏并发症可为永久性。放射性碘治疗、甲状腺手术治疗所致甲状腺功能减退症者需终身替代治疗。

（王静一）

第二节　甲状腺功能减退症护理

甲状腺功能减退症（hypothyroidism，简称甲减），是由各种原因导致的低甲状腺激素血症或甲状腺激素抵抗而引起的全身性低代谢综合征。按起病年龄分为三型，起病于胎儿或新生儿，称为呆小病；起病于儿童者，称为幼年性甲减；起病于成年，称为成年性甲减。前两者常伴有智力障碍。

一、病因

1. 原发性甲状腺功能减退　由于甲状腺腺体本身病变引起的甲减，占全部甲减的 95% 以上，且 90% 以上原发性甲减是由自身免疫、甲状腺手术和甲状腺功能亢进 ^{131}I 治疗所致。

2. 继发性甲状腺功能减退症　由下丘脑和垂体病变引起的促甲状腺激素释放激素（TRH）或者促甲状腺激素（TSH）产生和分泌减少所致的甲减，垂体外照射、垂体大腺瘤、颅咽管瘤及产后大出血是其较常见的原因；其中由于下丘脑病变引起的甲减称为三发性甲减。

3. 甲状腺激素抵抗综合征　由于甲状腺激素在外周组织实现生物效应障碍引起的综合征。

二、临床表现

1. 一般表现　易疲劳、怕冷、体重增加、记忆力减退、反应迟钝、嗜睡、精神抑郁、便秘、月经不调、肌肉痉挛等。体检可见表情淡漠，面色苍白，皮肤干燥发凉、粗糙脱屑，颜面、眼睑和手皮肤水肿，声音嘶哑，毛发稀疏、眉毛外1/3脱落。由于高胡萝卜素血症，手脚皮肤呈姜黄色。

2. 肌肉与关节　肌肉乏力，暂时性肌强直、痉挛、疼痛，嚼肌、胸锁乳突肌、股四头肌和手部肌肉可有进行性肌萎缩。腱反射的弛缓期特征性延长，超过350ms（正常为240~320ms），跟腱反射的半弛缓时间明显延长。

3. 心血管系统　心肌黏液性水肿导致心肌收缩力损伤、心动过缓、心排血量下降。ECG显示低电压。由于心肌间质水肿、非特异性心肌纤维肿胀。左心室扩张和心包积液导致心脏增大，有学者称之为甲减性心脏病。冠心病在本病中高发。10%患者伴发高血压。

4. 血液系统　由于下述四种原因发生贫血：①甲状腺激素缺乏引起血红蛋白合成障碍；②肠道吸收铁障碍引起铁缺乏；③肠道吸收叶酸障碍引起叶酸缺乏；④恶性贫血是与自身免疫性甲状腺炎伴发的器官特异性自身免疫病。

5. 消化系统　厌食、腹胀、便秘，严重者出现麻痹性肠梗阻或黏液水肿性巨结肠。

6. 内分泌系统　女性常有月经过多或闭经。长期严重的病例可导致垂体增生、蝶鞍增大。部分患者血清催乳素（PRI）水平增高，发生溢乳。原发性甲减伴特发性肾上腺皮质功能减退和1型糖尿病者，属自身免疫性多内分泌腺体综合征的一种。

7. 黏液性水肿昏迷　本病的严重并发症，多在冬季寒冷时发病。诱因为严重的全身性疾病、甲状腺激素替代治疗中断、寒冷、手术、麻醉和使用镇静药等。临床表现为嗜睡、低体温（$T<35℃$）、呼吸徐缓、心动过缓、血压下降、四肢肌肉松弛、反射减弱或消失，甚至昏迷、休克、肾功能不全危及生命。

三、实验室检查

1. 血常规　多为轻、中度正细胞正色素性贫血。

2. 生化检查　血清三酰甘油、总胆固醇、LDLC增高，HDL-C降低，同型半胱氨酸增高，血清CK、LDH增高。

3. 甲状腺功能检查　血清TSH增高、T_4、FT降低是诊断本病的必备指标。在严重病例血清T_3和FT_3减低。亚临床甲减仅有血清TSH增高，但是血清T_4或FT_4正常。

4. TRH刺激试验　主要用于原发性甲减与中枢性甲减的鉴别。静脉注射TRH后，血清TSH不增高者提示为垂体性甲减；延迟增高者为下丘脑性甲减；血清TSH在增高的基值上进一步增高，提示原发性甲减。

5. X线检查　可见心脏向两侧增大，可伴心包积液和胸腔积液，部分患者有蝶鞍增大。

四、治疗要点

1. 替代治疗　左甲状腺素（$L-T_4$）治疗，治疗的目标是将血清TSH和甲状腺激素水平恢复到正常范围内，需要终身服药。治疗的剂量取决于患者的病情、年龄、体重和个体差异。补充甲状腺激素，重新建立下丘脑-垂体-甲状腺轴的平衡一般需要4~6周，所以治疗初期，每4~6周测定激素指标。然后根据检查结果调整$L-T_4$剂量，直到达到治疗的目标。治疗达标后，需要每6~12个月复查1次激素指标。

2. 对症治疗　有贫血者补充铁剂、维生素 B_{12}、叶酸等胃酸低者补充稀盐酸，并与 TH 合用疗效好。

3. 黏液水肿性昏迷的治疗　如下所述。

（1）补充甲状腺激素：首选 TH 静脉注射，直至患者症状改善，至患者清醒后改为口服。

（2）保温、供氧、保持呼吸道通畅，必要时行气管切开、机械通气等。

（3）氢化可的松 200～300mg/d 持续静脉滴注，患者清醒后逐渐减量。

（4）根据需要补液，但是入水量不宜过多。

（5）控制感染，治疗原发病。

五、护理措施

（一）基础护理

1. 加强保暖　调节室温在 22～23℃，避免病床靠近门窗，以免患者受凉。适当地使体温升高，冬天外出时，戴手套，穿棉鞋，以免四肢暴露在冷空气中。

2. 活动与休息　鼓励患者进行适当的运动，如散步、慢跑等。

3. 饮食护理　饮食以高维生素、高蛋白、高热量为主。多进食水果、新鲜蔬菜和含碘丰富的食物如海带等。桥本甲状腺炎所致甲状腺功能减退者应避免摄取含碘食物，以免诱发严重黏液性水肿。不宜食生凉冰食物，注意食物与药物之间的关系，如服中药忌饮茶。

4. 心理护理　加强与患者沟通，语速适中，并观察患者反应，告诉患者本病可以用替代疗法达到较好的效果，树立患者配合治疗的信心。

5. 其他　建立正常的排便形态，养成规律、排便的习惯。

（二）专科护理

1. 观察病情　监测生命体征变化，观察精神、神志、语言状态、体重、乏力、动作、皮肤情况，注意胃肠道症状，如大便的次数、性状、量的改变，腹胀、腹痛等麻痹性肠梗阻的表现有无缓解等。

2. 用药护理　甲状腺制剂从小剂量开始，逐渐增加，注意用药的准确性。用药前后分别测脉搏、体重及水肿情况，以便观察药物疗效；用药后若有心悸、心律失常、胸痛、出汗、情绪不安等药物过量的症状时，要立即通知医师处理。

3. 对症护理　对于便秘患者，遵医嘱给予轻泻剂，指导患者每天定时排便，适当增加运动量，以促进排便。注意皮肤防护，及时清洗并用保护霜，防止皮肤干裂。适量运动，注意保护，防止外伤的发生。

4. 黏液性水肿昏迷的护理　如下所述。

（1）保持呼吸道通畅，吸氧，备好气管插管或气管切开设备。

（2）建立静脉通道，遵医嘱给予急救药物，如 $L-T_3$，氢化可的松静滴。

（3）监测生命体征和动脉血气分析的变化，观察神志，记录出入量。

（4）注意保暖，主要采用升高室温的方法，尽量不给予局部热敷，以防烫伤。

（三）健康教育

1. 用药指导　告诉患者终身坚持服药的重要性和必要性以及随意停药或变更药物剂量的危害；告知患者服用甲状腺激素过量的表现，提醒患者发现异常及时就诊；长期用甲状腺激素替代者每 6～12 个月到医院检测 1 次。

2. 日常生活指导　指导患者注意个人卫生，注意保暖，注意行动安全。防止便秘、感染和创伤。慎用催眠、镇静、止痛、麻醉等药物。

3. 自我观察　指导患者学会自我观察，一旦有黏液性水肿的表现，如低血压、体温低于 35℃、心动过缓，应及时就诊。

（王静一）

第三节 甲状腺炎护理

一、疾病概述

亚急性甲状腺炎（subacute thyroiditis）在临床上较为常见。多见于20~50岁成人，但也见于青年与老年，女性多见，3~4倍于男性。

慢性淋巴细胞性甲状腺炎（chronic lymphocytic thyroiditis）又称桥本病（Hashimoto disease）或桥本甲状腺炎。目前认为本病与自身免疫有关，也称自身免疫性甲状腺炎。本病多见于中年妇女，有发展为甲状腺功能减退的趋势。

二、护理评估

（一）健康评估

1. 亚急性甲状腺炎　本病可能与病毒感染有关，起病前常有上呼吸道感染。发病时，患者血清中对某些病毒的抗体滴定度增高，包括流感病毒、柯萨奇病毒、腺病毒、腮腺炎病毒等。

2. 慢性淋巴细胞性甲状腺炎　目前认为本病病因与自身免疫有关。这方面的证据较多。本病患者血清中抗甲状腺抗体、包括甲状腺球蛋白抗体与甲状腺微粒体抗体常明显升高。甲状腺组织中有大量淋巴细胞与浆细胞浸润。本病可与其他自身免疫性疾病同时并存，如恶性贫血、舍格伦综合征、慢性活动性肝炎、系统性红斑狼疮等。本病患者的淋巴细胞在体外与甲状腺组织抗原接触后，可产生白细胞移动抑制因子。上述情况也可在Graves病与特发性黏液性水肿患者中见到，提示三者有共同的发病因素。因此，Graves病、特发性黏液性水肿与本病统称为自身免疫性甲状腺病。自身免疫性甲状腺病也可发生于同一家族中。

（二）临床症状与评估

1. 亚急性甲状腺炎　如下所述。

（1）局部表现：早期出现的最具有特征性的表现是甲状腺部位的疼痛，可先从一叶开始，以后扩大或转移到另一叶，或者始终局限于一叶。疼痛常向颌下、耳后或颈部等处放射，咀嚼或吞咽时疼痛加重。根据病变侵犯的范围大小，检查时可发现甲状腺弥漫性肿大，可超过正常体积的2~3倍；或在一侧腺体内触及大小不等的结节，表面不规则，质地较硬，呈紧韧感，但区别于甲状腺癌的坚硬感；病变部位触痛明显，周围界限尚清楚；颈部淋巴结一般无肿大。到疾病恢复期，局部疼痛已消失，急性期出现的甲状腺结节如体积较小可自行消失，如结节较大，仍可触及，结节不规则、坚韧、表面不平，周围界限清楚，无触痛。有些患者病变轻微，甲状腺不肿大或仅有轻微肿大，也可无疼痛。

（2）全身表现：早期，起病急骤，可有咽痛、畏寒、发热、寒战、全身乏力、食欲不振等。如病变较广泛，甲状腺滤泡大量受损，甲状腺素释放入血，患者可出现甲状腺功能亢进的表现，如烦躁、心慌、心悸、多汗、怕热、易怒、手颤等。有些患者病变较轻，仅有轻度甲状腺功能亢进症状或无甲状腺功能亢进症状。随着病情的发展，甲状腺滤泡内甲状腺素释放、耗竭，甲状腺滤泡细胞又尚未完全修复，患者可出现甲状腺功能减退症状，如乏力、畏寒、精神差、易疲劳等。随着甲状腺滤泡细胞的修复及功能恢复，临床表现亦逐渐恢复正常。

2. 慢性淋巴细胞性甲状腺炎　如下所述。

（1）局部症状：本病起病缓慢，甲状腺肿为其突出的临床表现，一般呈中度弥漫性肿大，仍保持甲状腺外形，但两侧可不对称，质韧如橡皮，表面光滑，随吞咽移动。但有时也可呈结节状，质较硬。甲状腺局部一般无疼痛，但部分患者甲状腺肿大较快，偶可出现压迫症状，如呼吸或咽下困难等。

（2）全身症状：早期病例的甲状腺功能尚能维持在正常范围内，但血清TSH可增高，说明该时甲状腺储备功能已下降。随着疾病的发展，临床上可出现甲状腺功能减退或黏液性水肿的表现。本病但也有部分患者甲状腺不肿大、反而缩小，而其主要表现为甲状腺功能减退。慢性淋巴细胞性甲状腺炎也可出现一过性甲状腺毒症，少数患者可有突眼，但程度一般较轻。本病可与 Graves 病同时存在。

（三）辅助检查及评估

1. 亚急性甲状腺炎　早期血清 T_3、T_4 等可有一过性增高，红细胞沉降率明显增快，甲状腺摄碘率明显降低，血清甲状腺球蛋白也可增高；以后血清 T_3、T_4 降低，TSH 增高；随着疾病的好转，甲状腺摄碘率与血清 T_3、T_4 等均可恢复正常。

2. 慢性淋巴细胞性甲状腺炎　如下所述。

（1）血清甲状腺微粒体（过氧化物酶）抗体、血清甲状腺球蛋白抗体：明显增加，对本病有诊断意义。

（2）血清 TSH：可升高。

（3）甲状腺摄碘率：正常或增高。

（4）甲状腺扫描：呈均匀分布，也可分布不均或表现为“冷结节”。

（5）其他实验室检查：红细胞沉降率（ESR）可加速，血清蛋白电泳丙种球蛋白可增高。

（四）心理－社会评估

甲状腺炎患者由于甲状腺激素分泌增多、神经兴奋性增高，常表现为悲观、抑郁、恐惧，担心自己的疾病转化为甲状腺功能亢进；且本病易反复，有较长的服药史，容易失去战胜疾病的信心。

三、护理诊断

1. 疼痛　与甲状腺炎症有关。

2. 体温过高　与炎症性疾病引起有关。

3. 营养失调：低于机体需要量　与疾病有关。

4. 知识缺乏　与患者未接受或不充分接受相关疾病健康教育有关。

5. 焦虑　与疾病所致甲状腺肿大有关。

四、护理目标

（1）患者住院期间疼痛发生时能够及时采取有效的方法缓解。

（2）患者住院期间体温维持正常。

（3）患者住院期间体重不下降并维持在正常水平。

（4）患者住院期间能够复述对其进行健康教育的大多部分内容，能够说出、理解并能够执行，配合医疗护理有效。

（5）患者住院期间主诉焦虑有所缓解，对治疗有信心。

五、护理措施

（一）生活护理

嘱患者尽量卧床休息，减少活动，评估患者疼痛的程度、性质，可为患者提供舒适的环境，使其放松，教会患者自我缓解疼痛的方法如分散注意力等，必要时可遵医嘱给予止痛药缓解疼痛，注意观察用药后有无不良反应发生。

（二）病情观察

观察患者生命体征，主要是体温变化和心率变化。体温过高时采取物理降温，并按照高热患者护理措施进行护理，并注意监测降温后体温变化，嘱患者多饮水或其喜爱的饮料。

（三）饮食护理

嘱患者进食高热量、高蛋白质、高维生素并易于消化的食物，指导患者多摄入含钙丰富的食物，防止治疗期间药物不良反应引起的骨质疏松，同时对于消瘦的患者应每天监测体重。

（四）心理护理

多与患者接触、沟通，了解患者心理状况，鼓励患者说出不良情绪，给予开导，缓解患者焦虑情绪。

（五）用药护理

（1）亚急性甲状腺炎：轻症病例用阿司匹林、吲哚美辛等非甾体抗炎药以控制症状。阿司匹林0.5～1.0g，每日2～3次，口服，疗程一般在2周左右。症状较重者，可给予泼尼松20～40mg/d，分次口服，症状可迅速缓解，体温下降，疼痛消失，甲状腺结节也很快缩小或消失。用药1～2周后可逐渐减量，疗程一般为1～2个月，但停药后可复发，再次治疗仍有效。有甲状腺毒症者可给予普萘洛尔以控制症状。如甲状腺摄碘率已恢复正常，停药后一般不再复发。少数患者可出现一过性甲状腺功能减退；如症状明显，可适当补充甲状腺制剂。有明显感染者，应做有关治疗。

（2）慢性淋巴细胞性甲状腺炎：早期患者如甲状腺肿大不显著或症状不明显者，不一定予以治疗，可随访观察。但若已有甲状腺功能减退，即使仅有血清TSH增高（提示甲状腺功能已有一定不足）而症状不明显者，均应予以甲状腺制剂治疗。一般采用干甲状腺片或左旋甲状腺素（$L-T_4$），剂量视病情反应而定。宜从小剂量开始，干甲状腺片20mg/d，或$L-T_4$ 25～50μg/d，以后逐渐增加。维持剂量为干甲状腺片60～180mg/d，或$L-T_4$ 100～150μg/d，分次口服。部分患者用药后甲状腺可明显缩小。疗程视病情而定，有时需终身服用。

（3）伴有甲状腺功能亢进的患者，应予以抗甲状腺药物治疗，但剂量宜小，否则易出现甲状腺功能减退。一般不采用放射性碘或手术治疗，否则可出现严重黏液性水肿。

（4）糖皮质激素虽可使甲状腺缩小与抗甲状腺抗体滴定度降低，但具有一定不良反应，且停药后可复发，故一般不用。但如甲状腺迅速肿大或伴有疼痛、压迫症状者，可短期应用以较快缓解症状。每日泼尼松30mg，分次口服。以后逐渐递减，可用1～2个月。病情稳定后停药。

（5）如有明显压迫症状，经甲状腺制剂等药物治疗后甲状腺不缩小，或疑有甲状腺癌者，可考虑手术治疗，术后仍应继续补充甲状腺制剂。

用药期间注意观察患者使用激素治疗后有无不良反应的发生，注意患者的安全护理。

（六）健康教育

评估患者对疾病的知识掌握程度以及学习能力，根据患者具体情况制定合理的健康教育计划并有效实施，帮助患者获得战胜疾病的信心。

（王静一）

第十章

感染科疾病护理

第一节 甲型 H1N1 的护理

甲型 H1N1 流感病毒为 A 型流感病毒，H1N1 亚型猪流感病毒株，该毒株包含有猪流感、禽流感和人流感三种流感、病毒的基因片断，是一种新型猪流感病毒，可以人传染人。世界卫生组织（WHO）在 2009 年 4 月 27 日宣布，将流感大流行警戒等级由第 3 级调升为第 5 级，表示病毒已有能力造成小区域感染，大幅增加了大流行的风险。6 月 11 日又调升到 6 级。甲型 H1N1 流感是由一种突发的、传染性较强的急性传染病。传染途径与流感相同，通常是通过接触感染者咳嗽或打喷嚏后从呼吸道飞沫进行传播。

一、常规护理

（一）病情观察

甲型 H1N1 流感的早期症状与流感相似，包括发热、咳嗽、咽喉痛、身体疼痛、头痛、发冷和疲劳，有些还会出现腹泻或呕吐、肌肉痛或疲倦、眼睛发红等。部分患者病情可迅速进展，来势凶猛、突然高热、体温超过 39℃，甚至继发严重肺炎、急性呼吸窘迫综合征、呼吸衰竭及多器官损伤，导致死亡等。

（二）高热的护理

患者入院时及时记录评估生命体征，发热患者每 4 小时测量 1 次，38.5℃ 以上给予物理降温，30min 后复测体温。及时更换汗湿的衣裤。保持皮肤清洁，嘱其卧床休息，以减少体力消耗。鼓励患者多饮水，给予易消化、蛋白质丰富、维生素充足的清淡饮食。

（三）加强呼吸道症状的观察

重症甲型 H1N1 流感主要表现为重症肺炎，以及随后出现的呼吸衰竭，密切观察患者有无咳嗽加重、痰量增加、血性痰，有无明显胸痛、呼吸急促（频率 >30 次/分）、呼吸窘迫，出现以上情况应严密监测血氧饱和度变化，及时转入重症监护病房，警惕呼吸衰竭的发生。

（四）服抗病毒药的观察

磷酸奥司他韦为病毒神经氨酸酶的抑制剂，是一种抗病毒药，也是目前我国治疗甲型 H1N1 流感唯一建议使用的药物。磷酸磷酸奥司他韦主要不良反应是首次用药后的胃肠道症状，2 天内症状消失，饭后服药可以减少胃肠道不适，该药还可以引起皮疹，可能会使哮喘病情加重等。国内临床研究证实，在成人流感治疗过程中磷酸奥司他韦不良反应主要表现为恶心、呕吐和上腹部不适。在用药后，应注意观察患者用药后的反应。156 例服用磷酸奥司他韦的患者中，8 例出现恶心、未吐，给予甲氧氯普胺（胃复安）10mg 肌内注射后症状缓解，未见其他不良反应。服用中药的其他患者没有出现严重的不良反应，仅有 2 例出现胃部不适。

（五）心理干预

甲型H1N1流感是一种新型传染病，患者在住院期间，医务人员是唯一的亲人，其友善、关心、负责、体贴的态度，是患者战胜疾病的重要精神支柱。

主要采取以下护理措施：

（1）加强与患者的沟通和交流，注意评估患者的心理状态和心理需求，及时给予心理疏导。

（2）每日第一次进入病房时，向患者做自我介绍，以缩短医患之间的距离感，减少患者面对严密防护的医务人员时的恐惧心理。

（3）及时答复患者提出的问题，满足患者的需要，方便患者的住院生活。

（4）为患者提供安静、整洁的休养环境。

（5）为患者提供书报、电视、上网等媒体服务，使患者及时获得社会信息。

（6）帮助患者与家人建立通讯联系，使患者随时获得家人的关心和鼓励，减少孤独感。

（六）正确采集咽拭子标本

甲型H1N1流感的诊断需采集患者咽拭子进行甲型流感病毒通用、猪H1N1流感病毒通用、甲型H1N1流感病毒特异检测。标本的正确采集有助于提高检测阳性率，对临床诊断有重要意义。在采集时，采集者站于患者的侧面，先嘱患者掩住口鼻深咳几次，再嘱患者张口发“啊”音，用咽拭子棉签以敏捷的动作擦拭两侧鄂弓及咽、扁桃体上的分泌物。采集时需佩戴全面型呼吸防护屏。标本用双层黄色垃圾袋包裹后，放入专用的标本箱，由专人送检。

（七）落实消毒隔离措施

患者入住单间负压病房，保持病室及楼道门窗紧闭，进入病房的双层门禁互锁功能开启，保证两道门不能够同时打开，有效避免空气对流。调节室温20～24℃。湿度50%～60%。物体表面用含250mg/L的含氯消毒液进行擦拭消毒，2次/天。房间每天紫外线消毒1次，每次半小时。患者使用后的体温计，用75%乙醇浸泡30min后。干燥保存。血压计、听诊器专用，每次使用后用75%的酒精擦拭消毒。在工作中不断强化随时消毒的意识，病房区域内随处放置含酒精速干手消毒剂，以便医务人员随时消毒双手。病房内所有垃圾用双层黄色垃圾袋包裹，袋口分别封闭，由专人负责管理。

（八）落实防护流程

甲型H1N1流感是一种新型传染病，在护士进入隔离病房工作前，需接受疾病知识、消毒隔离及技术操作培训。进入甲型H1N1流感病房需进行二级防护，有专人负责检查，包括：一次性帽子、N95口罩，一次性连体防护服、隔离衣、双层一次性乳胶手套、鞋套、护目镜。医用防护口罩可以持续应用4h，遇污染或潮湿，应及时更换。对患者进行气管插防控甲型H1N1流感的组织管理管、气管切开、吸痰等危险性操作时，要佩戴全面型呼吸防护屏，穿一次性防水隔离衣。

二、甲型H1N1流感重症与危重患者的护理

（一）特级护理

严密观察病情，生命体征尤其是体温的变化，例如：患者的神志，呼吸困难情况（浅快呼吸、三凹征等），掌握重患者病情，掌握护理重点，病情变化、处理过程及结果记录，各种管道的观察等。

（二）呼吸系统的监护与护理

由于流感病毒致死原因经常是肺炎所致，因此呼吸系统的监护就至关重要。重点要观察呼吸频率、缺氧的表象，有无呼吸窘迫、口唇发绀，呼吸系统体检要注意肺部呼吸音、啰音以及实变体征。是否存在肺炎导致的胸水。痰液主要观察性状、颜色、量，注意有无细菌感染的症状。

（三）基础护理

病室要定时通风或每天进行紫外线照射两次，每次30分钟，口腔护理tid，尿管护理tid，皮肤护理，定时翻身拍背，预防压疮。

（四）人工气道的管理

（1）首先是气管插管的安全性评价，这是患者的生命线，每班检查插管的深度。

（2）气囊的管理：每班监测气囊压 20～25cmH_2O。

（3）气道湿化：气道温度保持 32～37℃。气道净化：主要是吸痰，要求无菌原则；吸痰前给高浓度氧气，手法轻柔，时间 <15 秒。及时倒弃呼吸机管道内的冷凝水，防止反流入患者气道。有效的气道湿化，评估患者的自主呼吸能力，尽早拔除气管插管。

（五）循环系统的监护和护理

重症 H1N1 患者也可出现循环系统衰竭，也要加强监护，观察并评估患者的中心静脉压。保持静脉通路的开放，遵医嘱给予补液和升压药，合并休克时给予相应抗休克治疗。维持出入量平衡，避免加重肺水肿。

（六）其他脏器的监护

肾功能的监测，每小时记录尿量，保持水电解质的平衡。

重症与危重症甲型 H1N1 流感患者护理的不同之处就是要加强患者和医务人员的防护。这类患者都安排同类患者放置一起治疗，床单位之间距离一米以上。要求有自然通风。严格实施手卫生规范，操作前后要洗手或进行快速手消毒，进入病房穿隔离衣。实施分组护理，甲型 H1N1 流感患者专人看护，减少人员交叉流动，限制探视。患者出院后按照感染管理规范做好终末消毒工作，包括房间空气、物品表面等。

（杨祥莲）

第二节　流行性腮腺炎的护理

流行性腮腺炎（mumps）是由腮腺炎病毒所引起的急性呼吸道传染病，常见于春季，主要发生在儿童和青少年，主要表现为腮腺的非化脓性炎症性肿胀、疼痛、发热，腮腺炎病毒除侵犯腮腺外，尚能引起脑膜炎、脑膜脑炎、睾丸炎、卵巢炎和胰腺炎等。本病为自限性疾病，大多预后良好，极少死亡。

（一）病原学

腮腺炎病毒属于副黏病毒科，副黏病毒属的单股 RNA 病毒。人是腮腺炎病毒唯一的宿主。在体外腮腺炎病毒能在许多哺乳类动物细胞系中和鸡胚中培养生长。

腮腺炎病毒抵抗力低，不耐热，在 55～60℃ 10min 就能使病毒感染力消失，对乙醚、氯仿及紫外线敏感。4℃时能存活数天，一般室温下经 2～3d 其传染性即可消失。病毒能在多种细胞上培养及使猴及鸡胚感染。

（二）流行病学

1. 感染源　早期患者及隐性感染者均为感染源。患者腮腺肿大前 7d 至肿大后 9d，能从唾液中分离出病毒。有脑膜炎表现者能从脑脊液中分离出病毒，无腮腺肿大的其他器官感染者亦能从唾液和尿中排出病毒。

2. 传播途径　通过飞沫传播。

3. 易感人群　普遍易感，感染后一般可获得持久免疫力。患者主要为儿童，1 岁以下婴儿从母体获得特异性抗体而很少发病。无免疫力的成年人亦可发病。

4. 流行情况　本病为世界性疾病，全年均可发病，但以冬、春季为主。

（三）发病机制

腮腺炎病毒从呼吸道进入人体后，在局部黏膜上皮细胞和局部淋巴结中复制，然后进入血流，播散至腮腺和中枢神经系统，引起腮腺炎和脑膜炎。病毒在此进一步繁殖复制后，再次侵入血流，形成第 2 次病毒血症，并侵犯第一次病毒血症未受累的器官，因此临床上出现不同器官相继发生病变。曾证实腮腺炎病毒在多种内脏器官的上皮细胞中复制。因此腮腺炎实际上是一种系统的、多器官受累的疾病。

（四）临床表现

潜伏期14～25d，平均18d。

部分有发热、头痛、无力、食欲缺乏等前驱症状。发病1～2d或以后出现颧骨弓或耳部疼痛，然后出现唾液腺肿大，体温上升可达40℃以上。腮腺最常受累，通常一侧腮腺肿大后2～4d又累及对侧。双侧腮腺肿大者约占75%。腮腺肿大是以耳垂为中心，向前、后、下发展，使下颌骨边缘不清。覆盖于腮腺上的皮下软组织，由于水肿使局部皮肤发亮但不红，皮温增高，疼痛明显。腮腺管口早期常有红肿，按压无脓性分泌物。因腮腺导管阻塞，当咀嚼或进食酸性食物时可促使唾液分泌增加，疼痛加剧。腮腺肿大2～3d达高峰，持续4～5d或以后逐渐消退。颌下腺或舌下腺可以单独或同时受累，颌下腺肿大时，下颌处明显肿胀，可触及椭圆形腺体。舌下腺肿大时，可见舌下及颈前下颌部肿胀，并出现吞咽困难。

有症状的脑膜炎发生率为15%左右。患者出现头痛、嗜睡和脑膜刺激征。一般发生在腮腺炎发病后4～5d，有的患者脑膜炎先于腮腺炎。一般症状在1周内消失。脑脊液主要是淋巴细胞增高，白细胞计数在25×10^6/L左右。少数患者脑脊液中糖降低。预后一般良好。脑膜脑炎或脑炎患者，常有高热、谵妄、抽搐、昏迷，重症者可致死亡，可遗留耳聋等后遗症。

睾丸炎常见于腮腺肿大开始消退时，患者又出现发热，睾丸明显肿胀和疼痛，可并发附睾炎，鞘膜积液和阴囊水肿。睾丸炎多为单侧，约1/3的病例为双侧受累。急性症状持续3～5d，10d内逐渐好转。部分患者睾丸炎后发生不同程度的睾丸萎缩，这是腮腺炎病毒引起睾丸细胞破坏所致，但很少引起不育症。

卵巢炎发生于5%的成年妇女，可出现下腹疼痛。右侧卵巢炎患者可酷似阑尾炎。有时可触及肿大的卵巢。一般不影响生育能力。

胰腺炎常于腮腺肿大数日后发生，可有恶心、呕吐和中上腹疼痛和压痛。由于单纯腮腺炎即可引起血、尿淀粉酶增高，因此需做脂肪酶检查，若升高则有助于胰腺炎诊断。腮腺炎合并胰腺炎的发病率低于10%。

其他心肌炎、乳腺炎和甲状腺炎等亦可在腮腺炎发生前后发生。

（五）实验室检查

1. 常规检查　白细胞计数和尿常规一般正常，有睾丸炎者白细胞计数可以增高。有肾损害时，尿中可出现蛋白和管型。

2. 血清和尿液中淀粉酶测定　90%患者发病早期有血清和尿淀粉酶增高。无腮腺肿大的脑膜炎患者，血和尿中淀粉酶也可升高。故测定淀粉酶可与其他原因的腮腺肿大或其他病毒性脑膜炎相鉴别。血脂肪酶增高，有助于胰腺炎的诊断。

3. 脑脊液检查　有腮腺炎而无脑膜炎症状和体征的患者，约半数脑脊液中白细胞计数轻度升高，且能从脑脊中分离出腮腺病毒。

4. 血清学检查

（1）抗体检查：ELISA法检测血清中NP的IgM抗体可做近期感染的诊断。有报告认为，此法用于患者唾液检查阳性率亦很高。

（2）抗原检查：近年来有应用特异性抗体或单克隆抗体来检测腮腺炎病毒抗原，可做早期诊断。应用PCR技术检测腮腺炎病毒RNA，可大大提高可疑患者的诊断。

5. 病毒分离　应用早期患者的唾液、尿液或脑膜炎患者的脑脊液，接种于原代猴肾Vero细胞或Hela细胞分离腮腺炎病毒，3～6d组织培养细胞可出现细胞病变，形成多核巨细胞。

（六）诊断

主要根据有发热和以耳垂为中心的腮腺肿大，结合流行情况和发病前2～3周有接触史，诊断一般不困难。没有腮腺肿大的脑膜脑炎、脑膜炎和睾丸炎等，确诊需依靠血清学检查和病毒分离。

（七）治疗

目前尚无特效治疗，主要是对症治疗和支持疗法。

1. 一般治疗　卧床休息，给予流质饮食，避免进食酸性饮料。注意口腔卫生，餐后用生理盐水漱口。

2. 抗病毒治疗　发病早期可用利巴韦林，亦有报道应用干扰素治疗成年人腮腺炎合并睾丸炎，症状较快消失。

3. 对症治疗　高热者可给予物理降温。头痛和腮腺胀痛可应用镇痛药。睾丸胀痛明显者，除口服泼尼松外，可用0.25%普鲁卡因20mL精索周围封闭，同时用丁字带托起固定睾丸。

4. 肾上腺皮质激素的应用　对重症或并发脑膜脑炎、心肌炎患者，可应用地塞米松。

5. 颅内高压处理　若出现剧烈头痛、呕吐疑为颅内高压的患者，可应用20%甘露醇1～2g/kg静脉推注，4～6h 1次，直至症状好转。

6. 预防睾丸炎　男性成年患者，为预防睾丸炎的发生，早期可应用乙底酚口服。

7. 其他治疗　局部肿痛明显者可用醋调如意金黄散外敷，或将鲜仙人掌除皮洗净捣烂、鲜鱼腥草捣烂敷肿胀处。

（八）护理

1. 隔离　在标准预防的基础上，还应采用飞沫传播的隔离与预防。

2. 急性期　卧床休息。

3. 减少食物对腮腺的刺激　给予清淡易消化、含维生素丰富的流质、半流质饮食，如米汁、豆浆、牛奶、稀饭等，保证营养及液体的摄入。避免酸、辣、硬的刺激性食物，多饮水。

4. 病情观察

（1）神经系统改变：观察有无头痛、嗜睡和脑膜刺激征。

（2）消化系统改变：观察有无恶心、呕吐和中上腹疼痛和压痛等症状。

（3）口腔黏膜：观察腮腺导管开口有无红肿及分泌物，及时清除口腔内残留食物，每次进餐后用温盐水漱口。

（4）睾丸：观察睾丸有无明显肿胀和疼痛。

（5）体温：定时监测体温变化，如体温下降后又升高，更应注意警惕脑膜脑炎、睾丸炎、急性胰腺炎等并发症的发生。

5. 对症护理

（1）降温：体温>38.5℃者，降温效果不好时遵医嘱药物降温，可给小剂量激素。出汗较多时，及时更换衣裤及被服，以免受凉。降温后及时观察降温效果，并做好记录。

（2）减轻疼痛：①腮腺肿痛可行局部冷敷，亦可用如意金黄散调茶水或食醋敷于患处；不吃酸性食物，减少腮腺的分泌。②头痛时可将床头抬高30°，取头正卧位，限制头部活动，有利于头部静脉回流，必要时遵医嘱应用脱水药，降低颅内压。③睾丸胀痛可用棉花垫和丁字带托起，疼痛较重时可在阴囊处间隙冷敷。④剧烈腹痛时可暂禁食水。

（3）保持口腔清洁：坚持早晚刷牙，经常用温盐水漱口，不会漱口的幼儿应帮助其多饮水。

（九）预防

对适龄儿童进行疫苗接种，在暴发流行时，对青少年应实行应急接种1次。

（杨祥莲）

第三节　麻疹的护理

麻疹（measles）是由麻疹病毒引起的呼吸道传染病。临床以发热、结膜炎、流涕、咳嗽及口腔黏膜斑和皮肤出现斑丘疹为特征，可引起肺炎、喉炎和脑炎等严重并发症。本病传染性强，易造成流行。

（一）病原学

麻疹病毒属副黏液病毒科，电镜下呈球形或丝状，中心为 RNA 病毒，麻疹病毒抗原性稳定，只有一个血清型。病毒在人或猴来源的细胞中易增生，麻疹病毒除灵长类动物外，一般动物都不易感。病毒侵入细胞后增殖可引起细胞融合，形成多核巨细胞病变，且在胞质或核内形成嗜酸性包涵体。

麻疹病毒对外晃抵抗力不强，在流通的空气中或阳光下半小时即失去活力。紫外线能很快使病毒灭活，对一般消毒剂敏感。病毒耐寒、耐干燥，在 $-15\sim-70$℃可保存数月至数年。

（二）流行病学

1. 感染源　患者是本病唯一感染源。于发病前 2d 至出疹后 5d 内患者的眼结膜分泌物，鼻、咽、气管的分泌物都含有病毒，具有较强传染性，但恢复期不携带病毒。

2. 传播途径　经呼吸道飞沫传播。密切接触者亦可经污染病毒的手传播。

3. 易感人群　人对麻疹普遍易感。凡未患过麻疹又未接受麻疹疫苗者，接触感染者的 90% 以上会发病。病后可获得持久免疫。

4. 流行病学特征　本病以 6 个月至 5 岁小儿发病率最高。由于麻疹疫苗的普遍接种，麻疹流行强度减弱，而发病年龄也有逐渐增大的趋势。本病常年均可发生，但以冬春季为最多。

（三）发病机制

麻疹病毒侵入人体后，先在上呼吸道和眼结膜上皮细胞内繁殖，通过局部淋巴细胞进入血流（第 1 次病毒血症），随血流到全身各个组织后，被单核 - 吞噬细胞系统吞噬，并大量繁殖，再次进入血流，发生第 2 次病毒血症引起病变。病毒血症可持续至出疹的第 2 天。目前认为，麻疹的发病机制有两方面：一是麻疹病毒侵入细胞直接引起的细胞病变；二是与全身性突发型超敏变态反应有关。

（四）临床表现

潜伏期为 8 ~ 12d，平均为 10d，应用被动或主动免疫者可延长至 3 ~ 4 周，潜伏期内可有体温轻度上升。

1. 典型麻疹　临床经过可分 3 期。

（1）前驱期（卡他期）：此期为发病早期，一般持续 1 ~ 7d，平均为 3 ~ 4d。①发热：几乎所有病例均存在，多为中度以上发热。②上呼吸道炎及眼结膜炎症状：表现为咳嗽、流涕、喷嚏，眼结膜充血、流泪、畏光和眼睑水肿等。③随着体温增高可出现全身毒血症状：如食欲缺乏、乏力、全身不适、腹泻和呕吐等。④麻疹黏膜斑：此期具有早期诊断意义的是在病后 2 ~ 3d，90% 患者在口腔双侧第 1 臼齿颊黏膜上出现针尖大小的灰白色小点，周围绕以红晕，逐渐增多，小点互相融合，此即麻疹黏膜斑，到皮疹出现后 2 ~ 3d 即消失，而免疫注射者可不出现此黏膜斑。少数患者也可在牙龈、口唇、内眦、结膜、鼻黏膜与阴道发现同样斑点，有早期诊断价值。

（2）出疹期：发热 3 ~ 5d 后，体温可突然升高至 40 ~ 40.5℃时出疹，皮疹始于耳后发际，渐及额、面及颈部，后迅速自上而下蔓延至胸、背、腹及四肢，到出疹后第 4 天，在手心、足底等处出现皮疹，为麻疹出齐的标志。皮疹多为淡红色斑丘疹，大小不等，直径为 2 ~ 4mm，高出皮肤，可逐渐融合呈鲜红色。皮疹多呈充血性，压之可褪色，少数亦可为出血性。疹间皮肤一般正常。出疹时患者的全身中毒症状进一步加重，伴嗜睡、精神萎靡，重者有谵妄和抽搐，结膜红肿、畏光、眼睑水肿和声音嘶哑等。全身浅表淋巴结和肝脾轻度肿大。X 线胸片可有轻重不等肺纹理增多。此期为 3 ~ 5d。

（3）恢复期：出疹 3 ~ 5d 或后皮疹出齐时，皮疹开始消退，消退顺序和出疹时相同，在无并发症发生的情况下，其中毒症状减轻、体温开始下降，呼吸道症状减轻及眼结膜炎症迅速消失。皮疹消退后有糠麸样脱屑及棕褐色素沉着，历时 2 ~ 3 周才全部消退。

2. 非典型麻疹　根据侵入麻疹病毒毒力强弱、侵入数量、患者年龄和免疫状况不同等因素，除典型麻疹外，还可有其他非典型的临床表现。

（1）轻型麻疹：多见于在潜伏期内接受过丙种球蛋白或 <8 个月的体内尚有母亲抗体的婴儿。发热低，上呼吸道症状较轻，麻疹黏膜斑不明显，皮疹稀疏，病程约 1 周，无并发症。

（2）重型麻疹：多见于营养不良、免疫力低下或继发细菌感染等并发症使麻疹病情加重，发热高达40℃以上，中毒症状重，伴惊厥、昏迷。皮疹融合呈紫蓝色者，常有黏膜出血。

（3）非典型麻疹综合征（atypical measles syndrome）：又称异型麻疹，表现为前驱期高热、头痛、肌肉酸痛、乏力、口腔黏膜斑，2～3d后从四肢末端开始出疹，遍及躯干及面部，皮疹呈多型性，有斑丘疹、疱疹、紫癜或荨麻疹，常并发水肿及肺炎、胸腔积液，血中嗜酸性粒细胞增多。

（4）新生儿麻疹：出生的新生儿由于生前几日母亲患麻疹而发生。常无发热及卡他症状，皮疹较多。

（5）成年人麻疹：由于麻疹疫苗的应用，成年人麻疹发病率逐渐增加，全身症状较儿童为重，麻疹黏膜斑与皮疹同时或迟于出现。皮疹较多，并发症较少，而孕妇患麻疹可发生死胎。

（6）无皮疹型：患者可表现为发热等全身毒血症状，但无皮疹及麻疹黏膜斑，往往需根据流行病学及血清学检查、病毒分离而诊断。

3. 并发症

（1）支气管肺炎：为麻疹最常见的并发症，多见于5岁以下特别是2岁以下小儿。早期X线表现为肺纹理增粗，当继发细菌、其他病毒感染或混合感染时症状加重，表现为高热不退、气急、鼻翼扇动及唇指发绀，肺部可闻及干湿啰音。X线检查为大片融合病灶。麻疹并发肺炎为麻疹最主要的死亡原因，约占死亡病例的90%。

（2）喉炎：麻疹本身可有轻度喉炎、症状轻且预后良好。重型喉炎多并发细菌或其他病毒感染，有声音嘶哑、咳嗽犬吠样、缺氧、吸气性呼吸困难。出现三凹征时若抢救不及时，常因喉梗阻引起窒息而死亡。

（3）心肌炎、心功能不全：多见于2岁以下幼儿，尤其是营养不良的小儿及并发肺炎时。表现为气急、烦躁、面色苍白、发绀、四肢厥冷、脉搏细速及心音低钝等，皮疹突然隐退或疹发不透，短期内肝急剧增大等心力衰竭症状。

（4）脑炎及亚急性硬化性全脑炎：麻疹脑炎多见于儿童，发生率为0.01%～0.5%，可发生于出疹后3周内。与麻疹病情轻重无关。临床表现与其他病毒性脑炎相似。病死率约15%，多数经1～5周恢复。部分患者有智力减退、强直性瘫痪、癫痫等后遗症。

亚急性硬化性全脑炎是麻疹病毒所致远期并发症，属亚急性进行性脑炎，少见，发病率为（1～4）/100万。患者多患过麻疹，其潜伏期为2～17年。表现为进行性智力减退，性格改变，肌痉挛，视听障碍，脑脊液麻疹抗体持续强阳性。病情发展，最后因昏迷、强直性瘫痪死亡。

（5）结核病灶播散：麻疹过程中机体抵抗力下降，可使原有潜伏的结核病灶恶化甚至血行播散，形成粟粒结核或结核性脑膜炎。对于麻疹患者出现体温持续不退，或有不规则发热及咳嗽、盗汗、食欲缺乏、日益消瘦时，应及时做X线胸片及结核抗体、结核病原学检查。

（6）其他：肝功能损害、口腔炎、中耳炎、乳突炎等并发症，也不少见。

（五）实验室检查

1. 血常规　白细胞总数降低，淋巴细胞相对增加。若白细胞增多常提示继发细菌感染；若淋巴细胞严重减少，常提示预后不良。

2. 血清抗体测定　采用ELISA或免疫荧光法检测患者血清中麻疹IgM抗体，出疹后3d IgM多呈阳性，2周时IgM达高峰。该法敏感、特异性好，可作为早期诊断方法。

3. 麻疹巨核细胞检查　将眼、鼻、咽分泌物或痰标本，涂于玻片上，自然干燥后，用赖特染色，在显微镜下观察可发现多核巨细胞，多核巨细胞在出疹前后1～2d即可阳性，比麻疹黏膜斑出现早，阳性率可达90%，对早期诊断有一定价值。

4. 病原学检查　取前驱期或出疹初期患者的眼、鼻、咽分泌物，血液和尿液接种原代人胚肾或羊膜细胞，分离麻疹病毒；或通过间接免疫荧光法检测涂片中细胞内麻疹病毒抗原；也可采用标记的麻疹病毒cDNA探针，用核酸杂交方法测定患者细胞内麻疹病毒RNA，后者的特异性及敏感性高。

（六）诊断

典型麻疹诊断不难。接触过麻疹患者的易感者，出现急性发热，伴上呼吸道卡他症状，结膜充血、畏光，早期口腔内有麻疹黏膜斑等即可诊断。非典型患者难以确诊者可分离病毒及测定病毒抗原或血清特异性抗体。

（七）治疗

主要为对症治疗，防治并发症。

1. 一般和对症治疗　卧床休息，保持室内安静，通风，温度适宜。眼、鼻、口腔保持清洁，鼓励多饮水，给易消化和营养丰富的饮食。高热者可酌情使用小剂量解热药，应避免急骤解热致虚脱。咳嗽用祛痰止咳药。

2. 治疗并发症

（1）支气管肺炎：主要为抗菌治疗，根据药敏结果选用抗菌药物。常先用青霉素 G 治疗，肌内注射或静脉滴注，再参考痰培养致病菌种类及药敏选用抗生素。待体温正常后 5d，肺部啰音消失后停药。高热中毒症状严重者可短期用氢化可的松，疗程 2 ~ 3d。

（2）急性喉炎：应尽量使患者安静，烦躁不安时尽早使用镇静药。有痰阻塞症状时，给予雾化吸入，选用抗生素，重症者用肾上腺皮质激素以缓解喉部水肿。出现喉梗阻者应及早行气管切开术或气管插管。

（3）心血管功能不全：有心力衰竭时应及早给予快速洋地黄类药物，可用毒毛花苷或毛花苷 C。心力衰竭时常并发肺炎，故应同时积极治疗肺炎。极重症者用肾上腺皮质激素保护心肌。有循环衰竭按感染性休克处理。注意补液总量和电解质平衡。

（4）中医中药：高热期应驱邪外出，宜“辛凉透发”，可服银翘散或宣毒发表汤，在出疹期宜清热解毒透疹，可服桑菊饮加透疹药，在恢复期宜养阴清热，调理脾胃，用沙参麦冬汤。

（八）护理

1. 隔离　在标准预防的基础上，还应采用接触传播、空气传播及飞沫传播的隔离与预防。

2. 休息　绝对卧床休息至皮疹消退，体温正常；病室通风 3 次/d，每次 30min 或采用持续空气过滤器消毒；室内光线要柔和，可遮以有色窗帘，以防止强光对患者眼睛的刺激，引起不适。

3. 保证营养供给　给予清淡易消化、富含维生素的流质和半流质饮食，特别要补充维生素 A，有研究表明维生素 A 可显著降低并发症及死亡率。出疹前期及出疹期鼓励多饮水，禁食刺激性食物及鱼虾等海产品。

4. 病情观察

（1）观察体温、脉搏：麻疹的发热与出疹有一定关系。出疹高峰时体温骤降，或发热不出疹等，若脉搏超过 160 次/分，提示可能有并发症的发生。

（2）皮疹：观察出疹是否顺利；皮疹分布及色泽。发热 3 ~ 5d 或以后，仍不出疹；或出疹先后无序，分布不均匀；疹色紫暗等提示病情危重。

（3）观察咳嗽、呼吸情况：若咳嗽频繁、呼吸急促，或伴有鼻翼扇动、口唇发绀等缺氧现象，应给予持续低流量吸氧。

5. 对症护理

（1）降温：定时监测体温，体温不超过 39℃ 不需要处理，以免影响出疹。①如果体温过高 > 39.5℃，给予温水擦浴，缓慢降温，体温不能骤降；②不能用乙醇擦浴、冷敷；③避免凉风直吹患者。

（2）保持皮肤清洁：待皮疹出齐后每日用温水轻擦皮肤，勤换内衣，剪短指甲，患儿可戴手套，以免抓破皮肤继发感染。恢复期皮肤干燥伴糠麸样脱屑者可涂搽润肤液。

（3）保持眼、鼻、口腔清洁：及时清除眼、鼻部分泌物；每天用温生理盐水清洗双眼2 ~ 3 次，再滴入眼药水；每日早晚刷牙或口腔护理清洁口腔，每次进食后用温生理盐水或碳酸氢钠漱口液进行含漱。

(4) 保持呼吸道通畅：指导患者经常深呼吸并进行有效咳嗽，先进行5~6次深呼吸，在吸气后张口，然后咳嗽一下将痰咳至咽部，再迅速将痰咳出；定时翻身叩背协助排痰，若痰液黏稠，可给予雾化吸入4次/d，有利于痰液稀释和排出。

(5) 保暖：给予热敷改善末梢循环，保证四肢温暖，有利于麻疹的透疹。

（九）预防

采用预防接种为主的综合性措施。

(1) 对麻疹患者应及早隔离、做好疫情报告。确诊者应隔离至出疹后5d，有并发症者应延长至第10天。对接触麻疹者应隔离检疫3周，曾做被动免疫者隔离4周。

(2) 患者住过的房间开窗通风、暴晒被褥，室内物品应消毒。

(3) 预防接种

1）主动免疫：我国计划免疫定于8个月初种，7岁时复种1次，接种疫苗后反映轻微，少数可有低热，个别有高热或出现稀疏皮疹。强化婚前育龄妇女麻疹疫苗接种，使婴儿获得有效抗体，减少小月龄婴儿麻疹的发病。

2）被动免疫：麻疹流行期间，对没有接种过疫苗的年幼体弱易感儿及患有其他疾病的小儿，在接触患者5d内进行被动免疫可防止发病及减轻病情。目前常用注射人血丙种球蛋白。

（杨祥莲）

第四节　风疹的护理

风疹（rubella）是由风疹病毒（rubella virus）引起的急性呼吸道传染病，呈世界性分布，在我国属于法定丙类传染病，一年四季均可发生，以冬春季发病为多，易感年龄以1~5岁为多，故流行多见于学龄前儿童。其临床特征为上呼吸道轻度炎症，低热、红色斑丘疹和耳后、枕后与颈部淋巴结肿大。因风疹疹形细小如沙，所以民间又称之为风痧、痧子。

（一）病原学

风疹病毒属披膜病毒科，核心为单股正链RNA，外层为脂蛋白包膜，其表面刺突有凝集雏鸡等禽类红细胞的活性，只有一个血清型。在体外生活力弱，不耐热，56℃30min即可灭活大部分活性，能被紫外线、乙醚、氯仿和甲醛灭活，但耐寒、耐干燥。

（二）流行病学

1. 感染源　患者是唯一感染源，包括亚临床型或隐形感染者。传染期在发病前5~7d和发病后3~5d，发病当天和前一天传染性最强。患者口、鼻、咽部分泌物以及血液、尿、粪便等中均可分离出病毒。

2. 传播途径　主要由飞沫经呼吸道传播，人与人之间密切接触也可传染。母婴垂直传染通过血液循环和胎盘传播，具体途径未知。垂直传染的新生儿，咽部可排病毒数周、数月甚至1年以上，因此通过污染的奶瓶、奶嘴、衣被尿布及直接接触等感染缺乏抗体的医务人员、家庭成员，或在婴儿室中传播。

3. 易感人群　一般多见于5~9岁儿童，经常没有症状，不易察觉。在封闭或人口密度小的地区感染的平均年龄较大，一旦发病容易造成大规模流行。6个月以下的儿童因母体来源的被动免疫也很少患病。风疹多见于冬春或春夏，在人口密集的地区，如学校、军队等地流行。风疹患者一次患病后多数能获得长期免疫。

（三）发病机制

风疹病毒通过空气飞沫传播侵入人体，在呼吸道黏膜上皮细胞内增殖后进入血液循环引起原发性病毒血症。通过白细胞到网状内皮系统，受染的网状内皮细胞坏死，病毒释放再次入血，引起继发性病毒血症，出现发热、呼吸道症状及淋巴结肿大。病毒血症在出疹前达到顶点，出疹后迅速消退。病毒血症期间的妊娠妇女，病毒会随血液循环感染胎盘，在胎盘细胞中复制扩增后进入胎儿各组织器官。人类细胞在有丝分裂时最容易受到病毒影响，引起慢性感染和器官发育停滞，对于水晶体、耳蜗和脑细胞的影响最大。

（四）临床表现

获得性风疹（自然感染风疹）潜伏期为14～21d，平均18d。

1. 前驱期　风疹是儿童常见的一种呼吸道传染病，由风疹病毒引起，病毒存在于出疹前5～7d病儿唾液及血液中。病初1～2d症状很轻，可有低热或中度发热，轻微咳嗽、乏力、消化不好、咽痛和眼发红等轻度上呼吸道症状。患者口腔黏膜光滑，无充血及黏膜斑，耳后、枕部淋巴结肿大，伴轻度压痛。

2. 出疹期　通常于发热1～2d或以后出现皮疹，皮疹先从面颈部开始，在24h蔓延到躯干和四肢，但手掌和足底大多无皮疹，皮疹初为稀疏的红色斑丘疹，以后面部及四肢皮疹可以融合，类似麻疹。出疹第2天开始，面部及四肢皮疹可变成针尖样红点，如猩红热样皮疹。皮疹一般在3d内迅速消退，留下较浅色素沉着。在出疹期体温不再上升，患儿常无疾病感觉，饮食嬉戏如常。

风疹预后佳，并发症少，但孕妇（4个月内的早期妊娠）感染风疹病毒后，病毒可以通过胎盘传给胎儿引起先天性风疹，发生先天畸形，如失明、先天性心脏病、耳聋、小儿畸形、肝炎、脾大、血小板减少、脑炎、心智障碍等。因此，孕妇在妊娠早期尽可能避免与风疹患者接触，同时接种风疹减毒活疫苗。一旦发生风疹，应考虑终止妊娠。

（五）实验室检查

1. 血常规　大部分患者末梢血白细胞总数减少，淋巴细胞分类增高。
2. 血清学检查　采双份血清，抗体效价升高4倍以上有诊断意义。
3. 病毒分离　从患者咽拭子、皮疹、尿液、血液及脑脊液等中可分离出病毒。
4. 采用RT－PCR方法　检测咽拭子标本中的风疹病毒RNA。

（六）诊断

典型患者可根据流行病学和临床表现进行诊断。可疑患者可取急性期和恢复其血清检测风疹IgM抗体，该抗体以疹后5～14d阳性率最高。

（七）治疗

尚无特效疗法，以对症和支持治疗为主。早期可试用干扰素、利巴韦林。发热、头痛可用解热镇痛药。

（八）护理

1. 隔离　在标准预防的基础上，还应采用接触传播和飞沫传播的隔离与预防。
2. 急性期　应卧床休息，恢复期可下床活动。
3. 病情观察

（1）观察体温：定时监测体温变化，体温大于38.5℃时采用物理降温，禁用乙醇擦浴。

（2）皮疹：每日观察形态、分布，每日可用温水擦洗皮肤，保证皮肤清洁；修剪指甲，防止抓伤皮肤，造成感染。

（3）淋巴结：每日观察淋巴结肿大的部位、数目、大小及压痛情况，避免挤压和碰撞肿大的淋巴结。

4. 减轻头痛　将床头抬高15°～30°，限制头部活动，可进行头颈部肌肉局部按摩，促进血液循环，缓解肌肉紧张，分散注意力，必要时遵医嘱用解热镇痛药。

5. 保证营养供给　给予清淡易消化富含维生素的半流质饮食，发热期多饮水。

6. 健康教育　患者在隔离期间不能外出；妊娠初期2～3个月，避免接触风疹患者；注射麻疹疫苗后3个月内不宜妊娠。

(九)预防

1. 隔离患者,出疹5d后隔离可解除 流行期间不去公共场所。

2. 主动免疫 风疹疫苗有两种,一类是单价风疹减毒活疫苗;一类是麻疹-风疹-流行性腮腺炎疫苗,两种的预防效果相似。接种对象:15月龄至12岁儿童及易感育龄妇女。

3. 被动免疫 在流行期间,接触患者后,用丙种球蛋白被动免疫,可使症状减轻,但不能阻止感染。

(杨祥莲)

第五节 幼儿急疹的护理

幼儿急疹(exanthema subitum)又称婴儿玫瑰疹(roseola infantum),是人类疱疹病毒6、7型感染引起的常见于婴幼儿的急性出疹性传染病。临床特征为突发高热全身症状轻,3~5d后热退疹出,皮疹1~2d消退,并发症少见,预后良好。

(一)病原学

人类疱疹病毒6型(human perpesvirus 6,HHV-6)是该病的主要病原,但并不是唯一病原。人类疱疹病毒7型(HHV-7)感染亦可引起本症。HHV-7与HHV-6同属于β-疱疹病毒科,电镜下的形态、体外生长条件非常相似,为线性双链DNA病毒,呈球形,由包膜和核衣壳构成。

(二)流行病学

1. 感染源 患者及隐性感染者为主要感染源。本病传染性不强,同一家庭中很少有两人以上发病。

2. 传播途径 飞沫传播是主要途径,病毒可以经唾液由母亲传染婴儿。

3. 易感人群 6~18个月小儿患病最多,90%以上患儿<1岁。由于婴儿从母体获得被动免疫,6个月以内发病较少,病后能获得持久免疫力,年长儿很少发病。

4. 流行特征 终年散发,偶有局部流行,多数为隐性感染,有典型临床经过的约占30%。发病季节以冬春季为多,但四季均可见。

(三)发病机制

目前尚不太清楚,因为本病预后良好,死亡者罕见,缺乏病理解剖资料。关于皮疹,有人认为是病毒血症引起的局部表现,也有人认为是免疫损伤所致。少数发生中枢神经系统并发症者,可能因HHV-6直接侵入中枢神经系统引起脑炎或脑病。

(四)临床表现

潜伏期8~15d,平均10d。

1. 发热 起病急,无明显前驱症状,突起高热,数小时内高达39~41℃,少数伴高热惊厥,但患儿一般状况良好,玩耍如常,发热一般持续3~5d骤降。

2. 皮疹 热退疹出是幼儿急疹的主要特点。皮疹在热退或热度将退时出现,为淡红色斑疹或斑丘疹,直径2~3mm,周围有浅色红晕,压之褪色,皮疹呈分散性,很少融合成片。皮疹可类似麻疹或风疹,初见于颈部,迅速波及躯干、四肢近端,而面部、肘及膝以下极少。皮疹隐退很快,1~2d全部退尽,不留色素沉着,无脱屑。也有少数只见皮疹而无发热或只有发热而无皮疹的不典型病例。

3. 其他症状体征 可伴轻咳、流涕、咽部轻度至中度充血,少数发生结合膜炎、扁桃体炎、鼻炎,口腔多无黏膜疹。发热时可伴食欲减退、恶心、呕吐,或有不同程度的腹痛、腹泻。常见颈后、枕部淋巴结轻度肿大,无压痛,肿大程度不如风疹明显,持续数周才完全消退。偶见脾轻度大。病初高热时可发生惊厥、前囟饱满,极少数惊厥反复发作者伴意识障碍。

4. 并发症 极少发生,偶见中耳炎、下呼吸道感染、心功能不全等,也有严重并发症的报道,如致死性脑炎或脑病、重度肝功能损害、原发性血小板减少性紫癜等。

（五）实验室检查

1. 周围血常规 病初24～36h白细胞总数及中性粒细胞可升高，发热3～4d或以后白细胞总数降至（3～5）$\times 10^9$/L，中性粒细胞减少，淋巴细胞增至0.70～0.80，偶有单核细胞增多。

2. 脑脊液 当出现惊厥或前囟饱满时，脑脊液检查一般在正常范围，偶见压力轻度升高或蛋白含量增高。

3. 病原学检查

（1）病毒分离：血液中分离出病毒可确诊。

（2）特异性抗体检测：用间接免疫荧光法或中和试验检测血清、脑脊液中抗HHV-6。

（3）病毒核酸检测：用PCR法检测血液、脑脊液、咽拭子或组织中的HHV-6 DNA。

（六）诊断

临床诊断主要根据婴儿突发高热、热退疹出、斑丘疹1～2d即退，以及外周血常规白细胞总数减少、淋巴细胞增多等为特征。在皮疹出现之前往往难以确诊，患儿出现严重并发症时，常需辅以病毒学检查。需注意与其他出疹性病毒性疾病如麻疹、风疹、肠道病毒感染及药物疹相鉴别。当患儿全身症状轻难以解释高热现象时，应考虑到幼儿急疹可能。

（七）治疗

无特殊药物，主要给予对症治疗。

1. 退热 高热时给予对症治疗，如物理降温，必要时酌情给予小剂量退热药物。

2. 镇静止惊 高热伴烦躁不安患儿尽早使用镇静药，如出现惊厥立即应用足量的止惊药物。苯巴比妥可致药物疹，应避免使用。

（八）护理

1. 隔离 在标准预防的基础上，还应采用飞沫传播的隔离与预防。

2. 保证营养供给 给予充足的水分和容易消化清淡的饮食。适当补充维生素B和维生素C等。母乳喂养的患儿可继续喂哺，已添加辅助食品者可暂停几天，待3～5d热退后，仍按月龄需要喂养。

3. 病情观察 定时监测体温变化，防止高热惊厥；观察有无伴随症状，如皮疹、咳嗽、腹泻的症状。

4. 对症护理

（1）降温：高热时（超过39℃）给物理降温，如冷敷头部、温水擦浴或遵医嘱使用少量的退热药物，以免发生惊厥。患儿的衣服和被褥不要过多过厚，以利皮肤有效出汗和散热。

（2）保持皮肤清洁：每日用温水轻擦皮肤，出汗后及时更换内衣，保持清洁，穿宽松棉质衣裤，减少对皮肤刺激。

5. 用药护理 幼儿退热药物以口服为主，患儿出现哭闹、恶心、呕吐而拒绝吃药，应避免强行灌药，应选择口感好、水质的退热药物。避免使用苯巴比妥，容易引起药疹。

6. 健康指导 患儿需要隔离，不要送托幼机构；室内要经常通风。

（杨祥莲）

第六节 天花与猴痘的护理

天花是一种古老的传染性极强、病情严重、病死率较高的烈性传染病，临床表现为广泛的皮疹成批出现，依序发展成斑疹、丘疹、疱疹、脓疱疹，伴以严重的全身中毒症状；脓疱疹结痂、脱痂后，终身留下凹陷性瘢痕。

猴痘是一种罕见人畜共患疾病，由猴痘病毒所致的新发传染病。1970年，人类第1次发现猴痘病毒可以传染给人，在临床上引起一种类似天花的皮疹样综合征，其传染性要比天花病毒弱，危害性要比天花病毒少得多。

（一）病原学

天花病毒属痘病毒属，外观呈砖形，中心为病毒 DNA 和核心蛋白，外周为脂蛋白包膜。天花病毒抵抗力较强，耐干燥及低温，在痂皮尘土和被服上可生存数月至一年半之久。在室温中达数月或更久，在 -10～15℃可存活 4～5 年；但不耐湿热，在液体中 60℃10min 即被灭活。在 4℃时对 20% 乙醚及苯酚（石炭酸）有耐受力，可存活数周以上；但在 37℃仅能存活 24h。0.2% 甲醛溶液于室温须经 24h 始能使天花病毒丧失传染性，而在热带气温下，病毒感染性在 3 周内即逐渐消失。采用蒸汽消毒法可将其杀灭或紫外线照射杀死，对 75% 乙醇、1 ∶ 10 000 高锰酸钾溶液及酸性环境甚为敏感。

猴痘病毒与天花病毒有密切关系，同属痘病毒属，其形态、大小、化学结构、抗原性、免疫性及对外界抵抗力等方面，均与天花病毒相似，只是致病力不同。

（二）流行病学

1. 天花

（1）感染源：患者是天花唯一的感染源。从前驱期至结痂期均有传染性。各期皮疹渗出液中均含有病毒，因此均具有传染性，并且传染期长。

（2）传播途径：主要通过飞沫直接传播为主；亦可通过污染的尘埃，破裂后的皮疹渗出液，被污染的衣物、食品、用具等接触传播。天花可发生垂直传播，即孕妇患者经胎盘使胎儿受染。

（3）易感人群：人群对天花普遍易感。种痘成功者可获得对天花病毒感染的免疫力，患过天花可获终身免疫。

2. 猴痘

（1）感染源：人猴痘的主要感染源是宿主动物、感染动物和猴痘患者。

（2）传染途径：主要是通过长期的、直接的面对面的飞沫传播，另外，接触受病毒污染的物品也可能受到感染。人类可因为被病毒感染的动物咬伤或者直接接触被病毒感染动物的血液、体液和皮疹而感染猴痘。猴痘也有人传人的可能。

（3）易感人群：人群普遍易感，接种牛痘者具有一定的免疫力。

（三）发病机制

天花病毒附着于易感者上呼吸道的上皮细胞表面并入侵，迅速达到局部淋巴结及扁桃体等淋巴组织，大量复制后入血，形成第 1 次短暂的病毒血症。通过血液感染全身单核 - 巨噬细胞，并在其内继续复制并释放入血，导致第 2 次病毒血症。通过血液更广泛地播散到全身皮肤、黏膜等组织，并复制引起病变，出现天花痘疹。天花病毒不耐热，发热次日，患者血中一般找不到病毒，病毒主要存在于皮肤等温度低的组织中。

猴痘的发病机制与天花相同。

（四）临床表现

1. 天花　潜伏期 5～15d，一般为 12d，根据临床表现可分 3 期。

（1）前驱期：起病急，出现寒战，高热，头痛，乏力，腰背部及四肢酸痛，腹痛等症状，持续 1～3d；患者呈重病容，表情痛苦，结膜充血，有时流泪，肝、脾轻度增大等。发热第 1～2d，在下腹部、腹股沟、大腿内侧、腰腹部两侧及腋窝，可出现一过性“前驱疹”，呈麻疹样、猩红热疹样、荨麻疹样或出血疹；由于数目不多，数小时后即隐退。

（2）出疹期：在发病的第 3～4d，体温稍降，开始出现皮疹。自额部、发际及面颊部开始，迅速蔓延至四肢及全身。皮疹初为红色斑疹，但很快变成直径 2～4mm，质地较坚实的皮疹，深藏皮内。在病期第 6～7d，丘疹变成疱疹，绕以发硬的红晕。疱疹呈多房性，硬如豌豆，大小均匀，疱液浑浊，此时体温进一步上升，中毒症状继续加重。若合并细菌感染，症状更重，可并发肺炎、休克而死亡。

（3）结痂期：在病程 10～12d，脓疱开始皱缩干枯，周围红晕消失，疱疹逐渐干燥，结成黄绿色厚痂，局部常出现难以忍受的瘙痒。此时体温逐渐回降至正常，开始脱痂，全身情况好转。于病期第 2 周后，痂壳开始脱落；若皮肤损害较深，则留下终身存在的凹陷瘢痕。

此外，由于患者机体免疫状态、天花病毒毒力及数量的不同，天花的临床表现轻重不同，可划分为普通型、轻型、重型。

（1）普通型：即呈现上述的典型症状，未种过痘的患者约90%表现为此型。

（2）轻型：表现为无疹天花，又称变型天花及类天花等。

（3）重型：病死率高，可达20%～50%，可分融合性和出血性两类。①融合性天花：皮疹多分布广泛，发展迅速，脓疱互相融合，黏膜溃疡，出现严重的毒血症症状，高热、衰竭等。②出血性天花：又称黑天花，多为凝血功能障碍所致。皮肤、黏膜可有淤点、淤斑、内脏出血，患者很快死亡。

2. 人猴痘　猴痘的潜伏期为10～14d，临床症状和体征很像天花，临床表现为起病突然，发热和全身不适，伴以全身出疹，患者常常出现前驱期症状，如发热、头痛、肌痛、全身不适和淋巴结肿大。严重者有寒战、大汗，甚至虚脱和衰竭。前驱期持续1～4d或以后即迅速出现皮疹，皮疹在1～2d即遍布全身，呈离心性分布。病后2～4周脱痂后，约半数留有瘢痕。猴痘的预后与免疫有关，免疫功能不良的预后差。

（五）实验室检查

1. 病原体检查

（1）直接涂片检查天花病毒包涵体：取疱疹液或疱疹溃疡底部拭子，涂于玻片上，干燥后用苏木精-伊红（H-E）染色，在光学显微镜下观察。上皮细胞的胞质若系天花患者，可在其中查见天花病毒嗜酸性包涵体，但是涂片阴性不能排除天花。

（2）电镜检查：自病变部取材，用电镜观察，天花病毒呈砖形，数小时内可确诊。

（3）鸡胚接种或细胞培养：取疱疹液、痂皮悬液、血或鼻咽部分泌物，接种于鸡胚绒毛尿囊膜分离病毒，或接种猴肾细胞或羊膜细胞做培养。12h后即可见到多数微小包涵体，48h后包涵体显著增大，有时可见核内包涵体。

2. 血清学检查　可用补体结合试验、红细胞凝集抑制试验、中和试验检测患者血清是否存在有特异性抗体，以帮助诊断天花患者。在恢复期血清抗体效价升高4倍，则具诊断价值。

（六）诊断

目前天花已经灭迹，又是烈性传染病，故天花的确诊必须积极而慎重。

天花根据临床表现各病期的特征，前驱症状，出疹期皮疹部位的顺序、性质、转化和消退的特点，体温呈双峰曲线，脓毒血症等；结合流行病学、牛痘接种等情况进行诊断。确诊依据病毒及血清免疫学的检查。

猴痘诊断可依据流行病学史，如发病前去过疫区，接触过可疑动物和患者，发疹前1～2d多出现单侧或双侧淋巴结肿大等，特异的血清学及其他有关病毒学检测有助于诊断。

（七）治疗

天花无特效药物，主要为对症及支持治疗。

1. 对症支持

（1）高热、头痛及身痛可采取物理降温或给予解热镇痛药。

（2）烦躁者用小剂量镇静药。

（3）皮疹可用1 ：4 000高锰酸钾溶液、2%硼酸溶液或2%碳酸氢钠溶液清洗或湿敷，以止痒消毒。

2. 被动免疫治疗　重症患者可肌内注射抗天花丙种球蛋白。

（八）护理

1. 隔离　在标准预防的基础上，还应采用接触传播和飞沫传播的隔离与预防。发现天花患者应严密隔离，报告当地疾病控制中心。

2. 病情观察

（1）生命体征：定时观察体温、脉搏、呼吸、血压及神志状态，体温高于38.5℃要进行降温，呼吸、血压异常时，应警惕有严重并发症出现。

（2）观察皮疹形态、颜色及分布情况：皮疹由红色斑疹－坚实的皮疹－丘疹－疱疹（周围有红晕）－皱缩干枯－黄绿色厚痂。局部出现难以忍受的瘙痒，要防止挠抓，引起感染。如出现融合性和出血性的疱疹，提示重型天花，病情危重。

3. 对症护理

（1）降温：高热时可采用32～34℃的温水进行全身擦浴，一般擦拭5～10min、25%～50%乙醇（温度30℃左右）擦浴；冰袋、冰帽冷敷头部及大动脉走行处等措施物理降温；降温效果不好时遵医嘱药物降温；以逐渐降温为宜，防止虚脱，儿童要防止惊厥。患者出汗时，及时协助擦汗、更换衣服，避免受凉。

（2）保持皮肤清洁：每日用温水轻擦皮肤，皮疹可用1∶4 000高锰酸钾溶液、2%硼酸溶液或2%碳酸氢钠溶液清洗或湿敷，以止痒消毒，亦可用指腹按压瘙痒部位，避免挠抓皮疹，引起感染。

（3）减轻疼痛：头痛时将床头抬高15°，限制头部活动；腰背部及四肢酸痛，腹痛时可进行局部按摩，分散注意力；必要时遵医嘱用解热镇痛药。

（4）保证营养供给：给予高蛋白、高热量及富含维生素的易消化饮食，多饮水。

（5）保持口腔、鼻咽部及眼睛部位清洁卫生：及时清除分泌物；用温生理盐水冲洗眼睛后，点眼药水，3次/d；刷牙或口腔护理，2次/d，进餐后温盐水漱口。

（九）预防

（1）现在全世界停止牛痘普种，人群对天花病毒免疫力逐渐消失，但现在世界有少数实验室为研究仍保留天花病毒，必须引起重视。许多国家准备逐步开始恢复种痘预防天花。

（2）发现患者或疑似病例，进行严密隔离，严格消毒接触过的物品，低值物品焚烧处理；易感人群立即种痘，不能种痘者，给予高价抗天花免疫球蛋白肌内注射；实行交通检疫，防止沿交通线传播。

（3）猴痘预防：限制进口野生动物，尤其是非洲啮齿类动物；避免接触患病的动物，不慎接触后要彻底洗手，天花疫苗可减少罹患猴痘的风险。

（赵　双）

第七节　巨细胞病毒感染的护理

巨细胞病毒（cytomegalo virus，CMV）感染是由人巨细胞病毒所引起的先天性或后天获得的感染。大部分CMV感染无临床症状，成年人CMV感染和免疫功能有密切关系。如因器官移植而接受免疫抑制药治疗者，常因所供器官和输入血液中有潜伏病毒，或免疫抑制使潜伏的病毒活化而发病，艾滋病患者的CMV感染发病率高。

（一）病原学

CMV属于疱疹病毒科，在形态上与其他疱疹病毒相似，其核心为双链线状DNA，外包直径为100nm的呈二十面体对称的衣壳。CMV对外界抵抗力低，不耐酸，亦不耐热，56℃下20～30min或4℃下1周灭活，紫外线照射5min可灭活。CMV在20%乙醚中最多存活2h，pH＜5时，CMV的感染性对冻融或存于－20℃或－50℃均不稳定，10%的家用漂白粉可使其感染性明显降低。

（二）流行病学

1. 感染源　患者及隐性感染者可长期或间歇自唾液、尿液、精液、血液、乳汁或宫颈分泌物中排出病毒，是本病的主要感染源。

2. 传播途径

（1）先天性感染（宫内感染）：妊娠期，巨细胞病毒可通过胎盘传播给胎儿。

（2）获得性感染（围生期感染）：分娩时，如宫颈分泌物中有病毒，可经产道传播给新生儿。

（3）乳汁传播：乳汁中可分泌病毒，所以在母乳喂养时可直接传播给婴儿。

（4）接触感染：可通过排毒者的唾液、尿、眼泪等传播。

（5）同源性CMV感染：可经输血、器官移植等传播。同源性CMV感染是输血和器官移植的一种严重危害，多次输血或一次大量输血使原发和再发感染的危险性增高，输入含白细胞血液的危险性更高，器官或骨髓移植术后CMV感染率也高。

（6）性交传播：因为病毒常常存在于泌尿生殖道的分泌物、精液或宫颈分泌物中，所以通过性交可直接传播。

3. 易感人群　人对其有广泛的易感性。人是CMV的唯一宿主。CMV遍布世界各地，一年四季均可发病。

（三）发病机制

CMV侵入人体后潜伏于血管平滑肌细胞和内皮细胞，病毒DNA片段整合到血管细胞DNA中，激活凝血系统及细胞因子，促进血小板衍生生长因子的表达，促进白细胞及血小板黏附，损伤内皮细胞。病理特征是巨细胞的形成。CMV主要侵犯上皮细胞，全身各器官如唾液腺、肝、脾、肾、心、肺、胃肠、胰、脑、睾丸、附睾、卵巢、皮肤等均可受累，引起间质炎症反应、灶性坏死或肉芽肿病变。

机体的细胞免疫缺陷者，可导致严重和长期的CMV感染。

（四）临床表现

巨细胞病毒感染后，临床表现有多种类型。健康的成年人发生巨细胞病毒感染时多无明显的临床症状，部分患者可有与传染性单核细胞增多症相似的表现，症状为低热，乏力，咽痛，淋巴结肿大，关节肌肉酸痛，多发性神经炎，周围血中有不典型淋巴细胞，脾大等。如为先天感染，出生后即有低体重，呼吸不规则，黄疸重，肝、脾大，抽搐，视力受损，肌肉瘫痪，智力低下等。妊娠期宫内感染可对胎儿造成损害，容易发生自然流产和死胎或是早产。新生儿症状可见肝脾大，黄疸，肝炎，血小板减少性紫癜，溶血性贫血，神经系统的退行性变化，小头畸形，智力低下，及视力、听力障碍等。

1. 先天性感染　约25%的患儿在出生后有明显的先天性感染症状，在新生儿婴幼时期患者可有发热、咳嗽、气急、发绀、持续性黄疸、肝脾大、紫癜、血尿、小头畸形或脑炎症状，如嗜睡、昏迷、运动障碍、脑性瘫痪、阵发性抽搐、脉络膜视网膜炎等，偶见脑积水及脑内钙化。

2. 获得性感染

（1）婴儿CMV感染：指出生时经产道或哺乳感染者。一般在生后3~9周出现病毒尿。60%~80%的婴儿在生后2~4个月发病，症状轻，多数为亚临床型可有轻至中度黄疸，肝大、肝功异常，是婴儿肝炎综合征常见的病因之一。偶可发生间质性肺炎。

（2）儿童CMV感染：无症状，部分有发热、皮疹、颈淋巴结肿大、肝大、ALT及AST轻至中度升高。血常规异常型淋巴细胞增高与EBV感染相似而嗜异性凝集试验阴性。少数患儿有肺炎、肠炎、心肌炎、偶见多发性神经炎。

（3）成年人CMV感染：多为隐性，在免疫功能正常者亦可以单核细胞增多症为主要表现。症状与儿童HCMV感染相似，但发热时间较长，淋巴结肿大及肝大较儿童少见。病程中可出现一过性免疫异常，包括冷凝集素、混合IgG-M冷球蛋白、抗球蛋白因子阳性。虽然病程较长，最终恢复并无后遗症。

（五）实验室检查

1. 血常规　外周血白细胞计数升高，淋巴细胞增多，异型淋巴细胞常占白细胞总数的10%以上。婴幼儿可伴贫血、血小板减少；累及肝可出现肝功能损害，尿常规可发现蛋白尿及少量红、白细胞。

2. 病原学检查

（1）病毒分离：最容易分离到病毒的标本是尿、血液、咽部或宫颈分泌物，由于HCMV在人纤维母细胞中复制周期长，产生特异性细胞病变慢，需3周以上方可判定结果，因而不能满足临床早期诊断的要求。

（2）血清抗体检查：抗-HCMV IgM阳性表明新近感染、潜伏的病毒被激活或新生儿先天性感染。

单独抗 – HCMV IgG 阳性提示曾有过感染，双份血清效价4倍以上升高表明近期感染。

（3）HCMV抗原检测：用单克隆抗体酶联免疫夹心法可直接检测分泌物、体液或细胞等标本中的HCMV抗原，不仅敏感快速，还可排除感染细胞中非特异性 IgG – Fc 受体所导致的假阳性反应。

（4）CMV – PP65检测：CMV – PP65蛋白是CMV的被膜蛋白，位于衣壳和包膜之间，是一种低基质的磷酸化蛋白，含562个氨基酸，研究表明CMV – PP65的表达与病毒的复制呈明显相关，一般活动感染时持续高水平表达，潜伏感染时表达极低，治疗后随着病毒消失而阴转，可作为病毒抗原血症快速诊断的靶抗原。一般采用抗原血症检测法进行检测，即利用单克隆抗体，通过免疫酶法或免疫荧光法检测外周血多形核白细胞中的CMV – PP65抗原。

（5）HCMV核酸检测：可用聚合酶链反应（PCR）检测血清、尿标本中的HCMV – DNA，也可用反转录—聚合酶链反应（RT – PCR）检测HCMV – mRNA。阳性提示HCMV感染，有该病毒复制，但不一定就是HCMV病。

（6）细胞涂片病理学检查或活组织病理学检查：可见特征性的巨细胞样变及包涵体，有助于该病诊断，但检出率不高，且不能仅此确诊。免疫组织化学技术可进行CMV抗原检测，有助于诊断。

（7）免疫电镜：不仅能直接观察病毒颗粒的大小和形态，而且能做病毒鉴定。因需要特殊的设备和专门技术，广泛应用受到限制。

（六）诊断

新生儿出现原因不明的黄疸、肝脾大、严重紫癜、贫血、呼吸或消化道症状或并有原因不明的脑眼损害者；儿童或成年人原因不明的发热，淋巴细胞分类 >50%，以及异型淋巴细胞10%以上，嗜异性凝集反应阴性，均应高度怀疑本病。对器官移植后、输血后、恶性肿瘤出现难治性肺炎时亦应考虑HCMV感染的可能。确诊须结合特异性实验室检查。

（七）治疗

目前对CMV感染尚无特效疗法。

1. 更昔洛韦（ganciclovir，GCV）和阿昔洛韦（aciclovir） 对于CMV感染的治疗，目前国内外更昔洛韦是首选药物。

2. 膦甲酸钠（phosphonoformic acid，PFA） 膦甲酸钠为无机焦磷酸盐类似剂，不需要经过体内膦酸化就能非竞争性抑制HCMV – DNA聚合酶的活性，它通过阻断病毒DNA多聚酶接受位点而抑制病毒复制。该药治疗时有反跳现象，一般需要维持用药。

3. 高效价HCMV免疫球蛋白 可以中和HCMV，减轻组织损害，对病情危重患者可以与抗病毒药物联合用药。

（八）护理

1. 隔离 本病应采用接触传播和飞沫传播的隔离与预防，接触患者时应戴口罩、帽子和手套，对CMV患者的分泌物和排泄物需进行严格消毒。

2. 病情观察

（1）定时监测体温：本病发热特点为维持1～2h，出汗后可自行退热，如体温持续高于38.5℃者应物理降温或遵医嘱药物降温，并准确记录体温的变化及规律。

（2）每日观察皮肤有无黄疸及其深度变化，保持大、小便通畅，以利黄疸消退。

（3）观察呼吸频率、节律、深浅度的变化，并发ARDS的患者，采用无创面罩正压给氧，提高气体压力，增加肺泡通气量，改善呼吸功能。

3. 对症护理

（1）保持呼吸道通畅：对重症肺炎患者取半卧位，常规持续氧气吸入3L/min，遵医嘱予雾化吸入，4次/d，协助排痰，指导患者有效排痰：先进行5～6次深呼吸，在吸气后张口，然后咳嗽一下将痰咳至咽部，再迅速将痰咳出。

（2）保持口腔清洁：口腔护理2/d，进食后、睡觉前用0.2%呋喃西林液或朵贝液漱口。

（3）防止跌倒：并发视力障碍患者，要专人看护，协助生活所需，加床挡。

4. 用药护理　目前更昔洛韦是抗 HCMV 治疗的尤为首选药物。

5. 避免尿标本产生假阴性　由于肾小管为间歇性排出 CMV 颗粒，若处于不排毒检测尿标本，会产生假阴性。在留取尿标本检测抗体时，需要连续 2 次留取晨尿。

（九）预防

（1）器官或组织移植前对供体进行 HCMV 血清学检查：可以选择更昔洛韦、缬更昔洛韦、伐昔洛韦等预防用药，一旦发生感染，应积极治疗，必要时需终身服药以防复发。

（2）避免混乱性行为，防止子宫内和生殖道感染：对 CMV 抗体阳性的孕妇须加强围生期医学检查，必要时抽取羊水进行 CMV 抗体检测，阳性者，特别是抗 - CMV - IgM 阳性，提示发生宫内感染，从优生角度出发，可考虑停止妊娠。

（3）国外研制的各种 CMV 病毒活疫苗，能诱导产生抗体，但安全性和效率有有待于进一步研究。

（赵　双）

第八节　手足口病的护理

手 - 足 - 口病（hand - foot - mouth disease，HFMD）是由肠道病毒 71 型（EV71）和柯萨奇 A16 型（CoxA16）感染引起的常见传染病，该病以婴幼儿发病为主，大多数患者症状轻微，以发热和手、足、口腔等部位出现皮疹或疱疹为主要特征，多数患者可自愈，少数可并发无菌性脑膜炎、脑炎、急性弛缓性麻痹、呼吸道感染、心肌炎等，个别重症患儿病情进展快，易发生死亡。

（一）病原学

EV71 和 CoxA16 均属于肠道病毒群，属 RNA 病毒类的小 RNA 病毒科。EV71 对一般的理化因素抵抗力强，如抗乙醚、乙醇、煤酚皂液等一般消毒剂；耐低温、耐酸，如病毒在 4℃ 可存活 1 年，在 -20℃ 可长期存活，但对氧化剂敏感，甲醛、碘酒都能灭活病毒，病毒在 50℃ 可被迅速灭活，对紫外线敏感。

（二）流行病学

1. 感染源　患者、隐性感染者和无症状带毒者为主要感染源。

2. 传播途径　主要由飞沫传播和接触传播。主要通过病从口入，也可通过气溶胶播散。

3. 易感人群　人对 EV71 和柯萨奇 A16 型肠道病毒普遍易感，显性或隐性感染后均可获得特异性免疫力，但免疫力持续时间尚不明确。年龄越小的婴幼儿越易感，幼儿园、托幼机构常是群体发病疫点，小学校学生也常被传染有报道。一年四季均可发病，以夏秋季更多见。

（三）发病机制

病毒自咽部或肠道入侵，在局部黏膜或淋巴组织繁殖，引起口、咽、消化及呼吸道表浅炎症，主要通过淋巴引流入血，产生病毒血症，根据病毒习性在到达周身各器官或皮肤黏膜等处时进行定点繁殖，引起病变。CVA16 和 EV71 主要在口腔黏膜、皮肤远侧端、皱褶处定位复制，产生小红斑、丘疹及疱疹，此时从水疱液、鼻咽部采集的病毒分离标本阳性率高。周身病理变化受病毒损伤不同脏器而异，如 EV71 比柯萨奇 A16 的毒性强，入侵多或复制量大，则可以在心、脑、肺、肝等多处广泛组织损伤和坏死。患儿可出现心脑功能急剧失代偿，继发神经源性肺水肿，肺血管渗透性增加而死亡。而侵犯中枢神经系统的病变多与脊髓灰质炎相似。

（四）临床表现

1. 普通表现　手 - 足 - 口病潜伏期一般 2 ~ 10d，平均 3 ~ 5d，最短在 24h 内，可无明显前驱症状，多数患者突然起病，发热，口腔黏膜出现散在疱疹，手、足、臀等部位出现斑丘疹和疱疹，疱疹周围可有炎性红晕。可伴有咳嗽、流涕、食欲下降等症状。多在 1 周痊愈，预后良好。

2. 重症表现

（1）神经系统表现：精神差、嗜睡、头痛、呕吐、肌阵挛、频繁抽搐、眼球震颤或共济失调等；查体时可见脑膜刺激征，腱反射减弱或消失，巴氏征等病理征阳性。

（2）呼吸系统表现：常见呼吸浅促、困难，呼吸节律改变，口唇发绀，口吐白色、粉红色或泡沫痰液；肺部可闻及痰鸣音或湿啰音。

（3）循环系统表现：可见面色苍白、心率增快或缓慢、脉搏浅速、减弱甚至消失，四肢发凉，指（趾）发绀，血压升高或下降。

（五）实验室检查

1. 血常规　白细胞计数正常，重症病例白细胞计数可明显升高。

2. 血生化检查　部分病例可轻度丙氨酸转氨酶（ALT）、天冬氨酸转氨酶（AST）、肌酸激酶同工酶（CK－MB）升高，重症病例则见血糖升高。

3. 脑脊液检查　外观清亮，压力增高，白细胞增多（危重病例多核细胞可多于单核细胞），蛋白正常或轻度增多，糖和氯化物正常。

4. 病原学检查　特异性柯萨奇 A16 型、EV71 核酸阳性或分离到柯萨奇 A16 型病毒或 EV71 病毒（自咽拭子或咽喉洗液、粪便或肛拭子、脑脊液或疱疹液以及脑、肺、脾、淋巴结等组织标本中分离到肠道病毒阳性）。

5. 血清学检验　自患者血清中查出特异性肠病毒如柯萨奇 A16 型、EV71 的 IgM 抗体阳性或急性期与恢复期血清 IgG 抗体有 4 倍以上的升高。

（六）诊断

1. 临床诊断病例

（1）在流行季节发病，常见于学龄前儿童，婴幼儿多见。

（2）发热伴手、足、口、臀部皮疹，部分病例可无发热。

2. 确诊病例　临床诊断病例具有下列之一者即可确诊。

（1）肠道病毒（CoxA16、EV71 等）特异性核酸检测阳性。

（2）分离出肠道病毒，并鉴定为 CoxA16、EV71 或其他可引起手足口病的肠道病毒。

（3）急性期与恢复期血清 CoxA16、EV71 或其他可引起手足口病的肠道病毒中和抗体有 4 倍以上的升高。

（七）治疗

1. 普通病例

（1）一般治疗：注意隔离，避免交叉感染。适当休息，清淡饮食，做好口腔和皮肤护理。

（2）对症治疗：发热等症状采用中西医结合治疗。

2. 重症病例

（1）应用降颅压药物：甘露醇、呋塞米。

（2）应用糖皮质激素治疗：甲泼尼龙；氢化可的松；地塞米松，病情稳定后，尽早减量或停用。

（3）酌情应用静脉注射免疫球蛋白总量。

（4）其他对症治疗：降温、镇静、止惊。

（5）有效抗生素防止肺部感染。

（八）护理

（1）隔离：在标准预防的基础上，还应采用接触传播和飞沫传播的隔离与预防。

（2）急性期应卧床休息，避免哭闹，减少消耗。

（3）保证水和营养供给：患儿因发热、口腔疱疹，给予温凉、清淡易消化富含维生素的流食或半流食，少量多餐，避免刺激性食物，如辛辣、过咸等食物，减少对口腔黏膜的刺激。发热时多饮水。

(4) 观察病情

1) 体温、脉搏、血压：一般为低热或中度发热，无须特殊处理，可让患儿多饮水。如患儿持续高热、心率增快、呕吐、精神萎靡或嗜睡等，应警惕脑膜炎或心肌炎等并发症的发生，应做好抢救准备。

2) 呼吸：定时观察呼吸节律、频率和血氧饱和度，有无呼吸短促、口唇发绀、口吐白沫等肺水肿表现。肺水肿时，将患儿头肩部抬高15°~30°，湿化瓶中加入20%乙醇，吸氧，控制液体速度。

3) 观察有无呕吐、肌阵挛或频繁抽搐、昏迷、颈强直等重症表现。

4) 观察手、足、口腔的疱疹情况。

(5) 对症护理

1) 保持口腔清洁：多数患儿出现口腔溃疡、疱疹，加强口腔护理可有效减轻患儿疼痛症状，预防细菌继发感染，每次饭前饭后应用温水或淡盐水漱口，对不会漱口的患儿，可以用棉棒蘸生理盐水轻轻地清洁口腔。可将维生素 B_2 粉剂直接涂于口腔糜烂部位，亦可口服维生素 B_2、维生素C，辅以超声雾化吸入，以减轻疼痛，促使糜烂早日愈合。对于严重口腔炎，使用激光治疗可有效缩短患儿的疼痛期，且易接受。

2) 保持皮肤清洁：对出现皮疹的患儿，注意保持皮肤清洁，防止感染。每晚给患儿洗澡，洗澡时不用肥皂、沐浴露，并更换柔软的棉织内衣，衣着要宽松、柔软，衣被要清洁，臀部有皮疹的患儿，应随时清理患儿的大小便，便后用温水冲洗臀部，然后用软布吸干，可涂以鞣酸软膏或护臀膏，预防红臀。

3) 降温：持续高热，给予物理降温或药物降温，防止小儿高热惊厥，不要用乙醇擦浴。

4) 保持呼吸道通畅：对于出现频繁呕吐的患儿，应将其头偏向一侧，及时清除口腔内分泌物，以防误吸。

(九) 预防

按2009年手足口病预防控制指南的要求如下：

1. 个人防护　经常洗手，不吃不洁食物，婴幼儿餐具、奶瓶要清洗干净，避免接触患者，流行期间不去公共场所。

2. 托儿所和小学　室内保持良好通风，每日对要接触的物品清洁消毒，每日进行晨检，患儿增多时采取放假措施。

3. 医疗机构　专设就诊区，做好消毒隔离，防止院内感染。

（赵　双）

第九节　病毒性肝炎的护理

病毒性肝炎（viral hepatitis）是由多种肝炎病毒引起，以肝炎症和坏死病变为主的一组传染病，具有传染性强、传播途径复杂、流行面广、发病率高等特点。目前确定的肝炎病毒有甲型、乙型、丙型、丁型及戊型，各型病原不同，但临床表现基本相似，临床上以乏力、食欲减退、恶心、呕吐、肝大及肝功能异常为主要表现，部分病例会出现黄疸和发热。甲型及戊型主要表现为急性肝炎，而乙型、丙型及丁型可转化为慢性肝炎并可发展为肝硬化和肝细胞癌。

一、甲型病毒性肝炎

甲型病毒性肝炎（viral hepatitis type A）简称甲型肝炎，是一种由甲型肝炎病毒（hepatitis A virus，HAV）引起的急性传染病，临床上起病急，多以发热起病，有厌食、恶心、呕吐等消化道症状，伴乏力，部分患者出现尿黄，皮肤、黏膜黄染；本病为自限性疾病，绝大多数患者可在数周内恢复正常，一般不转为慢性坚持和病原携带状态。

(一) 病原学

甲型肝炎病毒于1973年被发现，属RNA病毒，其宿主范围狭窄，只感染人，HAV抵抗力较强，耐酸碱，加热100℃5min或紫外线照射1h可灭活。

（二）流行病学

1. 感染源　急性期患者和亚临床感染者为主要感染源，在急性患者中不典型的无黄疸型肝炎患者和儿童尤为重要。潜伏期末及黄疸出现前，患者粪便排出甲型肝炎病毒量最多，以发病前4d至发病后4～6d传染性最强，黄疸出现后2周粪便仍可排毒，但传染性明显减弱。

2. 传播途径　主要通过接触传播，甲型炎肝患者的血液和粪便中存在病毒。其方式有：①日常生活接触传播；②污染水源和食物，如毛蚶、生蚝等，都会引起甲型肝炎暴发流行。

3. 易感人群　人群对甲型肝炎病毒普遍易感，绝大多数成人都曾有过亚临床感染，在感染甲型肝炎病毒后产生比较稳固的免疫力，再次感染时一般不发病。我国甲型肝炎以学龄前儿童发病率最高，青年次之。

4. 流行特征　甲型病毒性肝炎是世界性疾病，甲型肝炎的流行与年龄和社会经济因素相关。发病以学龄前儿童及青壮年为主。本病无严格季节性，在我国发病高峰多为秋冬季。

（三）发病机制

甲型肝炎的发病机制至今尚未完全阐明。甲型肝炎病毒经口进入人体后，经肠道进入血流，又经一短暂病毒血症后进入肝繁殖。目前认为可能有两种作用：①HAV在肝细胞内复制的过程中导致肝细胞损伤。②患者细胞免疫功能导致肝细胞损伤。

（四）临床表现

甲型肝炎病毒感染后，甲型肝炎潜伏期2～6周，平均4周。临床分为急性黄疸型、急性无黄疸型、淤胆型、亚临床型和肝衰竭。整个病程2～4个月。

1. 急性黄疸型　临床按病程可分为潜伏期、黄疸前期、黄疸期及恢复期4个阶段，总病程1～4个月。偶可超过半年。

（1）潜伏期：潜伏期为15～45d（平均30d）。患者在此期常无自觉症状，在潜伏期后期，大约感染25d以后，粪便中有大量的甲型肝炎病毒排出，潜伏期患者的传染性最强。

（2）黄疸前期：起病多较急，常以发热起病，体温可达38℃以上，随后出现全身乏力和胃肠道症状（厌食，厌油、恶心、呕吐、腹泻、腹胀），少数病例以发热、头痛、上呼吸道感染为主要表现。此期患者尿色逐渐加深，至本期末呈浓茶色。主要体征有轻度的肝、脾大，心率缓慢，肝区压痛及叩击痛。此期血清丙氨酸转氨酶（ALT）明显增高，尿胆红素阳性，病毒标志物血清IgM型甲型肝炎病毒抗体（抗-HAV-IgM）阳性。本期平均持续5～7d。

（3）黄疸期：自觉症状可有所好转，发热减退，尿黄似浓茶，巩膜，皮肤出现黄染，大便颜色变浅，1～2周黄疸达高峰。主要体征有肝大，肝区有压痛及叩击痛，部分患者有轻度脾大。肝功能化验丙氨酸转氨酶（ALT）、天冬氨酸转氨酶（AST）明显升高，血清胆红素可超过17.1μmol/L，此期持续2～6周。

（4）恢复期：黄疸逐渐消退，症状减轻至消失，肝、脾缩小，肝功逐渐恢复正常。此期持续2周至4个月，少数有达6个月者。

2. 急性无黄疸型　一般症状较轻，病程较短，易忽略，临床仅表现为乏力，食欲减退，腹胀和肝区痛，但不出现黄疸。可伴有肝、脾大，肝功异常，血清丙氨酸氨基转氨酶（ALT）明显增高，血清IgM型甲型肝炎病毒抗体（抗-HAV-IgM）阳性。病程大多在3个月内恢复。

3. 急性淤胆型甲型肝炎　本型实为急性黄疸型肝炎的一种特殊形式，特点是起病急，黄疸出现深而时间长，消化道症状轻，肝实质损害不明显，可有灰白便及皮肤瘙痒，血清胆红素明显升高以直接胆红素为主，血清丙氨酸转氨酶（ALT）中度升高，黄疸持续3周以上，少数达3个月以上。预后良好。本型须除外肝外梗阻性黄疸。

4. 急性肝衰竭　急性甲型肝炎发展至急性肝衰竭的患者较为少见，通常发生于老年患者或既往具有慢性肝病患者。急性肝衰竭起病急，发展快，病程在10d内，黄疸迅速加深，消化道症状明显，极度乏力，出血倾向，并迅速出现肝性脑病症状，主要体征有意识障碍，扑翼样震颤，肝浊音界缩小等，血清总胆红素上升，凝血酶原时间明显延长。

（五）实验室检查

1. 常规实验室检查　外周血白细胞正常或轻度减少，淋巴细胞相对增多，偶见异型淋巴细胞。黄疸前期末尿胆原及尿胆红素呈阳性反应，是早期诊断的重要依据。

2. 生化检测　血清丙氨酸转氨酶（ALT）于黄疸前期开始升高，血清胆红素在黄疸前期末开始升高，血清丙氨酸转氨酶（ALT）高峰在血清胆红素之前，一般在黄疸消退后1至数周恢复正常。急性黄疸型和急性淤胆型甲型肝炎血清胆红素水平明显升高。

3. 特异性血清学检查　血清IgM型甲型肝炎病毒抗体（抗-HAV-IgM）是甲型肝炎早期诊断最灵敏可靠的血清学标志，于发病数日即可检出，黄疸期达高峰，一般持续2~4个月，以后逐渐下降乃至消失。血清学IgG型甲型肝炎病毒抗体（抗-HAV-IgG）出现于病程恢复期，较持久，是获得免疫力的标志，一般用于流行病学检查。

（六）诊断

（1）有食用被甲型肝炎患者粪便污染的水或食物史，或与患者有密切接触史。

（2）急性起病，消化道症状明显。

（3）肝功能异常。

（4）检测到抗-HAV-IgM，是确诊的最可靠依据。

（七）治疗

甲型肝炎是一种自限性传染病，通常预后良好，一般无须特殊治疗。只需根据病情给予适当休息、合理的营养及对症支持治疗，即可迅速恢复健康。对于少数肝衰竭患者，则应采取综合治疗，加强支持治疗，积极预防和治疗各种并发症。

二、乙型病毒性肝炎

乙型病毒性肝炎（viral hepatitis type B），简称乙型肝炎，是一种由乙型肝炎病毒（hepatitis B virus，HBV）引起的以肝病变为主的传染病。呈全世界范围分布，发展中国家发病率较高。目前据统计，全世界无症状乙肝病毒携带者（HBsAg携带者）超过2.8亿，我国约占1.3亿。乙型肝炎发病较缓慢，临床上以疲乏、食欲减退、肝大、肝功能异常为主要表现，部分出现黄疸，无黄疸型HBsAg持续阳性者易慢性化。

（一）病原学

HBV属于嗜肝DNA病毒科，在电镜下可见3种颗粒：①Dane颗粒：也称大球形颗粒，是完整的HBV颗粒，内含乙型肝炎表面抗原和核心抗原，是病原复制的主体。②小球形颗粒。③管型颗粒。HBV抵抗力很强，能耐受60℃4h，及一般浓度的消毒剂，煮沸10min、65℃10h或高压蒸汽消毒可灭活。

（二）流行病学

1. 感染源　主要是HBV无症状携带者（AsC）和急、慢性乙型肝炎患者。AsC因其数量多、分布广、携带时间长、病毒载量高，是重要的感染源，其中血中HBeAg、HBV DNA、DNAP慢性的患者传染性最大。

2. 传播途径　HBV主要经血和血制品、母婴、破损的皮肤和黏膜及性接触传播。

（1）母婴传播：母婴传播最重要的是发生在围生（产）期。水平传播指未经系统乙肝免疫接种的围生（产）期后小儿发生HBV感染，主要来自母亲或家人的亲密接触，也可来自社会。

（2）医源性传播：①经血传播：输入HBsAg阳性血液可使50%受血者发生输血后乙型肝炎。输入被HBV污染的凝血Ⅷ因子、Ⅸ因子、凝血酶原复合物等可以传染HBV。成分输血如血小板、白细胞、压积红细胞也可传播。②经污染的医疗器械传播：不遵循消毒要求的操作、使用未经严格消毒的医疗器械、注射器、侵入性诊疗操作和手术，均是感染 HBV 的重要途径。静脉内滥用毒品是当前极需防范的传播途径。③其他：如修足、文身、扎耳环孔，共用剃须刀，牙刷和餐具等也可以经破损的皮肤黏膜感染 HBV。

（3）性接触传播：HBV 可经性接触传播，西方国家将慢性乙型肝炎列入性接触传播疾病。精液和阴道分泌物中含有 HBsAg 和 HBVDNA。性滥者感染 HBV 的机会较正常人明显升高。

日常工作或生活接触，如同一办公室工作、共用办公用品、握手、拥抱、同住一宿舍，同一餐厅用餐和共用厕所等无血液唾液暴露的接触，一般不会传染 HBV。经吸血昆虫（蚊、臭虫等）传播未被证实。

3. 易感人群　凡未感染过乙型肝炎也未进行过乙肝免疫接种者对 HBV 均易感。新生儿普遍易感，发病多见于婴幼儿及青少年。

4. 流行特征

（1）地区分布：乙肝呈世界性分布，我国是乙肝的高发区。

（2）季节性：无一定的流行周期和明显的季节性。

（3）性别与年龄分布：乙肝的感染率、发病率和 HBsAg 阳性率均显示出男性高于女性。我国在 1992 年把乙肝疫苗纳入儿童免疫规划管理，2002 年乙肝疫苗纳入儿童免疫规划。

（三）发病机制

HBV 通过注射或破损皮肤、黏膜进入机体后，迅速通过血液到达肝和其他器官，引起肝及肝外相应组织的病理改变和免疫功能改变，多数以肝病变最为突出。目前认为，HBV 并不直接引起明显的肝细胞损伤，肝细胞损伤主要由免疫病理引起，即机体的免疫反应在清除 HBV 的过程中造成肝细胞的损伤。此外还可能与感染者的年龄、遗传因素有关。

（四）临床表现

潜伏期 6 周至 6 个月，一般为 3 个月左右。

1. 急性乙型肝炎

（1）急性黄疸型肝炎：按病程可分为 3 期，总病程 2～4 个月。黄疸前期：起病较缓，主要为厌食、恶心等胃肠道症状及乏力。少数有呼吸道症状，偶可高热、剧烈腹痛，少数有血清病样表现。本期持续数天至 2 周。黄疸期：巩膜及皮肤黄染明显，于数日至 2 周达高峰。黄疸出现后，发热渐退，食欲好转，部分患者消化道症状在短期内仍存在。此期持续2～6 周。恢复期：黄疸渐退，各种症状逐步消失，肝脾回缩至正常，肝功能恢复正常，本期持续 4 周左右。临床和血清学恢复后肝组织病变减轻，但充分恢复需在半年以后。

（2）急性无黄疸型肝炎：起病徐缓，症状类似上述黄疸前期表现，不少患者症状不明显，在普查或查血时，偶尔发现血清 ALT 升高，患者多于 3 个月内逐渐恢复，有 5%～10% 转为慢性肝炎。

2. 慢性乙型肝炎　病程超过 6 个月。

（1）慢性迁延性肝炎（慢迁肝）：临床症状轻，无黄疸或轻度黄疸、肝轻度增大，脾一般触不到。

（2）慢性活动性肝炎（慢活肝）：临床症状较重、持续或反复出现，体征明显；如肝病面容、蜘蛛痣、肝掌，可有不同程度的黄疸。肝大、质地中等硬，多数脾大。肝功能损害显著，ALT 持续或反复升高，血浆球蛋白升高，A/G 比例降低或倒置。部分患者有肝外表现，如关节炎、肾炎、干燥综合征及结节性动脉炎等。也可见到无黄疸者及非典型者，虽然病史较短，症状轻，但具有慢性肝病体征及肝功能损害；或似慢性迁延性肝炎，但经肝组织病理检查证实为慢性活动性肝炎。

3. 重型肝炎　是一种最为严重的临床类型，临床分为急性重型肝炎、亚急性重型肝炎和慢性重型肝炎。临床表现为：①黄疸迅速加深，血清胆红素高于 171μmol/L；②肝进行性缩小、肝臭；③出血倾向，PLA 低于 40%；④迅速出现腹水，中毒性鼓肠；⑤肝性脑病；⑥肝肾综合征：出现少尿甚至无尿，血尿素氮升高等。

4. 淤胆型　与甲型肝炎相同，表现为较长期的肝内梗阻性黄疸，而胃肠道症状较轻，肝大、肝内梗阻性黄疸的检查结果，持续数月。

（五）实验室检查

1. 肝功能检查　①胆红素、AST、ALT 升高，急性肝炎时 ALT 明显升高，慢性肝炎和肝硬化时 ALT 轻度或中度升高或反复异常。重症肝炎时出现“酶胆分离”现象。②凝血酶原时间延长。③A/G 降低或倒置。④血氨升高等。

2. 特异血清病原学检查

（1）HBsAg 与抗 - HBs：HBsAg 阳性提示 HBV 感染，抗 - HBs 阳性提示有 HBV 抗体。

（2）HBeAg 与抗 - HBe：HBeAg 阳性提示 HBV 复制活跃，抗 - HBe 阳性提示复制静止期。

（3）抗 - HBc：抗 - HBc IgM 阳性提示急性期感染；抗 - HBc IgG 阳性提示既往感染。

（4）HBV DNA：是病毒复制和传染病的直接指标。

（六）诊断

有不洁注射、手术及输血和血液制品史、乙型肝炎密切接触史等，临床表现为恶心、呕吐、乏力、黄疸、肝功能异常，根据病原学结果可以确诊。

（七）治疗

1. 急性乙型肝炎的治疗　急性病毒性肝炎一般具有自限过程，注意适当休息。症状较重，有黄疸者应卧床休息。给予清淡、富含营养且易消化吸收的饮食，注意蛋白质及维生素的摄入。恶心呕吐致影响进食、热量不足者应每日输液补充。

2. 慢性乙型肝炎的治疗　慢性乙型肝炎治疗的总体目标是：最大限度地长期抑制或消除 HBV，减轻肝细胞炎症坏死及肝纤维化，延缓和阻止疾病进展，减少和防止肝失代偿、肝硬化、HCC 及其并发症的发生，从而改善生活质量和延长存活时间。

（1）基础治疗：休息、合理饮食。

（2）抗病毒：①干扰素治疗：普通干扰素、聚乙二醇干扰素。②核苷酸类：包括拉米夫定、阿德福韦酯、恩替卡韦和替比夫定等。

（3）免疫调节：包括胸腺素、重组人白细胞介素、治疗性疫苗、糖皮质激素。

（4）抗炎保肝和抗纤维化治疗：包括甘草酸、联苯双酯、双环醇等。

其中抗病毒治疗是关键，只要有适应证，且条件允许，就应进行规范的抗病毒治疗。

三、丙型肝炎

丙型肝炎是由丙型肝炎病毒（hepatitis C virus，HCV）感染所引起的以进展性的肝炎症为主的病毒性肝疾病，主要通过血液途径传播，是输血后肝炎的主要类型。

（一）病原学

丙型肝炎病毒为单股正链 RNA 病毒，属于黄病毒科丙型肝炎病毒属，HCV 呈球形颗粒，病毒基因组易于在复制过程中变异。HCV 对一般化学消毒剂敏感；100℃5min 或 60℃10h、高压蒸汽和甲醛熏蒸等均可灭活病毒。

（二）流行病学

1. 感染源　急、慢性患者和无症状病毒携带者。病毒携带者有更重要的感染源意义。我国人群抗 HCV 阳性者达 3.2%。

2. 传染途径　类似乙型肝炎，为 RNA 病毒，主要有以下途径。

（1）输血及血制品：经输血传播 HCV 曾经是导致输血后肝炎的主要原因，占输血后非甲非乙型肝炎的 85%。我国自 1992 年对献血员筛查抗 - HCV 后，该途径得到了有效控制，第 1 代酶免抗 - HCV 检测方法的应用使输血传播 HCV 的危险性降低了 80%，但检测的“窗口期”较长，急性感染尚未出现症

状且抗 - HCV 尚未转阳者仍可能成为感染源。使用第 3 代酶免抗 - HCV 筛查献血员，窗口期漏检的比例已大幅度下降，约为 0.000 4%。血制品的用量和 HCV 感染的危险性直接相关。

（2）注射：不安全注射、使用非一次性注射器和针头。

（3）经破损的皮肤和黏膜暴露传播：未经严格消毒的牙科器械、内镜、侵袭性操作，共用剃须刀、牙刷、文身和穿耳环孔等也是 HCV 潜在的经血传播方式。

（4）生活密切接触：有部分 HCV 感染者没有明确的输血及血制品、注射史，推测可能与家庭生活中密切接触。

（5）性接触传播：多个性伴侣及同性恋者属高危人群。

（6）母婴传播：围产期 HCV 传播是母婴传播的主要途径，母婴传播的平均传播率为 2%。影响母婴传播的因素包括母亲 HCV RNA 的滴度和母亲合并感染 HIV。

（三）发病机制

HCV 引起肝细胞损伤的机制与 HCV 的直接致病等有关。HCV 的直接致病作用可能是急性丙型肝炎中肝细胞损伤的主要原因，而慢性丙型肝炎则以免疫损伤为主要原因。

丙型肝炎慢性化的可能机制：①HCV 易变异，从而逃避机体免疫；②HCV 在血液中水平很低，容易产生免疫耐受；③HCV 具有泛嗜性，不易被清除；④免疫细胞可被 HCV 感染，导致免疫紊乱。

（四）临床表现

1. 急性丙型肝炎　平均潜伏期为 7 ~ 8 周，但波动范围较广，为 2 ~ 26 周。

急性丙型肝炎的临床表现不明显，症状轻微，临床症状和其他病毒性肝炎症状相同，包括不适、尿黄、恶心，部分患者可伴有呕吐，腹部不适和（或）黄疸。2/3 以上的病例可无黄疸，部分患者无明显症状，表现为隐匿性感染。

2. 慢性丙型肝炎　临床表现取决于肝疾病所处的阶段。在没有肝硬化的慢性肝炎患者中，约 1/3 有临床症状，症状与其他慢性肝病相同，主要表现为乏力、食欲减退、腹部不适。乏力是慢性丙型肝炎最常见的临床表现，根据疾病的阶段不同，50% ~ 100% 的患者有乏力。其他表现在疾病初期都比较少见，随着疾病的进展而明显。还可有肌肉疼痛，关节疼痛和瘙痒。30% ~ 70% 的患者有轻到中度肝大，部分患者有脾大。

3. 肝外表现　近来有照研究显示，HCV 感染与迟发性皮肤卟啉病，扁平苔藓，白癜风，特发性混合性冷球蛋白血症，膜增生性肾小球肾炎，非霍奇金淋巴瘤密切相关。与糖尿病、低度恶性的 B 细胞淋巴瘤、Mooren 角膜溃疡、自身免疫性甲状腺炎、干燥综合征、特发性肺纤维化、关节痛、肌痛可能有关。

明确慢性丙型肝炎病毒（HCV）感染的肝外表现和与 HCV 感染的相关性具有重要的意义，第一，由于慢性丙型肝炎的发展隐匿，临床表现不典型，最主要的临床表现是乏力，因此，对于 HCV 感染肝外表现的认识可以促进对于慢性丙型肝炎的早期诊断和及时治疗；第二，有些疾病对慢性丙型肝炎的治疗有效，比如慢性丙型肝炎患者的膜增生性肾小球肾炎在抗病毒治疗后缓解，因此，对该类患者应当立即予以治疗；第三，具有这些表现的患者在临床上应该检测 HCV 的感染标志。

（五）实验室检查

1. 丙型肝炎病毒核糖核酸（HCV RNA）　病程早期即可出现。

2. 丙型肝炎病毒抗体（抗 - HCV）　是丙型肝炎病毒感染的标志，而不是保护性抗体。

（六）诊断

1. 急性丙型肝炎的诊断

（1）流行病学史：2 ~ 16 周（平均 7 周）前有明确的 HCV 暴露史。

（2）临床表现：全身乏力、食欲减退、腹部不适等，少数伴低热，轻度肝大，部分患者可出现脾大。少数患者可出现黄疸。部分患者无明显症状，表现为隐匿性感染。

（3）实验室检查：ALT 多呈轻度和中度升高，抗 - HCV 和 HCV RNA 阳性。HCV RNA 常在 ALT 恢复正常前转阴，但也有ALT恢复正常而HCV RNA持续阳性者。

2. 慢性丙型肝炎的诊断

(1) 诊断依据：HCV感染超过6个月，或发病日期不明，无肝炎史，但肝组织病理学检查符合慢性肝炎，或根据症状、体征、实验室及影像学检查结果综合分析，亦可作出诊断。

(2) 慢性丙型肝炎肝外表现：包括特发性混合性冷球蛋白血症，血管炎，膜增生性肾小球肾炎，迟发性皮肤卟啉病，B细胞淋巴瘤，Mooren角膜溃疡，自身免疫性甲状腺炎，干燥综合征，扁平苔藓，特发性肺纤维化。

(七) 治疗

抗病毒治疗是丙型肝炎最有效的治疗。

(1) 聚乙二醇干扰素与利巴韦林联合治疗：是目前最有效的治疗方案。

(2) 普通干扰素与利巴韦林联合治疗。

治疗目标：清除或持续抑制HCV的复制，获得持续病毒学应答；延缓肝病变的进展，并改善患者的生活质量。

四、丁型病毒性肝炎

丁型病毒性肝炎（viral hepatitis type D）是由丁型肝炎病毒（HDV）引起的急性或慢性肝炎症病变。HDV具有高度传染性，与乙型肝炎协同或重叠感染，可使病情加重、慢性化、进而发展成肝硬化。

(一) 病原学

HDV外壳为HBsAg，是一种缺陷性病毒，传播需HBV等嗜肝DNA病毒的帮助，与它们装配成完整病毒。完整的HDV颗粒呈球形，HDV基因组是一个单链、环状RNA。HDV可与HBV同时感染人体，但大部分情况下是在HBV感染的基础上引起重叠感染。

(二) 流行病学

1. 感染源　主要是患有丁型肝炎的急、慢性患者和HDV携带者。

2. 传播途径

(1) 经血液或血制品传播：可以通过输入带有HDV的血液制品或使用病毒污染的注射器、针头而发生感染。

(2) 日常生活密切接触：含有HDV的体液通过隐性破损的皮肤、黏膜进入血液而感染。

(3) 母婴传播：HDV感染的孕妇，围生期有HBV活动性感染时，可以传播给新生婴儿，但不是重要的传播途径。

3. 人群易感性　主要是HBsAg携带者，特别是HBsAg阳性的药瘾者及男性同性恋者。

4. 流行特征　HDV感染遍及全球，我国西南地区感染率较高。

(三) 发病机制

多数研究显示HDV有直接致肝细胞病变作用，包括脂肪变、肝细胞空泡形成、肝细胞灶性坏死、实质内单核炎症细胞相对减少等病变，但不能排除免疫介导的损伤作用；多数学者认为HDV感染对HBV的复制起抑制作用，但慢性乙型肝炎患者常因重叠HDV感染引起双重损害而表现出肝病重症化，且肝硬化及肝癌发生率增加。

(四) 临床表现

根据HDV与HBV感染的时间关系，HDV感染分为两种类型：HDV与HBV同时感染，可称为协同感染或共感染；在原有慢性HBV感染的基础上再感染HDV，即重叠感染。

1. HDV/HBV同时感染　表现为急性丁型肝炎，潜伏期4～20周。临床表现及生化特征与单纯急性乙型肝炎相似，为一自限性过程，整个病程较短，可有乏力、食欲下降、黄疸、肝区疼痛及肝大等。部分患者有双峰型ALT增高，两峰之间2～4周，可能是HBV与HDV感染的相继表现。由于急性乙肝

HBV 血症时间很短，HDV 感染常随 HBV 的消失而终止，故肝内 HDVAg 仅一过性阳性，血清抗 - HDV IgM 呈低滴度短暂升高，而后继发的抗 - HDVIgG 出现。HDV/HBV 同时感染多数预后良好，只有少数患者可发展为肝衰竭。

2. HDV/HBV 重叠感染　其临床经过主要取决于 HDV 感染时 HBV 感染的状态及肝损害程度，可有如下表现。

（1）自限性丁型肝炎：一般临床症状并不严重，或无明显临床表现，病程较短。HBsAg 携带者感染 HDV 后，首先肝内出现 HDVAg，接着是 HDVAg 血症，血清抗 - HDV IgM 及 IgG 相继转为阳性。一旦 HDV 被清除，抗 - HDV IgM 下降，而抗 HDV IgG 则可维持高水平数年。只有少数患者是这种自限性痊愈的，此类 HDV 患者在 HBV 感染高发流行地区较多见。

（2）慢性进行性丁型肝炎：约 70% 的重叠感染者发展为慢性携带者，表现为慢性感染急性发作或病情恶化。肝细胞核内 HDVAg 持续阳性，但血清 HDVAg 仅一过性出现，抗 - HDV IgM 及抗 - HDV IgG 呈高滴度并持续不降。最常见的组织学改变为慢性肝炎或肝硬化。

（3）肝衰竭（重型肝炎）：活动性 HBV 感染患者在重叠感染后病情迅速进展，60% ~70% 的患者在短期内从慢性活动性肝炎发展成活动性肝硬化，出现严重肝功能失代偿、肝衰竭，病死率甚高。

（五）实验室检查

1. 抗 - HDV IgM 和抗 - HDV IgG 检测　抗 - HDV IgM 提示现症感染，抗 - HDV IgG 提示既往感染。

2. 用 RT - PCR 方法检测　HDV - RNA 是目前确定 HDV 病毒血症最敏感的方法，且可用于监测抗病毒治疗的效果。

（六）诊断

（1）检查乙型肝炎各项血清标志，明确 HBV 的感染状态。

（2）肝功能检查 ALT 等指标，以确定肝是否存在活动性病变。

（3）检测 HDV 的直接和间接标志。

（4）肝活检明确病理诊断，同时检测肝组织内的病毒抗原；以及根据病史体检综合分析明确 HDV 感染的类型。

（七）治疗

1. 同时感染　一般预后良好，可按急性肝炎原则治疗。

2. 重叠感染　尚无有效的治疗方法。首选药物是 α - 干扰素，疗程 1 年以上。目前国内外报道聚乙二醇 α - 干扰素可提高应答率，核苷类似物对 HDV 无抑制作用；肝移植的进展使 HDV 肝病的预后有所改变。

五、戊型病毒性肝炎

戊型病毒性肝炎（viral hepatitis type E）简称戊型肝炎，是由戊型肝炎病毒（HEV）引起的急性传染病，感染源和传染途径与甲型肝炎相似。青壮年发病率高，儿童常见隐性感染，未见有确切的慢性病例和病原携带状态。主要经粪 - 口途径传播，可因粪便污染水源或食物引起暴发流行。临床上表现为急性起病，可有畏寒、发热、食欲减退、恶心、疲乏、肝大及肝功能异常，不少病例出现黄疸，特别是孕妇，病死率较高。病后可能有一定时期的免疫力。

（一）病原学

戊型病毒性肝炎为球形颗粒，无包膜，国际病毒分类委员会将 HEV 归类为未分类病毒。HEV 基因组为单股正链 RNA，本病毒不稳定，对高盐、氯化铯、氯仿敏感，在碱性环境中较稳定。

（二）流行病学

1. 感染源　患者是本病的主要感染源，亚临床型患者和隐性感染者也是感染源。潜伏期末和急性期早期传染病最强。

2. 传染途径　主要通过接触传播，也可以经母婴垂直传播和输血传播。

3. 易感人群　普遍易感，青壮年发病率高，儿童和老人发病率较低。

（三）发病机制

戊型肝炎的发病机制尚不完全清楚，可能与甲型肝炎相似。可能是病毒直接致肝细胞病变和细胞免疫引起肝细胞损伤。

（四）临床表现

1. 潜伏期　戊型肝炎的潜伏期为2~10周，平均6周。也有更长或更短潜伏期的报道，可能与病毒自身的特性和病毒感染的数量有关。

2. 急性戊型肝炎（黄疸型）　最为多见，临床表现与甲肝相似，但与急性甲型肝炎相比，发病年龄偏大，黄疸前期较长，胆汁淤积程度深，症状更重。

（1）黄疸前期：主要表现为起病急，起病时可有发热、乏力、周身不适、继之出现食欲减退，有消化道症状（恶心、呕吐、上腹不适、肝区痛、腹胀、腹泻等）。部分患者有关节痛，尿色逐渐加深，到本期末呈浓茶色。此期持续数天至半月，平均3~4d。

（2）黄疸期：随着体温下降，消化道症状可有减轻，但尿黄更明显，大便色浅，呈灰白色，巩膜、皮肤出现黄染并逐渐加深，皮肤瘙痒，此期一般为10~30d。

（3）恢复期：此期一般为2~3周，少数达4周。肝、脾回缩，症状、体征及化验指标全面好转。

3. 急性戊型肝炎（无黄疸型）　表现比黄疸型轻，部分患者无临床症状。儿童感染HEV后，多表现为亚临床型，而成年人则多表现为临床型感染。

4. 淤胆型戊型肝炎　淤胆型戊肝比较常见，发生率高于甲肝，特别是老年病例。临床主要表现为较长时间的肝内梗阻性黄疸，而消化道症状相对较轻。黄疸常在2~6个月后或以消退，本型预后多数较好。

5. 重型戊型肝炎（肝衰竭）　约占戊型肝炎的5%，发病率高于重型甲型肝炎，表现为急性重型肝炎和亚急性重型肝炎的临床经过。老年人和病毒重叠感染者及孕妇患者肝衰竭发生率高，尤以乙肝患者再感染HEV时更易发生。

急性重型戊型肝炎在孕妇多见，尤其是妊娠晚期更多；病情发展迅猛，多数孕妇在正常生产和早产后病情急剧变化，黄疸在轻度和中度升高时即可呈现一系列肝衰竭（重型肝炎）的临床表现，肝活检镜下可见部分水肿、变性的肝细胞，肝性脑病和脑水肿程度深，而昏迷病例皆有脑水肿，易发生呼吸衰竭而死亡，病死率高达20%。亚急性重型戊型肝炎较为少见（急性和亚急性重型肝炎之比约为17：1），黄疸程度深，持续时间长，肝性脑病程度轻，而腹水及低蛋白血症比较明显。

（五）实验室检查

1. 抗-HEV抗体的检测　抗-HEV IgG抗-HEV IgM。

2. HEV的分子生物学检测　RT-PCR可特异性地检测HEV DNA。

（六）诊断

特异血清病原学检查是确诊的依据，抗-HEV IgM病程急性期阳性率100%。

（七）治疗

（1）病情较轻的给予适当休息、合理的营养及对症支持治疗，即可迅速恢复健康。

（2）对于暴发性肝衰竭患者，可考虑肝移植。

（3）对于孕妇和老年人，应及早采取综合治疗，加强支持治疗，积极预防和治疗各种并发症。

六、病毒性肝炎护理

1. 隔离　在标准预防的基础上，还应采用接触传播的隔离与预防。

2. 减少活动　急性肝炎、慢性肝炎活动期、重症肝炎应卧床休息，以降低机体代谢率，增加肝的血流量，减轻肝负担，缓解肝瘀血，有利于肝细胞恢复。恢复期时可以开始做适度的运动，以散步为主，以不感到疲劳为度。

3. 保持营养供给　饮食原则：①肝炎急性期患者：多有食欲明显下降，消化道症状较重，其饮食以清淡、易消化富含维生素的流质，如进食少，不能满足机体需要的，可遵医嘱静脉补充营养。②黄疸消退期：消化道症状缓解，食欲增加后，要少食多餐，避免暴饮暴食，可增加蛋白质和脂肪性食物，多吃水果、蔬菜，蛋白质1. 5 ~2g/(kg・d)，糖类300 ~400g/d，以保证足够的热量和蛋白质成分。③肝性脑病：要限制蛋白质入量，20g/d，以植物蛋白为主。④肝硬化并发食管胃底静脉曲张者：应食菜泥、肉末等半流质饮食，要避免坚硬、鱼刺、油炸等食品。

4. 病情观察

（1）胃肠道症状：观察患者的食欲，有无恶心、呕吐、腹胀、腹泻等症状，及时调整饮食。

（2）黄疸：每日观察皮肤、巩膜黄疸程度，有皮肤瘙痒的，避免抓挠引起皮肤破损。

（3）出血：观察有无出血倾向，如皮下、牙龈、鼻腔、呕血及便血等。

5. 对症护理

（1）保持皮肤清洁：①每日用温水擦拭全身皮肤，不用有刺激性的肥皂与化妆品，适当擦润肤油；②穿着布制柔软，宽松内衣裤，常换洗，并保持床单位清洁、干燥，使患者有舒适感，可减轻瘙痒；③胆盐沉着引起皮肤瘙痒的，重者可给予局部涂搽止痒药，也可口服抗组胺药；④及时修剪指甲，避免抓挠引起皮肤破损，如皮肤已有破损者应注意保持局部清洁、干燥，预防感染；⑤必要时可采用转移患者注意力的方法减轻皮肤瘙痒。

（2）减少出血：①用软毛牙刷或棉球清洁口腔，男性改用电动剃须刀，防止损伤皮肤黏膜；②注射时尽量用小孔径针头；③抽血或注射后延长按压时间，直至局部不出血；④提高穿刺成功率，避免在同一部位反复穿刺。

（3）减轻焦虑：患者得病后容易产生紧张、焦虑、抑郁、悲观等不良情绪，要经常与患者进行交谈，进行心理疏导，使其正确对待疾病，告知不良情绪影响机体免疫力，不利于恢复。

6. 用药护理

（1）每日观察抗病毒药物治疗不良反应，有无流感样症状、骨髓抑制、食欲减退等症状，及时对症处理，减轻不良反应。

（2）严格按医嘱执行，不得随意减量或停药。

7. 健康指导

（1）向患者讲解病毒性肝炎的传播途径、隔离期、隔离措施、消毒方法及家属如何预防等。出院后可实施适当的家庭隔离，如患者的食具、用具和洗漱用品应专用，患者的排泄物，分泌物须经消毒后弃去。家中密切接触者，可预防接种。

（2）定期复查，出院后第1个月为2周复查1次，如2次都正常可以1 ~2个月复查1次。如检查持续正常，建议随访2年。

（3）按医嘱使用护肝药物，不滥用药物，特别应禁用损害肝的药物。

（4）保持乐观情绪，禁饮酒。

七、预防

（1）预防甲型、戊型肝炎的重点是加强粪便管理，保护水源，严格饮用水消毒；加强食品卫生和食具消毒。

（2）预防乙、丙、丁型肝炎的重点是加强血源的监测和管理，推广一次性注射用具。

（3）主动免疫易感者：可接种甲型肝炎疫苗和乙肝疫苗预防。

（4）被动免疫：对有甲型肝炎密切接触史的易感者，可用免疫球蛋白（人血丙种球蛋白）进行预防注射来进行被动免疫。乙肝免疫球蛋白（HBIG）可用来进行母婴阻断和HBV暴露者。

（赵　双）

第十节 病毒性脑膜炎的护理

病毒性脑膜炎是指由各种病毒感染引起的一组以软脑膜弥漫性炎症，表现为发热、头痛、脑膜刺激征和脑脊液改变为主要表现的临床综合征，又称无菌性脑膜炎或浆液性脑膜炎。病毒若同时侵犯脑实质则形成脑膜脑炎。一般急性起，有自限性，多在2周以内，一般不超过3周，预后较好，多无并发症。

（一）病原学

85% ~90%的病毒性脑膜炎由肠道病毒引起，肠道病毒在病毒学上的分类是属于无外套膜的病毒，核酸内核为单股RNA，包括EV71其感染性强且致病率高，尤其是神经系统方面的并发症，它对于周围环境的抵抗力很强，可以耐酸达pH 2，故不会被胃酸破坏，可以通过胃酸到达肠道繁殖，这也是它被命名为肠病毒的原因之一。约有90%肠道病毒性脑膜炎由柯萨奇B和埃可病毒引起；此外虫媒病毒和单纯疱疹病毒（HSV）也是引起本病的较常见病原体。

（二）流行病学

1. 感染源　肠道病毒性脑膜炎可见于世界各地，呈规模不等的流行或散在发病。患者及带病毒者为感染源。在发病后1周内传染力最高，在咽喉及粪便中都可发现有病毒的存在。

2. 传播途径　本病为接触传播和飞沫传播。感染肠病毒的患者会由粪便排出病毒，这些含有高浓度肠病毒的粪便会污染环境甚至地下水源，在公共卫生条件不佳的地区，极易经由污染的水源而散播该病毒。由于肠病毒除了在肠道外亦可在扁桃体增生，因此患者的唾液或口鼻分泌物也会带有高浓度的病毒。

3. 易感人群　人群普遍易感，尤其在卫生条件差，个人及公共环境卫生差的地区更容易传播或者感染。

4. 流行特征　肠病毒流行发生于每年的夏秋季节，6 ~9月为高峰期，容易侵犯10岁以下儿童。

（三）发病机制

病毒从肠道或咽部侵入，在局部黏膜或淋巴组织中繁殖，并由此排出。继而病毒侵入局部淋巴结，并由此进入血循环形成短暂的病毒血症。病毒经血循环侵入人体网状内皮组织、淋巴组织、肝、脾及骨髓，在其中大量复制并释放入血，形成第2次病毒血症。病毒循血液循环直接透过血－脑屏障或跨膜转运至中枢神经系统，感染血管内皮细胞，在该处进一步繁殖并引起病变，其组织炎症较神经毒性作用更加强烈，中枢神经系统小血管内皮最易受到损害。细胞融合、血管炎性变、血栓形成可导致缺血和梗死。在脊髓索、脑干、间脑、大脑和小脑的局部组织中，除嗜神经性作用外，还存在广泛的血管周围和实质细胞炎症。

（四）临床表现

1. 肠道病毒性脑膜炎　以流感样症状和咽痛为首发表现，多发生于5岁以下幼儿，1岁以下婴儿发病率最高。表现为咳嗽、流涕、体温升高一般在38 ~39℃，持续3 ~10d，大多表现为不同程度的头痛、恶心、呕吐和精神异常症状，常伴发皮疹，如疱疹性咽峡炎是柯萨奇病毒A感染的典型标志；埃可病毒感染30% ~50%会出现皮肤散在斑丘疹。约1/3患者于起病后1 ~2d出现脑膜刺激征。病程一般为5 ~10d，病愈后体力恢复较慢。成年患者脑膜刺激征有时可长达数月。

2. 疱疹病毒性脑膜炎　疱疹病毒性脑膜炎多由HSV －2引起，临床表现与肠道病毒性脑膜炎类似，多数患者有发热、头痛和颈项强直。HSV －1感染更容易合并脑实质局灶性损害而发生脑膜脑炎，大脑颞叶是其影响的典型解剖学部位，常导致患者出现精神神经症状，如神情淡漠、缄默不语甚至幻觉。

3. 虫媒病毒性脑膜炎　虫媒病毒感染的潜伏期为5 ~15d，可无明显症状或仅有低热、乏力等非特异性表现。隐性感染者约为显性感染病例的25 ~1 000倍。中枢神经系统改变因病毒不同而异。虫媒病毒感染（特别是儿童患者）常有癫痫发作和意识改变，部分患者可出现以迟缓性麻痹为特征的脊髓灰质炎样综合征或以震颤麻痹为特征的帕金森综合征。

4. 腮腺炎病毒性脑膜炎　脑膜炎在腮腺炎病毒感染人群中占10%～30%，男性为女性的2～5倍，儿童更易患病。腮腺炎脑炎是流行性腮腺炎的一个并发症，患儿除腮腺肿痛外，逐渐产生头痛、呕吐等症状，提示脑部可能受到损害。有的患者在腮腺炎好转后才出现脑炎症状。极少数患者始终无腮腺炎之症状，一开始即为脑炎表现。

5. 人类免疫缺陷病毒性脑膜炎　常发生于血清转换期间，典型临床表现为单核细胞增多症、发热、淋巴结病、咽痛和皮疹。极少数病例可发展为慢性脑膜炎，常合并有神经系统局灶症状。

（五）实验室检查

1. 血常规和脑脊液检查　外周血白细胞计数一般正常，也可轻度增高或降低；脑脊液压力略偏高，无色透明，白细胞数增加，分类以淋巴为主，病初中性粒细胞占多数，稍后以淋巴细胞为主。糖正常或略偏低，氯化物正常。蛋白质略升高。无神经系统症状者脑脊液细胞数也可偏高。

2. 脑电图　多数表现为弥漫或局限性慢波，多在颞额叶。

3. 病毒学检查　使用相应单克隆抗体鉴定抗原或针对某一型别的病毒检测相应IgG、IgM抗体的血清学技术是目前应用最广的实验方法。脑脊液聚合酶链反应是近年发展起来的抗原检测的有效方法，具有较高的灵敏度和特异性。

（六）诊断

根据流行病学、有密切接触史及临床表现等因素综合考虑诊断，从脑脊液、血液等体液中分离病毒是病原诊断是金标准。

（七）治疗

1. 基础及对症治疗　患者卧床休息，多饮水，进食易消化食物；高热、头痛等可给予解热、镇痛药物；有明显颅内压增高征象者，可给予20%的甘露醇等脱水治疗但要观察体内水盐代谢情况，纠正水、电解质失衡；癫痫发作者给予地西泮及苯巴比妥治疗；有精神症状者给予营养改善脑细胞的功能如胞磷胆碱、能量合剂治疗。

2. 抗病毒治疗　肠道病毒性脑膜炎多为良性、自限性疾病，病后数日开始恢复，不需抗病毒治疗。疱疹病毒性脑炎抗病毒治疗可显著降低病死率，应积极应用。单纯疱疹病毒性脑膜炎可选用阿昔洛韦10mg/8h静脉滴注。更昔洛韦是巨细胞病毒性脑膜（脑）炎的首选药物。抗病毒同时要维持水盐代谢、体内营养平衡。

3. 辅助治疗　静脉注射丙种球蛋白。丙种球蛋白90%以上是IgG，其中还有多种抗病毒、细菌及毒素的天然保护抗体，能通过抗体的中和及调理作用清楚病原微生物，抑制自身抗体产生和炎症介质的释放，减轻免疫损伤。丙种球蛋白的治疗能缩短病毒性脑膜炎的病程。

（八）护理

1. 隔离　本病为接触传播和飞沫传播，接触患者时戴口罩、帽子、手套，穿隔离衣。患者的口腔内分泌物、呕吐物及其粪便要严格消毒处理。

2. 保证营养供给　给予高热量、高蛋白、高维生素易消化的饮食，昏迷或者吞咽困难者给予鼻饲或者静脉输液补充营养和热量，保证机体对能量的需求。

3. 病情观察

（1）监测生命体征，尤其是体温的变化每隔半小时测1次，体温异常时增加测量频率，及时掌握病情变化。

（2）对于咳嗽者观察有无痰液及颜色、性质和量，咳嗽时头偏向一侧，防止窒息，观察患者呼吸频率和节律的变化。

（3）神经系统改变：如出现剧烈头痛、呕吐、烦躁不安，同时伴心率减慢、血压增高，提示颅高压，应报告医生立即处理。对于小儿尤应观察前囟有无饱满、紧张等。

4. 对症护理

（1）降温：患者在病初即出现高热，且呈持续高热，高热可使大脑皮质过度兴奋或高度抑制，各种营养代谢增加，氧耗量也大大增加，因此积极降温是避免诱发后期症状加重的关键。采用物理降温如头枕冰袋、冰帽，或者在体表大血管处置冰块，但要防止冻伤；用45%乙醇搽浴擦拭的部位包括颈部、背部、肢体、手心、足背皮肤，忌腹部、足底，必要时给予冷盐水灌肠；化学降温如新癀片口服，吲哚美辛栓纳肛，此药从最小剂量33mg开始使用，避免一次剂量过大引起患者虚脱。在降温期间注意观察患者出汗情况，勤监测体温。

（2）预防惊厥：病初即可频繁惊厥发作，持续时间长可危及生命。因此要首先保持环境安静，一切操作集中进行，尽量减少刺激，头偏向一侧，置压舌板，防止舌咬伤和下颌关节脱位，适当约束抽搐肢体，但要避免用力过大造成骨折的发生。

（3）保持呼吸道通畅，小儿要定时进行胸背部拍击，使小气道的分泌物进入较大的气道，利于吸痰，防止坠积性肺炎的发生。

（4）降低颅内压：①绝对卧床休息；②抬高床头15°～30°；③取头正卧位，以利于颈内静脉血液回流减轻脑水肿；④遵医嘱给予20%甘露醇150mL快速静脉滴注脱水利尿；⑤给予氧气吸入使脑血管收缩，降低颅内压。

（5）减轻头痛：①定时对头痛进行评估；②保持环境安静，减少头部活动；③给予头颈部肌肉适当按摩及放松运动；④避免用力咳嗽和排便，减轻头痛。

（九）预防

（1）重视饮食卫生和环境卫生：饮食应干净不吃存放时间较长或者被苍蝇等沾染过的食物，创造良好的饮食环境，饭前便后要洗手。

（2）由于肠道病毒和虫媒病毒种类繁多，故制备所有病毒的疫苗有一定困难，目前尚不能普遍应用。疫苗接种在腮腺炎病毒、麻疹病毒、日本脑炎病毒、虱传脑炎病毒、狂犬病病毒、流感病毒和脊髓灰质炎病毒引起的脑膜炎中有一定的预防作用。

（3）对于免疫缺陷患者和婴幼儿，在病毒性脑膜炎流行期间或密切接触后，给予丙种球蛋白静脉注射可能起到一定的预防作用。

（赵　双）

第十一节　猩红热的护理

猩红热（scarlet fever）是由乙型溶血性链球菌感染引起的急性传染病。其临床特征为发热、化脓性扁桃体炎、全身弥漫性红疹，部分患者疹褪后明显脱屑，少数患者恢复期可出现变态反应性心、肾及关节损害。

（一）病原学

乙型溶血性链球菌为革兰染色阳性，按胞壁多糖类抗原（C抗原）的不同，分为A～H和K～U等19个族。95%以上猩红热由A族引起。A族链球菌有90多种血清型，凡能产生红疹毒素（致热性外毒素）者均可引起猩红热。本菌对热及常用消毒剂敏感，在体外60℃30min可被杀灭。

（二）流行病学

1. 感染源　主要为患者和带菌者，猩红热患者于发病前24h至出疹期传染性最强。其他由乙型溶血性链球菌引起的扁桃体炎、咽峡炎、中耳炎、丹毒等也可引起传播。

2. 传播途径　主要通过谈话、咳嗽和喷嚏等方式传播，偶尔可经污染的书籍、玩具、生活用品、饮料及食物传染，有时可经破损的皮肤或产道而引起“外科型”及“产科型”猩红热。

3. 易感人群　人群普遍易感，以儿童多见，感染后可获得抗菌免疫力和抗毒免疫力，具有型特异性，目前已知A、B、C 3种不同的红疹毒素，故可见第2次、第3次患猩红热者。

4. 流行特征　全年均可发病，以冬春季节多见。学龄儿童发病率最高，1岁以下及50岁以上者少见。本病多流行于温、热带，我国北方地区发病较多。

（三）发病机制

猩红热是由乙型溶血性链球菌及其毒素和机体免疫反应所引起。主要可引起3种病变。①感染性病变：细菌侵入咽峡部或其他部位，A群菌的M蛋白能抵抗机体白细胞的吞噬作用，可在局部增生并导致化脓性炎性反应，咽部及扁桃体充血、水肿、炎性细胞及纤维蛋白渗出形成脓性分泌物。细菌还可以经淋巴直接侵犯附近组织而引起炎症甚至脓肿，如扁桃体周围脓肿、中耳炎、乳突炎、颈淋巴结炎、蜂窝织炎等。细菌进入血流可引起败血症，全身各处可发生化脓性病灶。②中毒型病灶：细菌产生的红疹毒素，可引起全身毒血症症状，如发热、头痛、咽痛、呕吐、中毒性休克等，可使皮肤充血、水肿，上皮细胞增生及白细胞浸润，以毛囊周围最为明显，形成典型的猩红热样皮疹，严重者可有出血性皮疹。恢复期表皮死亡引起脱屑。黏膜可出现充血及点状出血，称之为“内疹”。肝、胆、脾、淋巴结等间质血管周围有单核细胞浸润，伴有不同程度的充血及脂肪变。心肌可出现浑浊肿胀和变性甚至坏死。肾可出现间质性炎症。③变态反应性病变：病期2～3周时少部分患者可出现急性肾小球肾炎或风湿性全心炎、风湿性关节炎等。其发生可能与免疫复合物形成有关，亦可与自身免疫有关。

（四）临床表现

潜伏期1～12d，多数为2～5d。本病主要症状为发热、咽痛和弥漫性红疹，其临床表现差异较大。

1. 可分为以下5种类型

（1）普通型：起病较急，发热、畏寒、偶有寒战，体温多在39℃左右。可伴头痛、头晕、咽痛等，小儿多有恶心和呕吐。咽部及扁桃体可见明显充血、水肿，扁桃体腺窝处可见点状充血或出血性黏膜内疹。病初起时舌被舌苔，乳头红肿且突出于白苔之外，称为草莓舌。2d后白苔开始脱落，舌面光滑呈肉红色，乳头仍然突起，称杨梅舌。颈及颌下淋巴结常中度肿大，有压痛。患者发热后多在第2日出皮疹，从耳后及颈部开始，很快扩展至胸、背、腹及上肢，24h左右发展到下肢近端，以后扩展至小腿及足部。典型皮疹为在全身皮肤弥漫性充血潮红的基础上，散布着与毛囊一致的大头针帽样大小、密集、均匀的充血性红疹，按压时可全部消退，去压后红疹复出，旋即弥漫性潮红也重现。皮疹多为斑疹，也可稍隆起成丘疹，因与毛囊一致故也称“鸡皮样”疹。在皮肤皱褶处如肘窝、腋窝、腘窝、腹股沟等，皮疹密集并伴皮下出血形成紫红色线条，称线状疹或Pastia线。面部潮红，可见少量点状疹，口、鼻周围充血较轻而形成口周苍白圈。皮疹1～2d达高峰，以躯干及四肢近端为多，持续数日，然后依出疹顺序于1～3d退疹。病程1周左右开始脱屑，皮疹轻者呈糠屑状，重者可呈大片状脱皮，手指、足趾处皮肤较厚，脱皮较明显，甚至可呈手足套状，脱皮可持续1～4周。

（2）轻型猩红热：较普通型猩红热的表现轻。发热不高甚至不发热，咽峡炎轻，皮疹仅见于颈、胸、腹部等，消退快。但病后仍可发生变态反应性并发症。

（3）脓毒性猩红热：多见于营养及卫生较差的小儿，发热40℃以上，头痛、咽痛、呕吐等症状均明显。咽部及扁桃体明显充血、水肿，可有溃疡形成，多量脓性分泌物常可形成大片假膜。病原菌侵犯附近组织引起化脓性中耳炎、乳突炎、鼻窦炎、颈淋巴结炎及颈部软组织炎的机会较多，如未及时治疗可发展为败血症，出现弛张热、皮疹增多及带脓头的粟粒疹。可发生败血症休克。恢复期脱皮明显，持续时间可达3～5周。近年来本型患者已明显减少。

（4）中毒型猩红热：患者毒血症症状明显，高热可达40%以上，头痛和呕吐均严重，可出现意识障碍。皮疹多而重，出血性皮疹增多。可很快出现低血压及中毒性休克。休克后皮疹褪色成隐约可见。咽部炎症不明显。

（5）外科型猩红热：细菌经损伤的皮肤或产道侵入，皮疹先出现在伤口附近，然后向他处扩展，病情大多较轻。无咽峡炎表现。

2. 本病可出现以下并发症

（1）化脓性并发症：由细菌直接侵犯附近组织引起化脓性炎症，如中耳炎、乳突炎、鼻窦炎、淋巴结炎等。应特别注意婴幼儿并发中耳炎的可能。

（2）毒性并发症：由链球菌毒素引起的非化脓性病变，如中毒性关节炎、中毒性胃肠炎、中毒性肝炎或心肌炎等。病变持续时间较短，预后良好。

(3) 变态反应性并发症：多发生在病期2~3周，以急性肾小球肾炎较常见，还可并发风湿性心脏病、风湿性关节炎等。

（五）实验室检查

1. 血液检查　出疹后，嗜酸性粒细胞可增高至5%~10%。

2. 细菌培养　采集患者的咽拭子或伤口分泌物进行细菌培养。

（六）诊断

临床诊断依据典型的临床表现如发热、咽痛、典型皮疹和脱屑、草莓舌、Pastia线、口周苍白圈及外周血常规明显升高等；症状不典型者需结合流行病史等综合分析；咽拭子或伤口处细菌培养阳性可确诊。

（七）治疗

首选青霉素，疗程7~10d。用药后多数患者可于1d左右退热，3d左右症状及皮疹消退。对青霉素过敏者可选用红霉素、螺旋霉素、林可霉素及头孢菌素类等药物。

对中毒性伴休克者，在静脉足量应用青霉素的同时，应补充血容量、纠正酸中毒、输新鲜血浆、给予吸氧等。

超高热者可适量应用肾上腺皮质激素。

恢复期患者的血清或抗血清可减轻患者中毒症状。

（八）护理

1. 隔离　在标准预防的基础上，采用飞沫、接触传播的隔离与预防。对患者接触过的物品及场所应予以消毒。病室湿式清扫，通风和空气消毒每日各2次。

2. 卧床休息　小儿患者应绝对卧床休息2~3周，以减少并发症。

3. 给予高热量　富含维生素、易消化的流食或半流食，避免辛辣刺激食物。进食困难者，遵医嘱给予静脉营养支持。

4. 病情观察　观察体温变化，高热时鼓励和协助患者多饮水，遵医嘱予物理及药物降温，有畏寒者注意保暖；观察有无头痛、头晕及意识障碍，加强生活护理及安全措施，防坠床，防跌倒；出现恶心、呕吐时，及时予温水漱口，彻底清理呕吐物，保持病室空气新鲜；注意观察有无败血症休克及并发症发生，出现异常，配合医生积极处理；婴幼儿患者应注意有无中耳炎表现等。

5. 皮肤护理　观察皮疹的性质、分布、数量等；出疹期患儿皮肤瘙痒，应剪短指甲，避免抓挠，可涂炉甘石洗剂或止痒乙醇，穿柔软棉质内衣；出现带脓头的粟粒疹或皮疹破损时，应予局部消毒，有出血或渗出时，应予包扎；皮疹脱屑干燥时，可涂液状石蜡等，大片脱皮时可用剪刀小心剪除，不得强行剥离，以避免疼痛和感染。

6. 保持口腔清洁　每日早、晚及进餐后，协助患者用生理盐水漱口，必要时行口腔护理，每日2次；观察咽部、扁桃体等周围组织的充血、肿胀等情况，咽痛明显者可给予氯己定、硼酸等漱口液，口含溶菌酶含片等。

7. 药物治疗的护理　应用青霉素治疗前，必须询问有无过敏史，皮试和初期应用时，必须于床旁密切观察，备肾上腺素注射液及注射器，随时做好过敏性休克的抢救准备；口服红霉素治疗时，指导患者于饭中或饭后服用，以减轻药物对胃黏膜的刺激；严格抗生素药物的剂量、间隔时间及疗程，观察用药效果。

8. 健康教育　宣传猩红热的传播方式及预防措施；讲解本病的治疗用药及不良反应，指导患者配合治疗；告知患者本病在恢复期可有脱屑，切忌撕扯。

（李青荷）

第十二节 艾滋病护理职业暴露风险预防

艾滋病是由人类免疫缺陷病毒（Human Immunodeficiency Virus，HIV，俗称“艾滋病病毒”）所引起的一种严重传染性疾病。病毒主要侵犯人体免疫系统。感染艾滋病病毒后，经过7~10年的潜伏期，人体逐渐抵抗力下降至完全散失，出现难治愈性多种机会性感染，患者表现的症状无特异性，病死率极高。艾滋病职业暴露是指工作人员如医生、护士、护理人员等由于工作的需要，在从事诊疗、护理、预防、管理等工作过程中，意外被艾滋病病毒感染者或者艾滋病患者的血液、体液和实验室培养液污染了皮肤或者黏膜，或是被含有艾滋病病毒的血液、体液和实验室培养液污染了的针头及其他锐器刺破皮肤，有可能被艾滋病病毒感染的情况。临床中护士要为艾滋病患提供治疗（输液、抽血、留取体液标本等），职业暴露风险概率高，坚持预防为主和安全操作是避免HIV职业暴露感染的基本保证。

一、职业暴露分级

1级暴露：皮肤小剂量短时间暴露；2级暴露：表皮擦伤、实心针头刺伤，暴露于污染血液，且是大剂量的暴露（大面积的皮肤暴露），或是与污染血液接触时间长；3级暴露：大空心针深部刺伤，动静脉穿刺，肉眼可见出血。

二、职业暴露处理

（一）紧急局部处理

刺激出血，应在伤口旁端轻轻挤压，尽可能挤出损伤处血液，再用肥皂水和流动水进行冲洗，禁止进行伤口的局部挤压；伤口冲洗后，用消毒液（75%乙醇、0.2%次氯酸钠、0.2%~0.5%过氧乙酸、0.5%聚维酮碘等）浸泡或涂抹消毒，并包扎伤口。

（二）预防性用药

抗艾滋病病毒药物的使用是减少艾滋病职业感染的最后一个环节。用药开始时间越早越好，最好在意外事故发生后1~2小时，预防用药的时间推迟至24~36小时后将无预防作用。在用药过程中会出现骨髓抑制、外周神经炎、胰腺炎等严重不良用药反应，有报道显示有职业暴露者因药物不良反应停药者，有部分预防失败的病例。所以如何用药，何时停药，需遵循医嘱。

（三）护理过程中如何避免职业暴露

①认真洗手：保护双手皮肤完整，如有伤口用防水敷料包扎。接触污染物及护理患者前后必须洗手，如被血液或体液污染。立即用肥皂、清水彻底洗干净。脱去手套后也要洗手。②正确使用保护隔离设备。处理患者的血液、体液及被污染用物时，须戴手套。如被污染及时更换，进行有血液或体液溅出的操作时，应穿隔离衣，戴口罩及护眼罩，必要时使用胶围裙，鞋套。③小心处理利器，避免损伤，注射器使用后切勿上盖，或可用单手持针筒挑盖套上，所有使用过注射器、输液器的针头及头皮针不作分离，直接放入坚固的利器收集箱，满2/3时更换。利器收集箱放进黄色胶袋，并贴上特殊标记作医疗废物处理。④患者标本应放置于坚固的防漏器内，以防运输时溢出，当收集和处理标本时，应避免污染容器外表及申请单。⑤设计更安全的工作工具及方法：如静脉采血时使用真空管并使用防护用具。职业安全是近年来医务人员日益关注的重要问题，随着科技的进步，护理人员越来越认识到临床护理工作中存在很多职业感染的机会，因此树立职业安全意识非常必要。

（四）小结

我国目前已处于HIV感染增长期，艾滋病的传播趋势已开始从高危人群转向一般人群。临床医务人员在医疗护理过程中易发生职业暴露风险，需学习和增强防范意识，严格遵守消毒隔离制度，保护好自我的同时，才能更好地为患者提供优质护理服务。

（李青荷）

第十一章

血液净化护理

第一节 肝素抗凝护理

肝素是一种抗凝剂，是由两种多糖交替连接而成的多聚体，在体内外都有抗凝血作用。

一、肝素抗凝主要作用机制

（1）抗凝血：①增强抗凝血酶Ⅲ与凝血酶的亲和力，加速凝血酶的失活。②抑制血小板的黏附聚集。③增强蛋白c的活性，刺激血管内皮细胞释放抗凝物质和纤溶物质。

（2）抑制血小板，增加血管壁的通透性，并可调控血管新生。

（3）具有调血脂的作用。

（4）可作用于补体系统的多个环节，以抑制补体系统的过度激活。与此相关，肝素还具有抗炎、抗过敏的作用。

二、肝素在透析过程的应用

（1）体内首剂肝素：于血液透析开始前3～5分钟，按0.3～0.5mg/kg的剂量或遵医嘱从静脉端一次推注。

（2）追加肝素：肝素4～8mg/小时或遵医嘱从血液透析动脉管路上的肝素管路端由肝素泵持续输注。

（3）必要时监测有关凝血试验，并酌情调整剂量，使凝血指标维持在相应的目标范围。

（4）血液透析结束前30～60分钟，停止使用肝素。

三、首次肝素剂量的调整

（1）增加肝素剂量：在肝素持续给药时，首剂2 000U肝素并不能使所有患者WBPTT或ACT延长至基础值的180%。由于肝素的抗凝作用取决于机体对肝素的反应性、肝素的活性等，使WBPTT或ACT延长至基础值的180%的肝素剂量范围为500～4 000U。为确定血液透析时首次肝素剂量，可于注射首次肝素后3分钟监测WBPTT或ACT，如追加使用肝素，其追加剂量的计算如下：由于WBPTT或ACT的延长时间与肝素剂量成正比，故如果首剂肝素使WBPTT延长了40秒，则如需使WBPTT再延长20秒，所需追加肝素剂量为首次剂量的1/2。

（2）减少肝素剂量：下列情况应酌情减少肝素剂量：①基础凝血指标显著延长，血小板功能减退。②短时间血液透析，主要指间歇肝素给药法。

（3）体重的影响：机体对肝素的反应与体重的关系不大，故体重50～90kg的成人，肝素剂量基本相同。但体重过轻或过重者，肝素剂量应酌情调整。

四、停止给药的时机

肝素的半衰期为0.5～2小时，平均50分钟。由于凝血时间的延长与肝素的血浓度成正比，故停药后只要知道某一时间点的 WBPTT，就可以计算出以后任一时间点的 WBPTT。假设肝素的半衰期为 1 小时，某一时间点的 WBPTT 为 135 秒（基础值为 85 秒），WBPTT 延长了 50 秒，1 小时后肝素血浓度下降 50%，此时 WBPTT 延长 25 秒，也是 1 小时前的 1/2。同理，设肝素半衰期为 1 小时，血液透析期间及血液透析结束时 WBPTT 的目标值分别为比基础值延长 80% 和 40%，则应于血液透析结束前 1 小时停药。

五、肝素使用并发症及其防治

1. 常见并发症

（1）自发性出血：如硬脑膜下出血、出血性心包炎、消化道出血等。

（2）血小板减少症：可能与来自 IgG 中的肝素依赖血小板聚集因子有关，该因子促进血小板聚集，结果造成血液透析患者血栓栓塞性疾病，同时血小板减少。

（3）过敏反应（发生率较低）：荨麻疹、皮疹、哮喘、心前区紧迫感。

（4）高脂血症：使用肝素后，血中脂蛋白脂酶（LPL）升高，LPL 分解血中的中性脂肪，使血中游离脂肪酸增加，中性脂肪下降，高密度脂蛋白（HDL）上升。

（5）其他：脱发、骨质疏松等。

2. 并发症防治　正常人肝素半衰期为（37 ± 8）分钟，尿毒症患者可延长到 60 ~ 90 分钟。血液透析患者对肝素的敏感性和代谢性有很大的个体差异，故对高危出血患者不宜使用肝素；对有潜在出血危险的患者，可选择低分子肝素抗凝；对血液透析中突发出血的患者，应立即停用肝素，并给予肝素拮抗剂——鱼精蛋白。鱼精蛋白（mg）与肝素（1mg = 125U）的比例为 1 ∶ 2 或 1 ∶ 1。使用前先用生理盐水将内瘘针内的肝素冲洗干净，再将稀释好的鱼精蛋白缓慢推入，并观察患者的反应，如有异常立即停用。血液透析患者应定期检测血小板、血红蛋白等，一旦发现异常应停用肝素，并根据医嘱给予其他抗凝方法。

六、肝素抗凝的护理评估

（1）使用肝素前要详细询问患者是否有出血现象，如皮肤黏膜出血、牙龈出血、眼底出血、痰中带血、女患者月经过多、痔疮出血、透析结束后穿刺部位的凝血情况、透析器残血等；了解和查看患者的病史，注意有无外伤、手术、内出血、最近的血常规报告等；查看前一次血液透析的记录单，了解患者最近使用抗凝的方法及剂量。如果患者最近有出血现象或手术、外伤史，应立即通知医生并遵医嘱使用其他抗凝方法及抗凝剂。

（2）首次行血液透析时，应根据患者的体重及血红蛋白指标给予肝素首次剂量和追加量（应考虑到首次透析为诱导透析，时间短，给予的肝素剂量相应要少）。

（3）肝素使用前必须两人核对。

七、血液透析中抗凝观察和护理

（1）血液透析过程中，应密切观察患者的血压、脉搏、心率，如发现患者生命体征改变或有新的出血倾向，应立即停用肝素，并遵医嘱加用鱼精蛋白中和肝素，肝素与鱼精蛋白的比例为 1 ∶ 1；也可改为无肝素透析。

（2）严密观察追加肝素是否由肝素泵持续输入，观察肝素管路的夹子是否处于开放状态。

（3）严密观察透析管路及透析器内血液的颜色，一旦发现血液色泽变深变暗、透析器中出现“黑线”或透析管路的动静脉滤网中血液呈现泡沫或小凝块，提示肝素用量不足。

（4）严密观察动脉压、静脉压、跨膜压（TMP）。透析器两端的压力变化可提示血凝块堵塞的部位，如动脉压高常提示堵塞出现在增加压力的前方（血泵前），如静脉压及跨膜压高则提示堵塞出现在增加压力的后方（血泵后），一旦突然出现动脉压、静脉压及跨膜压下降，而又非血流量等原因引起，通常提示血液管路及透析器严重凝血，需立即更换透析器或回血，并寻找原因。

（5）血液透析过程中，应维护患者的血流量，一旦患者的血流量不佳（管路有抽吸现象，动脉压力下降），应及时处理。

（6）血液透析结束前 30～60 分钟，关闭肝素泵及肝素管路上的夹子。

八、血液透析后抗凝效果评估

（1）血液透析后对透析器及管路应进行观察和记录：管路动、静脉滤网有否血凝块、透析器有否阻塞、阻塞部位在哪里（透析器动脉端、静脉端、膜束内）、阻塞面积多少等。

（2）观察患者皮肤表面、牙龈、黏膜、伤口等有否出血现象，观察患者大小便有否出血。

（3）患者穿刺部位有否血肿、渗血，注意凝血时间。

九、肝素抗凝后的宣教

由于肝素具有反跳作用，透析结束后仍然会有凝血障碍问题，应向患者做好以下宣教。

（1）避免碰撞、摔倒等外伤。如不慎引起外伤，可局部按压止血；出现皮下血肿，可用冰袋外敷；透析后回家路途中注意防止公交车扶栏等的碰撞、防止急刹车引起的冲击等。如出血量大，进行上述处理后，即刻到医院就诊，并及时出示血液透析病历。

（2）创伤性的检查和治疗（如肌内注射、拔牙等），应在血液透析后 4～6 小时进行。

（3）避免进食过烫、过硬食物，保持大便通畅，避免用力解大便，以防引起消化道出血。

（4）观察穿刺处有否出血现象，如果内瘘穿刺处出血不止，可局部压迫止血。

（李青荷）

第二节　小剂量肝素抗凝护理

伴有轻、中度出血倾向的患者，血液透析时需用小剂量肝素抗凝。所谓轻、中度出血患者是指伴有心包炎和低出血危险的近期手术患者。

一、小剂量肝素的应用方法

介绍两种小剂量肝素应用方法。

方法一：目标是凝血指标，即全血部分凝血活酶时间（WBPTT）或凝血活化时间（ACT）维持在基础值的 140% 水平上。具体做法：①血液透析前按常规对透析器和循环管路进行预冲，密闭循环时加入肝素 2 500U，密闭循环 10～20 分钟。②血液透析前先测定 WBPTT 或 ACT 的基础值，首次肝素剂量为 750U，3 分钟后再测定 WBPTT 或 ACT，如 WBPTT 或 ACT 未延长至基础值的 140%，则追加相应剂量肝素。③开始透析，肝素追加剂量为 600U/小时，每 30 分钟检测 WBPTT 或 ACT，然后应用肝素泵持续注入肝素以保持 WBPTT 或 ACT 延长至基础值的 14%。肝素可使用到透析结束。

方法二：临床上较常用且简便。具体做法：①透析前按常规预冲，密闭循环时加入肝素 2 500U，密闭循环 10～20 分钟。②不给予首剂肝素，将预冲液弃去。③引血后，生理盐水 500mL + 肝素 625～1 250U在泵前以 100～200mL/小时的速度持续输注，即每小时输入肝素 125～250U。④透析结束前 20～30 分钟停止输入肝素。⑤一次血液透析所需肝素总量为 625～1 250U。

二、抗凝前护理评估

（1）评估患者病史，了解患者出血状况及生命体征。

（2）评估患者血管通路，保证足够的血液流量。

（3）评估操作程序和设备、物品准备。

（4）评估患者出血、凝血风险，向患者及家属进行宣教。

三、抗凝中的护理观察

（1）血液透析过程中，应密切观察患者的血压、脉搏、心率，如发现患者生命体征改变或有新的出血倾向，应立即停用肝素，并加用鱼精蛋白中和肝素，肝素与鱼精蛋白的比例为1∶1；或改为无肝素透析。

（2）血液透析过程中，密切观察透析器动、静脉压的变化并做记录，密切观察血路管和透析器是否有凝血现象。一旦发现透析器或管路颜色变深，或动脉压较前大幅度升高，提示抗凝不足，应行WBPTT或ACT检查，以调整肝素输注速度。

（3）血液透析过程中，保证足够的血流量（200～250mL/分钟），一旦患者的血流量不佳（管路有抽吸现象），应及时处理。

（4）应用小剂量肝素法或无肝素法，透析器均为一次性，并规范预冲，可减少凝血机会。

（5）应用小剂量肝素法，血液透析过程中可用生理盐水定时冲洗管路及透析器，观察管路及透析器的凝血情况，透析过程中应将补充的生理盐水超滤。

（6）冲洗管路时，将泵前血路夹住，打开泵前生理盐水夹，生理盐水快速从血路管到达透析器、静脉滤网，此时可观察整个管路与透析器的颜色、是否存在血凝块。

（7）两种小剂量肝素法的比较：前者比较复杂，肝素剂量不易掌握；后者肝素剂量较少，且简便易行。

（8）小剂量肝素应用时，一次透析时间不宜太长，一般4小时左右。

（李青荷）

第三节　无抗凝剂透析护理

血液透析过程中使用抗凝剂的目的是预防循环管路的凝血，但在高危出血或禁忌使用抗凝剂的患者中，需采用无抗凝剂透析，也称无肝素透析。

一、应用指征

（1）活动性出血或有高危出血倾向的患者，如脑出血、消化道出血、严重肝功能损伤或有近期手术、大面积创伤、创伤性检查等。

（2）应用肝素有禁忌证的患者，如肝素过敏、肝素引起血小板减少症等。

二、透析前评估

（1）评估患者病情，了解患者出血状况，如出血量大，要做好配血和备血。

（2）评估患者生命体征，特别是血压。

（3）评估患者血管通路，保证足够流量，减少凝血机会。

（4）评估患者凝血、出血风险。

三、操作和护理

（1）物品准备：内瘘穿刺针、透析器和管路选择一次性的，不宜使用复用透析器。选择生物相容性好的合成膜，如聚丙烯腈膜、EVAL膜、血仿膜。

（2）按常规预冲透析器、循环管路后，生理盐水500mL加肝素2 500U，进行密闭循环5～10分钟。

（3）评估血管通路，保证充足的血流量，防止因血流量不足引起凝血；评估病情，伴有大出血的患者应建立静脉通路、备血、准备抢救物品。

（4）建立通路后，按常规引血，生理盐水再次冲洗。上机后在患者可耐受的情况下，尽可能设置高血流量，血流量应达到250～300mL/分钟以上。

（5）每15～30分钟用生理盐水100～200mL冲洗管路和透析器，冲洗时将动脉端阻断，此时生理盐水随血泵快速将管路及透析器进行冲洗。同时观察透析器及管路是否有血凝块，是否有纤维素堵塞中空纤维或黏附在透析器膜的表面，中空纤维的堵塞及大量纤维素附着于透析膜会影响溶质清除效果。

（6）调整脱水量以维持血容量平衡。

（7）无抗凝剂法不能完全避免体外凝血，对严重贫血、血小板减少患者效果较好，无贫血、有高凝状态的患者凝血机会较大，故透析时间一般为 4 小时。无抗凝剂透析完全凝血的发生率约 5%。

（8）透析过程中严密观察动、静脉压力，如动、静脉压力发生变化，提示有凝血的可能，可加强冲洗；如动、静脉压力持续上升，应做好回血准备或更换透析器，以防进一步凝血。

（9）透析过程中应观察透析器颜色的变化，如透析器颜色变黑，说明有凝血可能；观察动、静脉壶的张力，张力上升有凝血可能。

（10）为便于观察，动、静脉滤网的液面在 2/3 处较为合理。若发现有血凝块附着于动、静脉管路壁上，不要敲拍透析器，防止血凝块堵塞透析器。

（11）无肝素血液透析时，不应在循环管路输血和输注脂肪乳剂，因两者均可增加透析器凝血的危险。

四、透析后评估

（1）观察透析器的残、凝血程度，及时记录。

（2）详细记录患者透析过程中的病情变化及出血量，包括患者口腔黏膜、皮肤、伤口、大便、小便、各种引流管等，及时向所在科室交班。

五、无抗凝剂透析技术护理流程

见图 11－1。

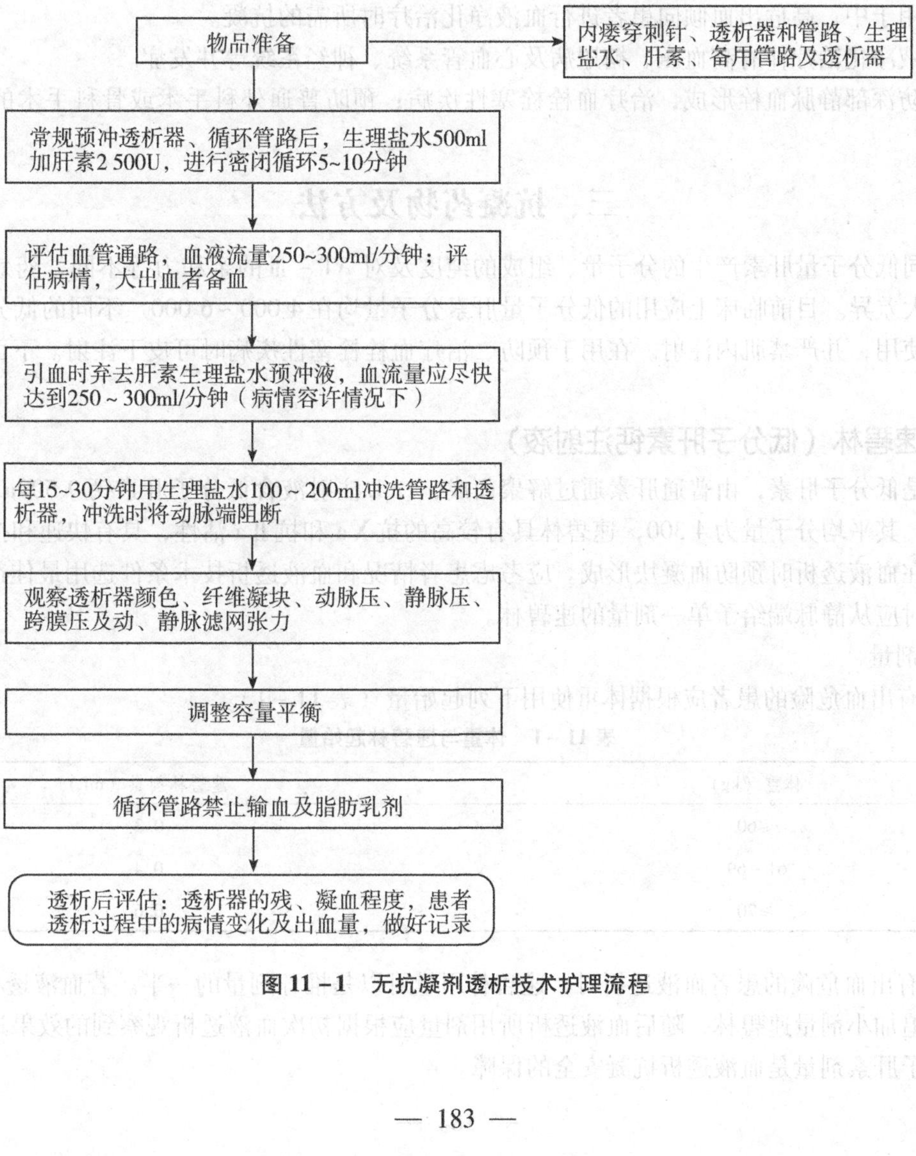

图 11－1　无抗凝剂透析技术护理流程

（李青荷）

第四节 低分子量肝素抗凝护理

一、作用机制及特点

低分子量肝素（LMWH）由标准肝素经化学或酶学方法降解后分离所得。肝素对凝血因子Ⅹa的灭活仅需与抗凝血酶Ⅲ（AT－Ⅲ）结合即能达到，而对凝血酶（因子Ⅱa）的灭活则需与AT－Ⅲ及因子Ⅱa同时结合才能达到。随着肝素分子量的下降，分子中糖基数减少，与因子Ⅱa的结合力下降，而与AT－Ⅲ的结合力有所增加。肝素的抗栓作用主要与抑制因子Ⅹa的活性有关，而抗凝作用（引起出血）则与抑制因子Ⅱa的活性有关。因此，低分子量肝素的抗栓作用保留而抗凝作用较弱，呈明显的抗栓/抗凝作用分离现象，这种现象可以用抗Ⅹa/抗Ⅱa比值作为数量上的衡量，标准肝素该比值为1：1，而低分子量肝素为（2～4）：1。低分子量肝素半衰期较长，约为标准肝素的2倍，主要经肾脏排泄，在肾衰竭时半衰期延长且不易被血液透析清除。低分子量肝素抗栓作用以抗Ⅹa活性（aXaU）为指标。体外研究表明抗Ⅹa活性需在0.5aXaU/mL以上才能有效抗栓，体内实际抗栓作用强于体外测定值。血液透析时维持血浆aXa活性在0.4～1.2aXaU/mL较为合适。

二、应用指征

（1）血液净化治疗时防止体外循环系统中发生凝血。

（2）适用于中、高危出血倾向患者进行血液净化治疗时所需的抗凝。

（3）血液净化治疗伴有高血压、糖尿病及心血管系统、神经系统等并发症。

（4）预防深部静脉血栓形成，治疗血栓栓塞性疾病；预防普通外科手术或骨科手术的血栓栓塞性疾病。

三、抗凝药物及方法

由于不同低分子量肝素产生的分子量、组成的纯度及对AT－Ⅲ的亲和力等不同，药效学和药动学特性存在较大差异。目前临床上应用的低分子量肝素分子量均在4 000～6 000。不同的低分子量肝素不可互相替代使用，并严禁肌内注射。在用于预防、治疗血栓栓塞性疾病时可皮下注射。下面介绍几种低分子量肝素。

（一）速碧林（低分子肝素钙注射液）

速碧林是低分子肝素，由普通肝素通过解聚而成，1mL注射液含低分子肝素钙9 500aXaU。它是一种糖胺聚糖，其平均分子量为4 300，速碧林具有较高的抗Ⅹa和抗Ⅱa活性，具有快速和持续的抗血栓形成作用，在血液透析时预防血凝块形成。应考虑患者情况和血液透析技术条件选用最佳剂量，每次血液透析开始时应从静脉端给予单一剂量的速碧林。

1. 建议剂量

（1）没有出血危险的患者应根据体重使用下列起始量（表11－1）。

表11－1 体重与速碧林起始量

体重（kg）	速碧林剂量（mL）
≤60	0.3
61～69	0.4
≥70	0.6

（2）伴有出血危险的患者血液透析时，速碧林用量可以是推荐剂量的一半。若血液透析时间超过4小时，可再追加小剂量速碧林，随后血液透析所用剂量应根据初次血液透析观察到的效果进行调整。个体化的低分子肝素剂量是血液透析抗凝安全的保障。

2. 临床配制和使用　将速碧林0.4mL+生理盐水3.6mL配制成4mL溶液（含速碧林4 100aXaU）。配制好的溶液每毫升含速碧林1 025aXaU。血液透析患者如需注射速碧林3 075aXaU，则将配制好的速碧林溶液注射患者体内3mL即可，这样剂量准确、安全。

3. 速碧林拮抗剂的使用方法　速碧林的拮抗剂为鱼精蛋白，鱼精蛋白主要中和速碧林的抗凝作用，仍保留一些抗凝血因子Ⅹa活性。0.6mL硫酸鱼精蛋白中和大约0.1mL速碧林。使用鱼精蛋白时应考虑注射速碧林后经过的时间，并适当减少注射剂量。

（二）法安明（达肝素注射液）

法安明是一种含有达肝素（低分子量肝素）的抗血栓剂。1支单剂量注射器，有2 500aXaU、5 000aXaU、7 500aXaU 3种剂量。达肝素是从猪肠黏膜提取的低分子肝素，其平均分子量为5 000。达肝素主要通过抗凝血酶（AT）而增加其对凝血因子Ⅹa和因子Ⅱa的抑制，从而发挥抗血栓形成的作用。达肝素抑制凝血因子Ⅹa的能力，相对高于其延长活化部分凝血酶原时间（APTT）的能力。达肝素对血小板功能和血小板黏附性的影响比肝素小，因而对初级阶段止血只有很小的影响。尽管如此，达肝素的某些抗血栓特性仍被认为是通过对血管壁或纤维蛋白溶解系统的影响而形成的。

1. 建议剂量　若维持性血液透析患者无已知出血危险、治疗时间不超过4小时，静脉快速注射4 000～5 000aXaU。如超过4小时，可适当追加剂量。正常情况下，长期血液透析应用本品时，需要调整剂量的次数很少，因而检测抗Ⅹa浓度的次数也很少。给予的剂量通常使血浆浓度保持在0.5～1.0aXaU/mL的范围内。对有高度出血危险的急性肾衰竭患者，静脉快速注射5～10aXaU/（kg·h），继以静脉输注4～5aXaU/（kg·h）。进行急性血液透析的患者治疗间歇较短，应对抗Ⅹa进行全面监测，使血浆抗Ⅹa活性保持0.2～0.4aXaU/mL的水平。

2. 临床配制和使用　法安明0.2mL+生理盐水4.8mL配制成5mL溶液（含法安明5 000aXaU），这样配制好的溶液每毫升含法安明1 000aXaU。如需注射法安明4 000aXaU，则将配制好的法安明溶液静脉注射4mL即可。

3. 法安明拮抗剂的使用方法　法安明的拮抗剂为鱼精蛋白，鱼精蛋白可抑制达肝素引起的抗凝作用。法安明引起的凝血时间延长可被完全中和，但抗Ⅹa活性只能被中和25%～50%。1mg鱼精蛋白可抑制100aXaU达肝素的抗Ⅹa作用。鱼精蛋白本身对初级阶段止血有抑制作用，所以只能在紧急情况下应用。

（三）克塞（依诺肝素注射液）

克塞为具有高抗Ⅹa（100aXaU/mg）和较低抗Ⅱa或抗凝血酶（28U/mg）活性的低分子量肝素。在不同适应证所需的剂量下，克塞并不延长出血时间。在预防剂量时，克塞对活化部分凝血酶原时间（APTT）没有明显影响，既不影响血小板聚集，也不影响纤维蛋白原与血小板的结合。

1. 建议剂量　在血液透析中，为防止体外循环中的血栓形成，克塞的推荐剂量为1mg/kg。应于血液透析开始时，在静脉血管通路给予。通常4小时透析期间给药1次即可，但当透析装置出现丝状纤维蛋白时，应再给予0.5～1mg/kg。

2. 临床配制和使用　临床所用剂量的配制方法是将克塞0.4mL（含克赛40mg）+生理盐水3.6mL配制成4mL溶液，这样配制的溶液每毫升含克塞10mg。血液透析患者如需注射克塞30mg，则将配制好的克塞溶液注射3mL即可。

3. 克塞拮抗剂的使用方法　大剂量皮下注射克塞可导致出血症状，缓慢静脉注射鱼精蛋白可中和以上症状。1mg鱼精蛋白可中和1mg克塞产生的抗凝作用。

（四）吉派林（低分子量肝素注射液）

吉派林具有AT－Ⅲ依赖性抗Ⅹa因子活性，药效学研究表明吉派林对体内外动、静脉血栓的形成有抑制作用。吉派林能刺激内皮细胞释放组织因子凝血途径抑制物和纤溶酶原活化物，分子量>6 000的制剂影响凝血功能，使APTT略延长。吉派林不作为溶栓药，但对溶栓药有间接协同作用。产生抗栓作用时，出血可能性小。

1. 建议剂量　每支吉派林含抗Ⅹa活性2 500aXaU或5 000aXaU，加注射用水至0.5mL，其平均分子量<8 000。血液透析时该药能预防血凝块形成。每次透析开始时，从血管通道静脉端注入吉派林5 000aXaU，透析中不再增加剂量或遵医嘱。

2. 临床配制和使用　将吉派林0.5mL（含吉派林5 000aXaU）+生理盐水4.5mL配制成5mL溶液，则每毫升溶液含吉派林1 000aXaU。血液透析患者如需注射吉派林4 000aXaU，则将配制好的吉派林溶液注射4mL即可。

3. 吉派林拮抗剂的使用方法　硫酸鱼精蛋白或盐酸鱼精蛋白可中和吉派林的作用，1mg盐酸鱼精蛋白中和1.6aXaU吉派林。鱼精蛋白不能完全中和吉派林的抗Ⅹa活性。

四、护理评估

（1）了解患者病史，评估患者抗凝方法和效果。

（2）血液净化前需对管路和滤器进行规范预冲，以防止凝血。

（3）正确配制低分子量肝素，严格执行两人核对制度，应用剂量正确，确保透析治疗安全进行。

五、护理措施

（1）透析治疗过程中，监测动脉压、静脉压、跨膜压以及管路有无血凝块、透析器有无发黑等。

（2）对易出现糖尿病、高血压并发症的血液透析患者，应首选低分子量肝素。糖尿病易并发心、脑、肾、四肢、血管病变，其动脉粥样硬化发生率高，主要引起冠心病、缺血性或出血性脑血管病。视网膜病变是糖尿病微血管病变的又一重要表现，可分为非增生型和增生型两大类，前者主要表现为视网膜出血、渗出和视网膜动、静脉病变；后者在视网膜上出现新生血管，极易破裂出血，血块机化后，纤维组织牵拉，造成视网膜剥离，是糖尿病失明的主要原因。而高血压患者最易出现脑血管意外。

（3）对原有出血可能的危重患者，应用低分子量肝素也可能引起出血。此类患者在应用低分子量肝素过程中要监测ACT，一旦发现出血可能，立即停止透析，并使用拮抗剂。针对这些患者，为安全考虑，可使用小剂量低分子量肝素或无肝素透析。

（4）加强宣教：透析患者的凝血时间较正常人延长，术后易造成出血，指导患者透析结束后正确按压穿刺点（根据每个患者的不同情况选择按压时间的长短）；血压偏高患者下机后应予观察和监测，待血压平稳后才可回家；如血压持续较高，应及时治疗，严防并发症发生。告知患者如出现任何出血现象或不适（如头痛、呕吐、视物模糊、肢体活动障碍、口角歪斜等），应立即与医生取得联系并积极治疗。

（5）告知患者低分子肝素的保存方法。大多数透析中心让患者自行保管药物，应告知患者肝素冷藏保存的方法。

综上所述，低分子肝素与普通肝素相比，具有抗凝作用强、出血危险性小、生物利用度高、半衰期长、使用方便等优点。因此，低分子肝素是一种安全、有效、更适宜长期使用的抗凝剂。

（乐慧君）

第五节　局部枸橼酸钠抗凝护理

1961年，Morita等首先在血液透析中应用局部枸橼酸抗凝法（regional citrate anticoagulation，RCA）。1982年，Pinnick等将局部枸橼酸钠法应用于高危出血患者，并取得了满意的临床效果。枸橼酸钠作为一种局部抗凝剂，克服了肝素全身抗凝所致的出血并发症，无过敏反应及肝素诱导的血小板减少症，并可降低氧化应激水平，延长透析膜寿命，故引起了透析界对该项技术的极大兴趣。近年RCA临床应用日渐增多，技术也日趋完善和自动化，不仅应用于血液透析，也应用于连续性肾脏替代治疗中。

一、抗凝原理

枸橼酸钠与血中游离钙螯合生成难以解离的可溶性复合枸橼酸钙，使血中钙离子减少，阻止凝血酶原转化为凝血酶，从而起到抗凝作用。局部枸橼酸钠体外循环抗凝效果确切，而无全身抗凝作用，尤其适用于高危出血透析患者。

二、抗凝指征

（1）由于局部枸橼酸钠仅有抗凝作用，故可应用于活动性出血或高危出血患者。

（2）因使用肝素引起血小板减少症、过敏反应等严重不良反应者可使用此法。

（3）与无肝素比较，局部枸橼酸钠抗凝时，不需高血流量，因此血流动力学不稳定时也可应用此方法。

（4）局部枸橼酸钠抗凝广泛应用于连续性肾脏替代治疗（continuous renal replacement therapy，CRRT）和持续低效缓慢血液透析（sustained low efficiency dialysis，SLED），也可应用于间歇性血液透析（intermittent hemodialysis）。

（5）有文献认为，在滤器管路寿命、出血风险、改善氧化应激方面，局部枸橼酸钠抗凝优于传统的肝素/低分子肝素抗凝。

三、使用方法

达到理想抗凝效果的枸橼酸钠浓度是 3 ~ 4mmol/L，滤器后离子钙浓度一般维持在 0.25 ~ 0.35mmol/L，而外周血离子钙浓度则需要维持在生理浓度 1.0 ~ 1.2mmol/L。理想的枸橼酸钠抗凝方法旨在维持上述指标的预定范围。

1. 枸橼酸钠浓度　血液进入透析器时枸橼酸钠浓度维持在 2.5 ~ 5mmol/L，即可获得满意的体外抗凝效果。

2. 输入方法　枸橼酸钠从血液透析管路的动脉端输入，使用时可用输液泵调整和控制输入速度。局部枸橼酸钠抗凝时透析液可采用无钙透析液或普通含钙透析液。采用无钙透析液时，可从患者的外周静脉补充钙剂；采用普通含钙透析液时，不需要补充钙剂。

《牛津临床透析手册》列举的典型方案：4% 的枸橼酸钠自动脉端每小时输注 190mL，0.75% 的氯化钙自静脉端每小时输入约 60mL。

3. 抗凝过程中的参数监测　注意患者的个体情况并及时监测是保证抗凝有效和减少并发症的必要步骤。RCA 过程中的监测参数至少应包括：

（1）滤器后离子钙浓度：应为 0.25 ~ 0.35mmol/L。

（2）外周血离子钙浓度：应为 0.9 ~ 1.2mmol/L。

（3）血气分析、电解质：监测酸碱平衡和钠平衡。

四、操作技术及护理

（1）透析前做好患者的宣教及心理护理：解释 RCA 透析中可能的并发症及有效的处理措施；取得患者的理解与配合。

（2）枸橼酸钠盐水（生理盐水 500mL + 46.7% 枸橼酸钠 5mL，浓度为 0.66mmol/L）预冲透析器及透析管路，密闭循环 10 分钟。

（3）准备输液泵，透析前将枸橼酸钠连接在透析管路的动脉端泵前。

（4）内瘘穿刺针用生理盐水进行预处理，待穿刺成功后即刻连接血路管道。

（5）管路连接后启动血泵，使血流量逐渐上升，并同时启动枸橼酸钠输注泵，根据枸橼酸钠浓度调整输入速度。透析过程中应依据透析器及透析管路凝血情况、静脉压、活化凝血时间及患者临床情况调整枸橼酸钠的输注速度。

（6）机器因自检处于透析液隔离状态时，不需调整枸橼酸钠输注速度。如机器因透析液浓度、断水或其他原因进入旁路状态超过 5 分钟，则要减慢或停止枸橼酸钠输注，排除原因后恢复枸橼酸钠的输注，若一时难以解决，则采取无肝素透析法。

（7）透析过程中，应密切观察患者的血压、脉搏、心率、动脉压、静脉压、跨膜压，密切观察血路和透析器是否有凝血现象。一旦发现透析器或管路颜色变深，或静脉压较前大幅度升高，应立即采取防凝血措施，并行活化凝血时间检查，以调整枸橼酸钠输注速度。

（8）透析中，应密切观察、询问患者有无唇周、四肢发麻、肌肉痉挛、痉挛等低钙症状。一旦发生低血钙症状，迅速降低输注速度或停止枸橼酸钠的输注。

（9）透析前，准备好患者周围静脉通路，防止低钙血症的发生。如发生低钙血症，不可在透析管路的动、静脉端推注钙剂，因为这样可导致枸橼酸与钙离子结合而引起凝血。

（10）枸橼酸钠浓度较低时，所用枸橼酸容量增大，应适当增加脱水量，防止容量负荷增加。

五、并发症及防治

1. 高钠血症　1mmol 枸橼酸含 3mmol 钠。采用枸橼酸钠抗凝透析时，可适当调整钠浓度，防止高钠血症。

2. 代谢性碱中毒　枸橼酸钠进入体内后，参与三羧酸循环，最终生成 HCO_3^-。1mmol 枸橼酸代谢生成 3mmol HCO_3^-，透析中可适当降低透析液中碳酸盐浓度，避免代谢性碱中毒的发生。

3. 低钙血症　发生率为 5% ~10%，常见于患者本身有低钙血症而使用无钙透析液，或患者有严重代谢性酸中毒，透析中因纠正酸中毒而降低了血钙等。采用枸橼酸钠透析前应了解患者的血钙及酸中毒情况。同时，在透析期间应有心电监护，随时测定血钙浓度并建立静脉通路，以防止低血钙的发生。

4. 凝血　枸橼酸钠透析时，应严密监测活化凝血时间（ACT）或观察体外凝血情况，防止凝血的发生。

六、局部枸橼酸钠抗凝的新进展

1. 枸橼酸的给药途径　对于连续性肾脏替代治疗中的 RCA，除传统的滤器前输入枸橼酸钠、静脉端输入钙剂外，某些医疗机构将枸橼酸钠预先配入置换液或透析液，获得了良好临床效果。

2. 自动化趋势　2010 年初，Szamosfalvi 等报告了可自动在线计算钙剂和透析液/置换液输入量的 SLED RCA 系统，此系统可极大地减轻人工操作的负担。

（乐慧君）

第六节　血液滤过与血液透析滤过护理

一、血液滤过的发展史与现状

血液滤过（hemofiltration，HF）问世至今已有 80 多年的历史，这种治疗方法最早是在单纯超滤（ultrafiltration，UF）技术的基础上发展起来的。Brull 和 Geiger 首次用火棉胶膜对动物进行了超滤试验，并观察到超滤液中电解质、葡萄糖、非蛋白氮的浓度与血浆中的浓度是相同的。1955 年，Alwall 对水肿的患者使用单纯超滤方法进行了成功的治疗。现代 HF 治疗方法的研究始于 1967 年，1972 年首次应用于临床，1976 年 9 月在德国疗养胜地 Braunlage 召开的第一次 HF 讨论会上，一组德国专家介绍了这种疗法的优点，如能改善贫血、神经病变、脂质代谢及控制血压等。有学者所在的医院于 1979 年对 3 例顽固性高血压和皮肤瘙痒的患者应用了 HF 治疗，但由于当时尚没有可供做 HF 的专用机器，因此利用了那时仅有的设备：大面积的空心纤维透析器、林格液和一台普通的吸引器。血液循环依赖单泵维持，然后用一根硅胶管连接透析器与吸引器，调至一定的负压以尽可能地加大超滤量，同时从静脉回路补充相应量的林格液，一切监测均为手控，医生、护士寸步不离地监护在旁，这就是血液滤过在我国临床应用的雏形阶段，收到了一定的临床效果。今天，全自动的血液滤过机已能精确地控制出入量的平衡，使 HF 成为一项安全成熟的常规治疗模式，大量的临床报道证实了这一方法在清除中分子毒素和维持血流动力学稳定性方面的优越性能。随着对中分子毒素引起透析并发症的进一步认识，寻找更符合生理的治疗方式、开发新的滤过膜、增加治疗中的对流，成为肾脏替代治疗改良与发展的思路。

二、血液滤过原理

（一）血液滤过的基本概念

血液滤过是通过对流清除尿毒素，因此它较血液透析（hemodialysis，HD）更接近人体的生理过程。其工作原理是模拟肾小球的滤过和肾小管的重吸收作用。在血液滤过时，血浆、水和溶质的转运与人体肾小球滤过相似，当血液引入滤过器循环时，在滤过器膜内形成正压，而膜外又被施加一定的负压，由此形成了跨膜压（TMP），使水分依赖跨膜压而被超滤。当水通过膜大量移动时，会拖拉水中的溶质同时移动，这种伴有水流动的溶质转运（"溶质性拖曳"现象）称为对流，凡小于滤过膜截留分子量（通常为4万~6万）的溶质均可随水分的超滤以对流的方式被清除，血液滤过同时模拟肾小管的重吸收过程将新鲜的含正常电解质成分和浓度的置换液输入体内，以纠正患者水、电解质、酸碱失衡。

（二）影响血液滤过效果的因素

血液滤过清除溶质的有效性取决于水和溶质转运速率，而转运速率又取决于血流量、滤过器面积、滤过膜筛选系数、超滤系数和每次治疗时的置换液总量，与患者的血细胞压积、人血清蛋白浓度也有关。血液滤过清除溶质的原理与血液透析不同，血液透析时小分子物质（如肌酐、尿素氮）的清除依靠扩散，通过半透膜扩散的量取决于物质的浓度梯度及物质转运面积系数（mass transfer area coefficient，MTAC）。因此血液透析比血液滤过有更高的小分子物质清除率，而血液滤过对中分子物质的清除率高于血液透析。血液透析滤过（hemodiafiltration，HDF）是将透析与滤过合二为一，弥补两者之不足，实现了一次治疗中既通过弥散高效清除小分子物质，又通过对流高效清除中分子物质，治疗的效果更加理想。这是近年来临床上对维持性血液透析患者推荐的高效短时的血液净化治疗模式。

（三）血液滤过装置

1. 血液滤过器　血液滤过器的膜性能是决定HF、HDF治疗效果的关键部分，血液滤过膜应有大孔径、高通量，具有很高的超滤系数和通透性。现在临床使用的材质多为高分子合成膜，呈不对称结构，有支持层和滤过层，前者保持膜的机械稳定性，后者保证其良好的通透性，既有利于对流又能进行弥散。然而，用于HF或HDF的血液滤过器的超滤系数（KUF）必须达到≥50mL/（h·mmHg）的标准，并具有以下特点：①生物相容性好，无毒性。②理化性质稳定。③截留分子量通常$<60\times10^3$，能截留血清蛋白。④具有清除并吸附中分子毒素的能力。⑤能截留内毒素。

2. 血液滤过机　血液滤过机除了与血液透析机具有相同的动脉压、静脉压、跨膜压、漏血、空气监测等监护装置外，还增设了置换液泵和液体平衡加温装置。新型的血液滤过机均可根据需要选择血液滤过或血液透析滤过的治疗模式。这两种治疗运作时的最大区别在于前者不用透析液，后者则需应用透析液。两者在治疗时都要超滤大量液体并同时补充相应量的置换液，故对液体平衡要求特别高，倘若在治疗时液体置换过量或不足，均可快速导致危及患者生命的容量性循环衰竭，因此确保滤出液与置换液进出平衡是安全治疗的重要环节。

血液滤过机的液体平衡系统有两种类型：一种是重量平衡，另一种是容量平衡。重量平衡法一般使用电子称重系统（置换液为挂袋式），保证输入置换液的重量等于滤出液重量（超滤量另外设定）。容量平衡法采用平衡腔原理，平衡腔是控制液体进出平衡的系统，它是一个容积固定的空腔，由一隔膜将室内的置换液和滤出液分隔在两个互不交通的腔室内，当隔膜移向置换液一侧时，置换液腔室的容积被压缩，迫使一定量的置换液进入患者体内；与此同时，滤出液腔室的容积等量增加，迫使等量的滤出液从滤过器进入该侧的腔室以保持隔膜两边的容量平衡，同时从患者体内超滤出的液体流经测量室以累加超滤量，如此往复运动，在平衡中达到预设的超滤目标。现大多数血液滤过、血液透析滤过的机器以容量平衡取代了重量平衡。以重量平衡法控制液体平衡的机器，通常用于连续性肾脏替代治疗（CCRT）的床旁机。

3. 置换液　血液滤过和血液透析滤过时，由于大量血浆中的溶质和水被滤出，因此必须补充相当量的与正常细胞外液相似的置换液。血液滤过中通常的超滤量为70~200mL/分，置换液补充量每次约需16~50L。由于输入速度极快，因而对溶液的质量要求很高，必须保证其无菌、无致热原、浓度可以变化、无有机物，且价格低廉。置换液质量是提高血液滤过疗效、减少并发症、改善患者长期预后的重要环节。在早年，血液滤过或血液透析滤过均使用商业生产的袋装灌注液，价格昂贵、操作烦琐、体积大，最大的不足是缓冲液为乳酸盐或醋酸盐，无碳酸氢盐置换液，患者对其耐受差。为提高置换液质量，减少操作中的污染，现今临床上应用较为普遍的在线式（online）血液滤过机，已实现了可即时生成大量洁净无致热原、低成本且更符合生理的碳酸氢盐置换液，这一装置亦便于透析液及置换液处方的个体化。

在线生成置换液方法是指超纯水与成品浓缩液（A液）和B粉（简装）通过比例泵系统配制生成的液体，然后流经机器内置的双聚合膜、聚砜膜或聚酰胺膜的超净滤器（也称细菌滤过器），一部分作为透析液进入血液滤过器完成透析弥散功能，另一部分分流至机器内置的第二个超净滤器，使置换液在输入体内之前，经过双重滤过，滤除内毒素，生成灭菌置换液输入体内。机器内置的超净滤器可耐受每日消毒，以保证在线生成的置换液不被微生物侵袭，达到最大安全程度。机器内置超净滤器使用寿限应根据产品说明书提示，如超限使用，可能会导致因置换液不纯引起的感染。

三、血液滤过和血液透析滤过的方法

（一）血管通路

血液滤过、血液透析滤过的血管通路与血液透析相同，可以应用动静脉内瘘或中心静脉留置导管，但血流量要求较血液透析高，一般需250~350mL/分的血流量才能达到理想的治疗效果。

（二）置换液补充

置换液可在血液滤过器前或滤过器后输入，不同的方法对可清除物质的清除率及置换液的需求量不一样。

1. 前稀释置换法　置换液于滤过器前的动脉端输入，其优点是血液在进入滤器前已被稀释，故血流阻力小，不易在滤过膜上形成蛋白覆盖层，可减少抗凝剂用量，但溶质清除率低于后稀释，要达到与后稀释相等的清除率需消耗更多的置换液。无抗凝剂或小剂量肝素抗凝治疗时，建议选择前稀释置换法。

2. 后稀释置换法　置换液于滤过器后静脉端输入。临床上最常用的是后稀释，其优点是清除率高，可减少置换液用量，节省治疗费用。有文献报道，后稀释HDF应用较高的置换量对中分子毒素清除率远胜于高流量透析，当置换液输入100mL/分时，β_2微球蛋白的清除率可以是高流量透析的2倍，对骨钙素（osteocalcin，分子量5 800）和肌红蛋白（分子量17 200）等中大分子也能充分清除，对磷的清除亦优于传统的血液透析，而尿素清除率则与高流量透析大致相当。后稀释的缺点是滤过器内水分大量被超滤后致血液浓缩，易在滤过器膜上形成覆盖物，因此后稀释时，总超滤与血流比应<30%，肝素用量也较前稀释多。为提高每次治疗的清除效果，常规治疗患者通常可选择后稀释置换法。若为无抗凝剂或小剂量肝素治疗的患者或有高凝倾向的患者，不宜选择此法。

3. 混合稀释置换法　这是一种较完善的稀释方法。为了最大限度地发挥HF、HDF前稀释或后稀释的治疗优点，避免两者之缺点，欧洲一些血液净化中心提倡将置换液分别在前、后稀释的位置同步输入，这样既具有前稀释抗凝剂用量少的优点，又具有后稀释清除率高的优点，不失为一种优化稀释治疗方法。

（三）置换液补充计算方法

血液滤过和血液透析滤过清除溶质的效果还取决于置换液量。临床上应用后稀释血液滤过一次，置换液量一般在20~30L。为达到尿素清除指数>1.2的标准，超滤量应为体重的58%；也有研究发现，置换液量为体重的45%~50%是比较合适的。

也可根据尿素动力学计算，由于患者蛋白质摄入量的不同，产生尿素氮数量亦不同，其计算公式如下：

每周交换量（L）＝每日蛋白质摄入量（g）×0.12×7/0.7（g/L）

式中0.12为每克蛋白质代谢所产生的尿素氮的克数，7为每周天数，0.7为滤过液中平均尿素氮浓度。计算出的每周置换液量分2～3次在血液滤过治疗时给予。

按此公式计算时未计残余肾功能，若患者有一定的残余肾功能，则所需置换液量可相应减少，按1mL置换液等于1mL肾小球滤过液的尿素清除率计算，假如患者残余肾功能为5mL/分，则一日清除率为7.2L，故可减少7.2L的置换液。

对前稀释血液滤过量的估计尚无统一的方法。一般建议每次治疗的置换量不低于40～50L，或者每次前稀释总滤液量与干体重的比值为1.3∶1以上，此时能得到良好的清除效果，因此认为应用“前稀释总滤液量/干体重”这个指标可以更加方便地制定充分的治疗剂量。

（四）抗凝

血液滤过或血液透析滤过应用后稀释治疗时的抗凝剂用量可参照本章第六至八节。若应用前稀释法治疗，则抗凝剂用量可相对减少。

四、血液滤过和血液透析滤过的临床应用

血液滤过（HF）和血液透析滤过（HDF）与血液透析（HD）相比，至少有两方面的优点，即血流动力学稳定、能清除中大分子物质。

（一）血流动力学稳定

患者心血管系统对HF的耐受性优于HD。HF的脱水是等渗性脱水，水与溶质同时排出，体内渗透压变化小。HF时血细胞比容等变化较小，不像HD时体内渗透压变化大、对血压影响也大。另外HF能选择性地保留Na^+，HF大量脱水时，血浆蛋白浓度相对提高，按照多南平衡选择性地保留Na^+，使Na^+在细胞外液中维持较高水平，细胞外液的高张状态使组织和细胞内水分移至细胞外，以保持渗透压的恒定，即使在全身水分明显减少的情况下，也能保持细胞外液的容量，从而使血压稳定。HF治疗后血浆去甲肾上腺素明显增高，交感神经兴奋性增加，而HD治疗后即使发生低血压，血浆去甲肾上腺素也无变化。在HD中约5%的患者容易发生难治性高血压，即所谓肾素依赖型高血压，而用HF治疗时可降低其发生率。

（二）清除大中分子物质

HF能有效地清除HD所不能清除的大中分子毒素，如甲状旁腺素、炎症介质、细胞因子、β_2微球蛋白等。有研究显示，在两组血液透析患者分别接受HDF和低流量HD治疗3个月以后，HDF组治疗前β_2微球蛋白的水平要比低通透量HD组有明显的下降，并在超过2年的研究期间，这种差异始终保持着。无论是前稀释还是后稀释HDF，当置换液量＜60mL/分时，β_2微球蛋白的下降率要比采用同样膜做HD的清除率高（HDF：72.2%；HD：49.7%）。

大量的临床资料及研究证明，HF、HDF可改善心血管稳定性，改善神经系统症状，增进食欲，减少与透析相关的淀粉样变，清除甲状旁腺素，缓解继发性甲状旁腺功能亢进症，改善促红细胞生成素生成，纠正贫血。因此HF或HDF除了适用于急、慢性肾衰竭患者外，更适用于有下列情况的慢性维持性血液透析患者。

（1）高血压患者：无论是容量依赖型还是肾素依赖型高血压，血液滤过都能较好地控制之。对于前者，HF较HD能清除更多的液体而不发生循环衰竭。对非容量依赖型高血压或对降压药物有抵抗的高血压，应用HF治疗更有利于血压的控制。

（2）低血压患者：血液透析中发生低血压的原因很多，老年患者对血液透析耐受性差，心肌病变、自主神经功能紊乱、糖尿病等患者易发生低血压，HF治疗能改善低血压症状。

（3）有明显的中分子毒素积聚而致神经病变、视力模糊、听力下降、皮肤瘙痒者。

（4）与透析相关的体腔内积液或腹腔积液：发生率为5%～37%，原因可能是：①水钠潴留。②腹

壁毛细血管通透性增加。③细菌、结核杆菌或真菌感染。④低蛋白血症、心包炎、充血性心力衰竭等。HD 很难使积液、腹腔积液吸收或消失，HF 则有助吸收。有学者所在医院有 1 例血液透析患者透析 1 年半后产生腹腔积液，给予加强透析与超滤未见好转，且腹部越来越大，改做 HF 治疗 2 个月后，患者腹腔积液逐渐吸收，在以后的几年透析中病情一直处于稳定状态。

（5）肝性脑病患者。

（6）药物中毒患者。

（7）高磷血症患者：HDF 对磷的清除远比 HD 有效，能比较好地控制高磷血症。

（8）多脏器功能障碍患者，特别是伴有急性呼吸窘迫综合征（ARDS）、低氧血症者等。

目前临床上为了在一次治疗中能够同时清除大、中、小分子毒素，已大多采用 HDF 治疗，但有学者在临床工作中观察到，有一些非容量依赖性高血压及对降压药物抵抗的高血压患者（约占高血压血液透析患者的 3% ~6%），透析中血压经常居高不下，恶心、头痛难熬，痛苦不堪，应用 HDF 治疗后症状仍不见改善。患者自觉已无希望，但在转为 HF 治疗后，患者在开始 3 次的 HF 治疗中血压就有明显下降，症状也得到明显改善。持续治疗 3 个月后（每周 1 次 HF，2 次 HD），血压达到正常水平，患者再回到每周 3 次的维持性透析，此时应用降压药已能控制住血压，透析中情况良好。这一情况说明对于顽固性高血压及透析中有严重不良反应的患者更适合 HF 治疗。

五、血液滤过和血液透析滤过的并发症

血液透析中所有可能出现的并发症，稍有疏漏都有可能在血液滤过中发生。

（一）常见技术并发症

（1）低血流量。

（2）治疗中 TMP 快速升高。

（3）置换液成分错误。

（4）液体平衡误差。

（5）置换液被污染导致热源反应。

（6）凝血。

（7）破膜漏血。

（二）丢失综合征

HF 或 HDF 在超滤大量水分、清除中分子毒素的同时，也将一些分子量小但是有益的成分清除，如每次滤过可丢失氨基酸约 6g（分子量仅为 140）、蛋白质约 10g，患者应在饮食中补足。现在也有厂家通过对透析器膜孔进行技术改良，使透析器的膜孔分布更高、更均等，这种新型的透析器不仅提高了膜对中分子物质的清除效果，同时也能最大限度地减少蛋白质丢失，改善了治疗效果和预后。另有报道，在 HDF 中维生素 C 可下降 45% ±14%，其中 25% ~40% 是被对流所清除的；同时，HDF 过程中抗氧化剂的丢失与大量高度氧化的标志物同时出现，这将是一个潜在的问题。

（三）其他

HF 对小分子物质清除不理想，应与 HD 交替治疗。

六、血液滤过及血液透析滤过的护理

血液滤过和血液透析滤过是血液净化治疗中的一种特殊技术。随着这种技术的不断成熟和治疗成本的逐渐下降，HF、HDF 已成为维持性透析患者一种标准的常规治疗模式，在常规透析的同时通常每周或每两周进行一次 HF 或 HDF。因此，血液透析护士应充分了解它的治疗原理、适应证、不良反应及并发症，熟练掌握血液滤过、血液透析滤过的操作流程及机器的操作常规，有针对性地对患者进行密切监测与护理。

（一）治疗前的准备

1. 患者准备及评估　对于首次接受血液滤过者，应向患者及家属解释治疗的目的与风险，签署血液透析医疗风险知情同意书。若复用滤过器，还应签署滤过器重复使用知情同意书。

2. 滤过器选择和技术参数设置　血液滤过和血液透析滤过清除溶质的效果取决于血流量、滤过器面积、滤过膜筛选系数、超滤率和每次治疗时的置换液总量，因此滤过器选择及技术参数的设置都必须评估和确认，以达到理想效果。

3. 滤过器预冲　预冲是否充分会影响滤过器的性能发挥，临床上我们经常遇到的一些问题都与预冲不充分相关，如：①在常规抗凝的前提下，HF、HDF 上机后 1 ~ 2 小时即出现跨膜压快速升高，对应的措施是一再地降低置换液输入量，导致一次治疗的置换液总量达不到目标值而影响治疗效果，甚至有时不得不将模式切换至 HD 才能继续治疗。②回血后残血量多。③患者首次使用综合征发生率高等。充分预冲则能改善和预防上述状况的发生。

需要强调的是，滤过器膜内排气流速控制在 80 ~ 100mL/分，先用生理盐水排净透析管路和滤过器血室（膜内）的气体，再将泵速调至 200 ~ 300mL/分，连接透析液接头于滤过器旁路，排净滤过器透析液室（膜外）气体。若机器在线预冲的默认设置未按照这一原则，则会影响预冲效果，因此不建议在线预冲。另外，针对滤过器膜（通常为合成膜）的疏水特性和亚层的多孔性结构，建议加大预冲量，以保证有效清除气泡和不溶性微粒，并建议密闭循环时设置超滤量。将滤过器静脉端朝上，促进透析器膜内微小气泡清除干净，同时通过水的跨膜运动排除膜亚层中的空气，使滤过膜的纵向、横向都能够充分湿化。良好的湿化效果，能使滤过膜微孔的张力达到最大化，治疗时能降低水分、溶质通过半透膜的阻力，提高膜对水和溶质的通透性，在 HF、HDF 治疗中即使输入大剂量的置换液也不容易发生跨膜压快速上升的现象，有助于提高治疗效果。同时，良好的湿化能改变血液层流性质和切变力，降低血液流动阻力，防止血小板活化和补体激活，提高了滤过膜的抗凝效果，能有效地预防血膜反应。

4. 置换液总量设置　首先确定置换液输入方式，无论是前稀释还是后稀释，置换液总量的设置可按照前述的置换液补充的几种方式进行计算。

5. 超滤量设置　正确评估患者的干体重，根据其体重增长及水潴留情况设置超滤量。

6. 血流量设定　通常 HF 和 HDF 治疗时的血流量要 >250mL/分，因此内瘘穿刺技术要熟练。选择穿刺部位时，必须选择能保证有足够血流量的部位进行穿刺，以获得有效的血流量，否则将影响清除率。但血流量常受患者的血管通路与心血管系统状态的限制，若患者因内瘘狭窄、栓塞而导致血流量不足，应先解决内瘘通路问题，在保证具有足够血流量的前提下再考虑做 HF 或 HDF。如患者因心血管功能低下而不能耐受治疗要求的血流量，可先将血流量设置于能够耐受的流量，通过一段时间治疗后心功能状况得到改善，可再将血流量调节至要求范围。

（二）护理干预

1. 密切监视机器运转情况　治疗过程中密切监测动脉压、静脉压、跨膜压和血流量等的变化。HF、HDF 均需补充大量置换液，如果液体平衡有误，则会导致患者发生危及生命的容量性循环衰竭，因此上机前需仔细检查并确认置换液泵管与机器置换液出口端连接严密，没有渗漏，确保患者液体出入量的平衡和保障治疗安全。所有的治疗参数与临床情况应每小时详细记录一次。

2. 严密观察患者的意识和生命体征变化　生命体征的波动与变化往往是急性并发症的先兆，护士在巡视中要密切注意患者的主诉和临床反应，如有否恶心、呕吐、心慌、胸闷、寒战、出血倾向等。

3. 急性并发症的预防与护理　血液透析的所有并发症都有可能在 HF、HDF 中出现，最需要警惕的有：①液体平衡误差。②置换液成分错误。③置换液被污染导致热源反应。④低血流量。⑤凝血。护士在临床护理操作中要加强责任心，严格执行操作规范，做到操作前、操作中、操作后查对，及时发现隐患，积极预防并发症。如：置换液管与机器置换液出口端连接不紧密而致置换液渗漏，治疗中会出现置换液输入量少于患者体内被超滤的量，若不及时发现，会导致患者脱水过量，有效血容量下降而发生低血压、休克。只有严格查对才能防患于未然。

4. 饮食指导　血液滤过或血液透析滤过在大量清除液体的同时，会丢失大量蛋白质、氨基酸、维生素，患者在饮食中若得不到及时补充，就可能发生因血液滤过治疗而引起的丢失综合征。因此，患者饮食中应增加优质蛋白质的摄入并多食富含维生素的蔬菜。维持性血液透析患者每日每千克体重的蛋白质摄入（dietary protein intake，DPI）为1.2～1.5g，而在进行HF或HDF治疗阶段蛋白质摄入量最好能达到每日每千克体重1.5g，其中至少50%～70%是高生物价蛋白质，以补足从滤过液中丢失的营养物质。为保证患者达到这一摄入水平，必须加强对患者的饮食指导和宣教，使患者能充分认识并自觉做到合理饮食。

5. 反渗水监测与机器消毒　HF、HDF治疗中大量的水是直接进入血液的，因此保证透析用水的高度洁净至关重要，哪怕是极低浓度的污染都会是致命的。反渗水必须定期做细菌培养和内毒素、水质的检测，使用在线式血液滤过机要注意置换液滤过器的有效期，严格按照厂家规定的寿限使用，以保证在线置换液的品质与安全。

在线式血液滤过机直接将自来水经过炭滤、软化、反渗等步骤制成净化水，再通过高精度的滤过器，使之成为无菌、无致热源的超纯水。超纯水与浓缩透析液经比例泵按一定的配比混合成置换液，再经过双重超净滤器滤过后输入体内。这一设计完善的净化系统最大的优点是方便，但同时浓缩透析液也必须保证高度的洁净，符合质控标准。有报道，在浓缩透析液污染较严重的情况下，第二级滤器后仍可发现细菌及热源物质。因此，在线HDF生成置换液时，特别要求使用成品A液和筒装B粉装置，以减少浓缩液方面的污染。

6. 机器清洗、消毒和日常维护　必须严格遵照厂家要求实施，包括消毒液品种和消毒液浓度都应根据厂家要求选用，以确保每一次消毒的有效性和治疗安全性。停机日需开机冲洗20～30分钟，使机器管道内的水静止不超过24小时，以避免微生物的生长。停机超过3日应重新清洗消毒后再使用。

7. 其他　使用挂袋式液体输入时，必须注意袋装置换液的有效期、颜色和透明度。更换置换液时应严格执行无菌操作。另外，在置换液输入体内之前建议装一个微粒滤过器，以杜绝致热源进入体内。

（三）血液滤过与血液透析滤过护理流程

见图11－2。

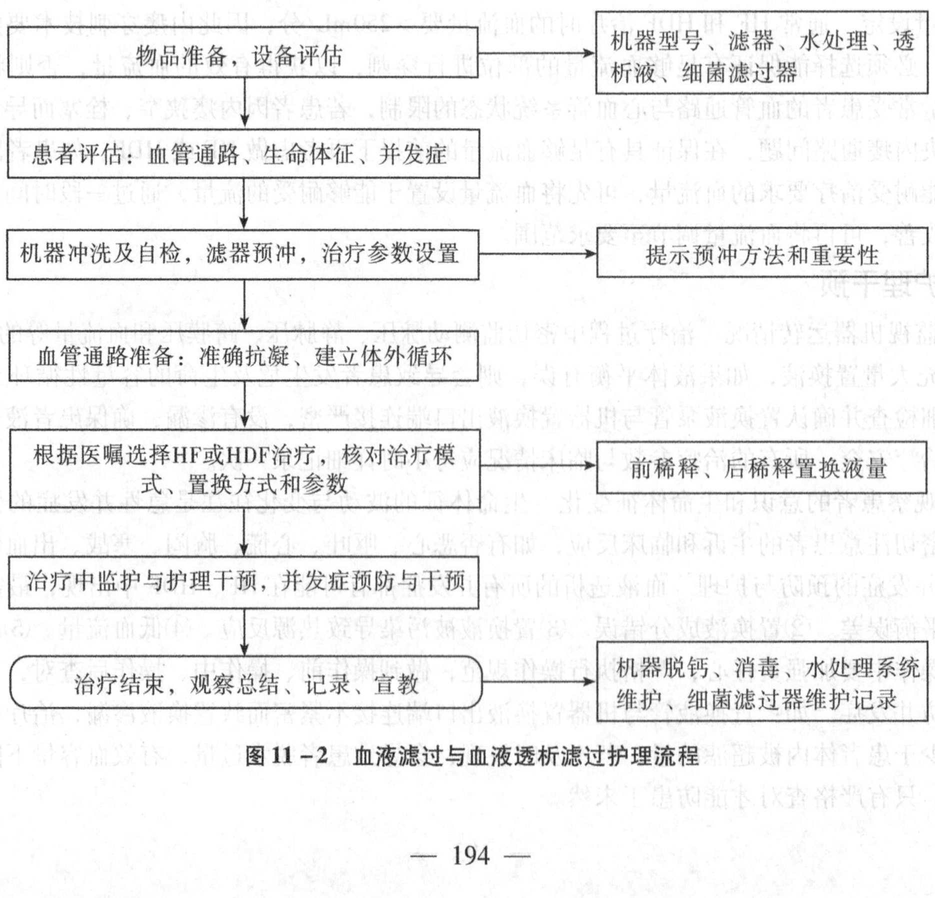

图11－2　血液滤过与血液透析滤过护理流程

（乐慧君）

第七节　血浆置换护理

血浆置换是通过有效的分离、置换方法迅速地选择性从循环血液中去除病理血浆或血浆中的病理成分（如自身抗体、免疫复合物、副蛋白、高黏度物质、与蛋白质结合的毒物等）同时将细胞成分和等量的血浆替代品回输患者体内，从而治疗使用一般方法治疗无效的多种疾病的血液净化疗法。

自开展血浆置换疗法以来，常规应用两种分离技术，即离心式血浆分离和膜式血浆分离。随着血液净化技术的不断发展，离心式血浆分离已逐步被膜式血浆分离所替代，临床上膜式血浆分离又分为非选择性血浆置换与选择性血浆置换。

一、临床应用

（一）适应证

目前血浆置换的诊疗范畴已扩展至神经系统疾病、结缔组织病、血液病、肾脏病、代谢性疾病、肝脏疾病、急性中毒及移植等领域大约200多种疾病，其主要适应证如下。

1. 作为首选方法的疾病或综合征　冷球蛋白血症、抗肾小球基底膜病、格林－巴利综合征、高黏滞综合征、栓塞性血小板减少性紫癜、纯合子家族性高胆固醇血症、重症肌无力、药物过量（如洋地黄中毒）、与蛋白质结合的物质中毒、新生儿溶血、自身免疫性血友病甲。

2. 作为辅助疗法的疾病或综合征　急进性肾小球肾炎、抗中性粒细胞胞浆抗体阳性的系统性血管炎、累及肾脏的多发性骨髓瘤、系统性红斑狼疮（尤其是狼疮性脑病）。

（二）治疗技术及要求

1. 血浆置换的频度　一般置换间隔时间为1～2日，连续3～5次。

2. 血浆置换的容量　为了进行合适的血浆置换，需要对正常人的血浆容量进行估算，可按以下公式计算：

$$PV = (1 - HCT)(B + C \times W)$$

式中：PV——血浆容量；HCT——血细胞比容；W——干体重；B——男性为1 530，女性为864；C——男性为41，女性为47.2。

例如一个60kg的男性患者，HCT为0.40，则 $PV = (1 - 0.40)(1\,530 + 41 \times 60)$。如血细胞比容正常（0.45），则血浆容积大致为40mL/kg。

3. 置换液的种类　包括晶体液和胶体液。血浆置换时应用的晶体液为林格液（富含各种电解质），补充量为丢失血浆量的1/3～1/2，500～1 000mL。胶体液包括血浆代用品和血浆制品。血浆代用品包括中分子右旋糖酐、低分子右旋糖酐、羟乙基淀粉（706代血浆），补充量为丢失血浆量的1/3～1/2；血浆制品有5%白蛋白和新鲜冰冻血浆。一般含有血浆或血浆白蛋白成分的液体约占补充液40%～50%。原则上补充置换液时采用先晶后胶的顺序，即先补充电解质溶液或血浆代用品，再补充蛋白质溶液，目的是使补充的蛋白质尽可能少丢失。

4. 置换液补充方式　血浆置换时必须选择后稀释法。

5. 置换液补充原则　等量置换，即丢弃多少血浆，补充多少血浆；保持血浆胶体渗透压正常；维持水、电解质平衡；如应用的胶体液为4%～5%的白蛋白溶液时，必须补充凝血因子；为防止补体和免疫球蛋白的丢失，可补充免疫球蛋白；应用血浆时应注意减少病毒感染机会；置换液必须无毒性、无组织蓄积。

6. 抗凝剂　可使用肝素或枸橼酸钠作为抗凝剂。肝素用量大约为常规血液透析的1.5～2倍。对于无出血倾向的患者，一般首剂量为40～60U/kg，维持量为1 000U/小时，但必须根据患者的个体差异来调整。枸橼酸钠一般采用ACD－A配方，即含22g/L枸橼酸钠和0.73g/L枸橼酸，其用量约为血流速度（mL/分）的1/25～1/15。为防止低血钙，可补充葡萄糖酸钙。

二、常见血浆置换术

（一）非选择性血浆置换

1. 原理　用血浆分离器一次性分离血细胞与血浆，将分离出来的血浆成分全部去除，再置换与去除量相等的 FFP（新鲜血浆）或白蛋白溶液。

2. 适应证　重症肝炎、严重的肝功能不全、血栓性血小板减少性紫癜、多发性骨髓瘤、手术后肝功能不全、急性炎症性多神经炎、多发性硬化症等。

3. 护理评估

（1）对患者的体重、生命体征、神志、原发病、治疗依从性进行评估，并做好相应干预措施。准确的体重有助于确定患者血浆置换的总量；对患者依从性的评估，有利于提升患者对治疗的信心和配合程度；评估可能的并发症以确定干预措施。

（2）对设备、器材、药物等进行评估，做好充分准备；对血浆、白蛋白等做好存放和保管。

（3）确认相关的生化检查（凝血指标），操作过程、治疗参数。

（4）对血管通路及血液流量进行评估，确认静脉回路畅通，以免静脉压增高而引起血浆分离器破膜或再循环。

4. 操作准备

（1）物品准备：配套血路管、血浆分离器、生理盐水 2 000mL、血浆分离机器、心电监护仪等。

（2）药品及置换液准备

1）置换液：置换液成分原则上根据患者的基础疾病制定，如肝功能损害严重、低蛋白血症的患者应适当提高患者胶体渗透压，提高白蛋白成分；血栓性血小板减少性紫癜患者除了常规血浆置换外，可适当补充新鲜血小板；严重肝功能损害患者在血浆置换以后可适当补充凝血因子、纤维蛋白原等。

置换液（以患者置换血浆 3 000mL 为例）主要有两种配方：①白蛋白 60g、低分子右旋糖酐 1 000mL、706 代血浆 500mL、平衡液 1 000mL、5% 或 10% 葡萄糖 500mL（注：白蛋白根据医嘱稀释于 5% 或 10% 葡萄糖溶液 500mL）。②新鲜血浆 1 000mL、706 代血浆 500mL、低分子右旋糖酐 500mL、平衡液 500mL、5% 或 10% 葡萄糖 500mL。以上配方可根据患者病情或需要做适当调整。

2）抗凝剂：由于血浆置换患者大多为高危患者，故在抗凝剂的选择上首选低分子肝素。

3）葡萄糖酸钙：非选择性血浆置换时，在输入大量新鲜血浆的同时，枸橼酸钠也被输入体内，枸橼酸钠可以与体内钙离子结合，造成低血钙，患者出现抽搐，故可适当补充葡萄糖酸钙。

4）激素：由于血浆置换时输入了大剂量的异体蛋白，患者在接受治疗过程中可能出现过敏反应。

（3）建立血管通路：采用深静脉留置导管或内瘘，动脉血流量应达到 150mL/分。静脉回路必须畅通，采用双腔留置导管时注意防止再循环。

5. 操作过程及护理　血浆置换是一种特殊的血液净化方法，操作治疗时应有一个独立的空间，并有专职护士对患者进行管理和监护。术前向患者和家属做好心理护理和治疗风险意识培训，取得患者的积极配合。

（1）打开总电源，打开血浆分离机电源，开机并自检。

（2）连接血路管、血浆分离器，建立通路循环。

（3）阅读说明书，按血浆分离器说明书上的预冲方法，进行管路及血浆分离器的预冲。预冲的血流量一般为 100 ~ 150mL/分，预冲液体量为 1 500 ~ 2 000mL。用 500mL 生理盐水加入 2 500U（20mg）肝素，使血浆分离器和管路肝素化。

（4）设定各项治疗参数：血流量/分、血浆分离量/小时、置换总量、肝素量、治疗时间等。

（5）建立血管通路，静脉端注入抗凝剂（等待 3 ~ 5 分钟，充分体内肝素化），建立血循环，引血时血流量应 <100mL/分。运转 5 ~ 10 分钟后患者无反应，加大血流量至 100 ~ 150mL/分；启动弃浆泵及输液泵。要求保持进出液量平衡，可将弃浆泵及输液泵流量调节至 25 ~ 40mL/分。

（6）观察血浆分离器及弃浆颜色，判断有无破膜现象发生。一旦出现破膜，立即更换血浆分离器。

（7）治疗过程中严密监测生命体征；随时观察跨膜压、静脉压、动脉压变化，防止破膜；观察过敏反应及低钙反应；观察电解质及容量平衡。

（8）及时记录数据；及时处理各类并发症。

（9）下机前评估：患者生命体征、标本采集、抗凝剂总结、治疗目标值情况。

（10）书写记录，患者转运、交班；整理物品；处理好医疗废弃物及环境。

6. 非选择性血浆分离操作流程 见图 11－3。

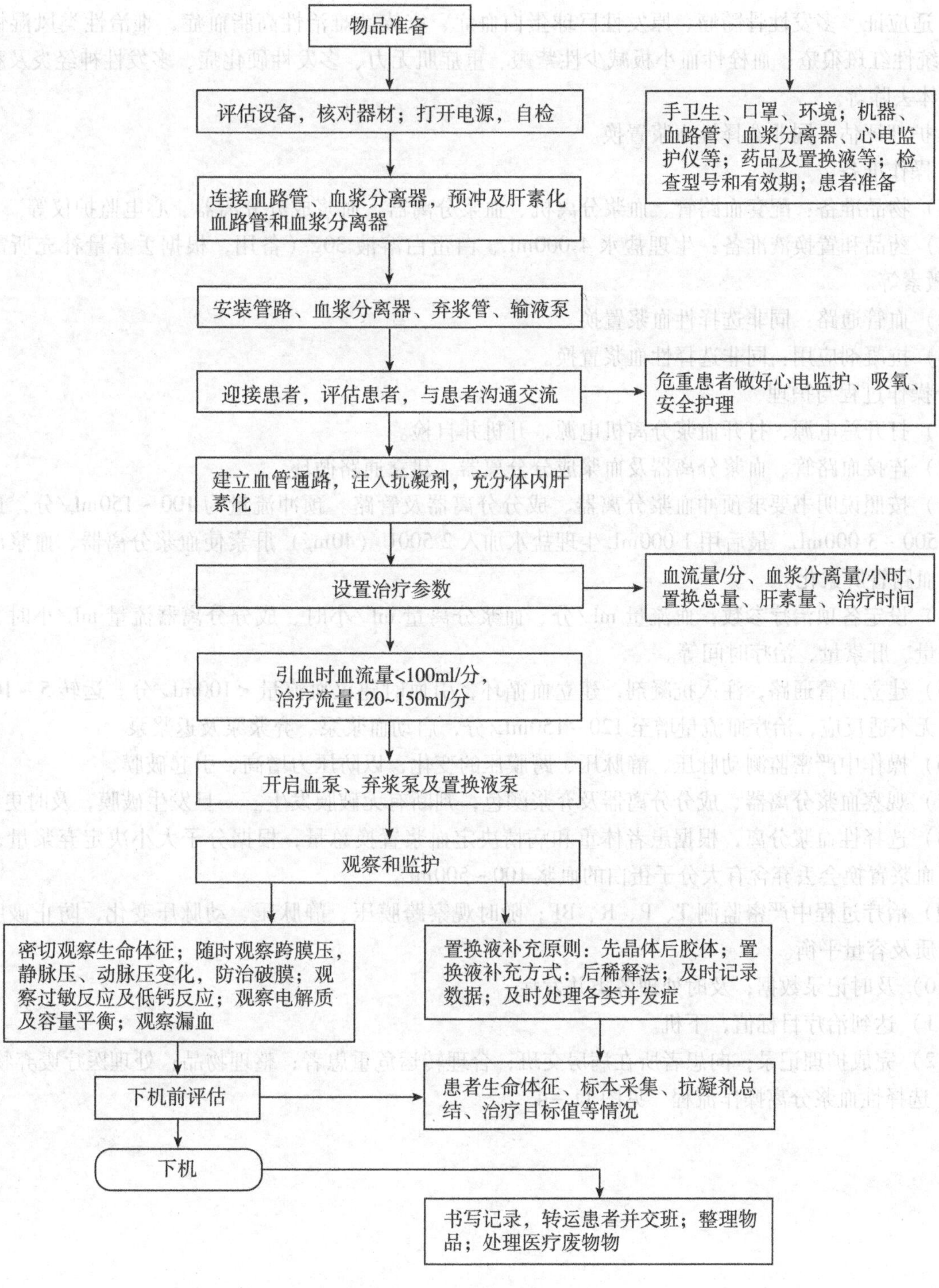

图 11－3 非选择性血浆分离操作流程

（二）选择性血浆置换

1. 原理　选择性血浆置换也称为双重血浆置换。由血浆分离器分离血细胞和血浆，再将分离出的血浆引入血浆成分分离器（血浆成分分离器原则上按照分子量的大小进行选择，如胆红素分离器、血脂分离器等），能通过血浆成分分离器的小分子物质与白蛋白随血细胞回输入体内，大分子物质被滞留而弃去。根据弃去血浆量补充相应的白蛋白溶液，白蛋白的相对分子质量为69 000，当致病物质分子量为白蛋白分子量10倍以上时，可采用选择性血浆置换。

2. 适应证　多发性骨髓瘤、原发性巨球蛋白血症、家族性难治性高脂血症、难治性类风湿性关节炎、系统性红斑狼疮、血栓性血小板减少性紫癜、重症肌无力、多发性硬化症、多发性神经炎及移植前后的抗体去除等。

3. 护理评估　同非选择性血浆置换。

4. 操作准备

（1）物品准备：配套血路管、血浆分离机、血浆分离器、血浆成分分离器、心电监护仪等。

（2）药品和置换液准备：生理盐水4 000mL、白蛋白溶液30g（备用，根据丢弃量补充所需白蛋白）、激素等。

（3）血管通路：同非选择性血浆置换。

（4）抗凝剂应用：同非选择性血浆置换。

5. 操作过程与护理

（1）打开总电源，打开血浆分离机电源，开机并自检。

（2）连接血路管、血浆分离器及血浆成分分离器，建立通路循环。

（3）按照说明书要求预冲血浆分离器、成分分离器及管路。预冲流量为100～150mL/分，预冲液量为2 500～3 000mL。最后用1 000mL生理盐水加入2 500U（40mg）肝素使血浆分离器、血浆成分分离器和血路管肝素化。

（4）设定各项治疗参数：血流量mL/分、血浆分离量mL/小时、成分分离器流量mL/小时、血浆置换总量、肝素量、治疗时间等。

（5）建立血管通路，注入抗凝剂，建立血循环，引血时建议血流量＜100mL/分。运转5～10分钟后患者无不适反应，治疗血流量增至120～150mL/分，启动血浆泵、弃浆泵及返浆泵。

（6）操作中严密监测动脉压、静脉压、跨膜压的变化，以防压力增高，引起破膜，

（7）观察血浆分离器、成分分离器及弃浆颜色，判断有无破膜发生。一旦发生破膜，及时更换。

（8）选择性血浆分离，根据患者体重和病情决定血浆置换总量，根据分子大小决定弃浆量，一次选择性血浆置换会丢弃含有大分子蛋白的血浆100～500mL。

（9）治疗过程中严密监测T、P、R、BP；随时观察跨膜压、静脉压、动脉压变化，防止破膜；观察电解质及容量平衡。

（10）及时记录数据；及时处理各类并发症。

（11）达到治疗目标值，下机。

（12）完成护理记录；向患者所在病房交班；合理转运危重患者；整理物品；处理医疗废弃物。

6. 选择性血浆分离操作流程　见图11－4。

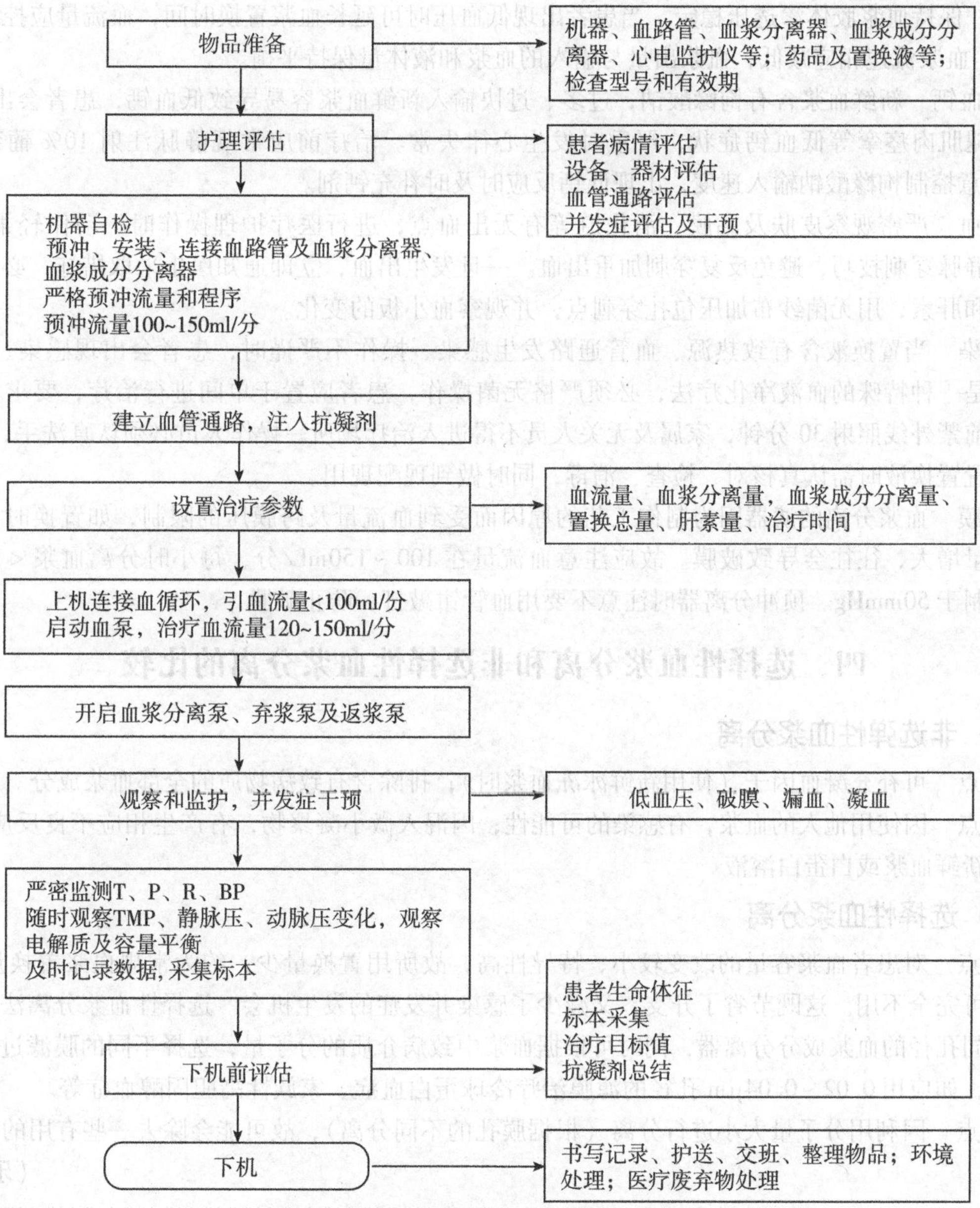

图 11－4　选择性血浆分离操作流程

三、并发症及护理干预

血浆置换的并发症同常规血液净化的并发症、血管通路的相关并发症、抗凝的并发症等。与血浆置换特别相关的并发症如下。

1. 过敏反应　新鲜冰冻血浆含有凝血因子、补体和白蛋白，但由于其成分复杂，常可诱发过敏反应。据文献报道，过敏反应发生率为 0～12%。补充血液制品前，静脉给予地塞米松 5～10mg 或 10% 葡萄糖酸钙 20mL 并选择合适的置换液是预防和减少过敏的关键。

治疗过程中要严密观察，如出现皮肤瘙痒、皮疹、寒战、高热时不可随意搔抓皮肤，应及时给予激素、抗组胺药或钙剂，可摩擦皮肤以缓解瘙痒。治疗前认真执行三查七对，核对血型，血浆输入速度不宜过快。

2. 低血压　引起低血压的主要原因：置换液补充过缓，有效血容量减少；应用血制品引起过敏反应；补充晶体溶液时，血浆胶体渗透压下降。血浆置换中应注意血浆等量置换，即血浆出量应与置换液输入量保持相等。当患者血压下降时可先输入胶体溶液，血压稳定时再输入晶体溶液。要维持水、电解质的平衡，保持血浆胶体渗透压稳定。当患者出现低血压时可延长血浆置换时间，血流量应控制在50～80mL/分，血浆流速相应减低，血浆出量与输入的血浆和液体量保持平衡。

3. 低血钙　新鲜血浆含有枸橼酸钠，过多、过快输入新鲜血浆容易导致低血钙，患者会出现口麻、腿麻及小腿肌肉痉挛等低血钙症状，严重时发生心律失常。治疗前应常规静脉注射 10% 葡萄糖酸钙 10mL，注意控制枸橼酸钠输入速度，出现低钙反应时及时补充钙剂。

4. 出血　严密观察皮肤及黏膜、消化道等有无出血点，进行医疗护理操作时，动作轻柔、娴熟，熟练掌握静脉穿刺技巧，避免反复穿刺加重出血。一旦发生出血，立即通知医生采取措施，必要时用鱼精蛋白中和肝素，用无菌纱布加压包扎穿刺点，并观察血小板的变化。

5. 感染　当置换液含有致热源、血管通路发生感染、操作不严谨时，患者会出现感染、发热等。血浆置换是一种特殊的血液净化疗法，必须严格无菌操作，患者应置于单间进行治疗，要求治疗室清洁，操作前紫外线照射 30 分钟，家属及无关人员不得进入治疗场所。操作人员必须认真洗手，戴口罩、帽子，配置置换液时需认真核对、检查、消毒，同时做到现配现用。

6. 破膜　血浆分离的滤器因为制作工艺的原因而受到血流量及跨膜压的限制，如置换时血流量过大或置换量增大，往往会导致破膜。故应注意血流量在 100～150mL/分，每小时分离血浆 <1 000mL，跨膜压控制于 50mmHg。预冲分离器时注意不要用血管钳敲打，防止破膜。

四、选择性血浆分离和非选择性血浆分离的比较

（一）非选弹性血浆分离

1. 优点　可补充凝血因子（使用新鲜冰冻血浆时）；排除含有致病物质的全部血浆成分。

2. 缺点　因使用他人的血浆，有感染的可能性；因混入微小凝聚物，有产生相应不良反应的可能。必须选用新鲜血浆或白蛋白溶液。

（二）选择性血浆分离

1. 优点　对患者血浆容量的改变较小、特异性高，故所用置换量少，约为常规血浆置换量的 1/4，有时甚至可完全不用。这既节省了开支，又减少了感染并发症的发生机会。选择性血浆分离法不但可选择使用不同孔径的血浆成分分离器，同时可根据血浆中致病介质的分子量，选择不同的膜滤过器治疗不同的疾病，如应用 0.02～0.04μm 孔径的滤膜治疗冷球蛋白血症、家族性高胆固醇血症等。

2. 缺点　因利用分子量大小进行分离（根据膜孔的不同分离），故可能会除去一些有用的蛋白质。

（乐慧君）

第八节　蛋白 A 免疫吸附护理

蛋白 A 免疫吸附（immunoadsorption）是一种最近几年发展起来的新型血液净化方式，是由亲和层析技术发展而来的，是生物亲和分离在血液净化领域的应用。蛋白 A 免疫吸附技术可以治疗传统方法难以奏效的疾病，已经在世界各地进行了大量临床试验，其有效性和安全性已经得到了证实。

一、原理

蛋白 A 免疫吸附是利用基因重组蛋白 A Fc 区段的生物亲和吸附反应原理，将生物活性物质基因重组蛋白 A 用共价耦合的方式固定在特定的载体上（一般为琼脂凝胶）制成吸附柱，当血浆流经吸附柱时，选择性或特异性地有效吸附和去除血液中的过量抗体（主要是 IgG）和免疫复合物，清除患者血液中的致病因子，从而达到净化血液、缓解病情的目的。

二、工作过程

蛋白 A 免疫吸附技术利用膜式血浆分离器将血液分离后，血液从回路侧回入体内；血浆则从端盖

的一头通过吸附柱进行处理。吸附柱中的蛋白A与血浆中致病性抗体（特别是IgG类抗体）及其免疫复合物结合，当吸附柱上的抗体饱和时，将吸附柱的pH降至2.3～2.5，蛋白A与所结合抗体解离，抗体被洗脱清除，当pH恢复至7.0时，蛋白A又恢复吸附能力，这样可不断循环吸附特异性致病性抗体，将通过吸附的血浆回输人体，从而达到治疗疾病的目的。

三、临床应用

蛋白A免疫吸附疗法临床应用广泛，且疗效确切，主要用于治疗自身免疫系统疾病和神经系统疾病，去除体内某些特定的物质。其适应证如下。

（一）自身免疫性疾病

（1）系统性红斑狼疮（SLE）：是最常见的结缔组织病，用吸附柱能大量清除抗DNA抗体、抗磷脂抗体等。

（2）类风湿性关节炎（RA）或重度风湿性关节炎。

（二）器官移植

（1）移植前：高群体反应抗体（panel reactive antibody，PRA）和交叉配型试验（CDC）；移植失败后再次移植。

（2）移植后：急性体液免疫性排斥，强化IA联合抗排斥药物，可使排斥反应逆转。

（三）血液系统疾病

（1）血栓性血小板减少性紫癜（TTP）、特发性血小板减少性紫癜（ITP）。

（2）伴有免疫复合物的过敏性紫癜。

（四）肾脏病

（1）抗GBM抗体综合征（goodpasture syndrome）。

（2）新月体肾炎。

（五）皮肤病

（1）天疱疮、类天疱疮。

（2）皮肌炎。

（3）结节性多动脉炎。

（六）其他

（1）扩张性心肌病（DCM）。

（2）透析相关性 β_2 微球蛋白淀粉样变。

（3）伴有抗精子抗体的不孕症。

四、操作及流程

（一）物品准备

（1）配套机器及循环管路、血浆分离器、吸附柱；废液袋、pH计或精密pH试纸等。检查各种物品的外包装及有效期。

（2）药物准备：抗凝剂、洗脱液、平衡液、保存液、生理盐水、葡萄糖酸钙、地塞米松等。

（3）监护抢救物品：氧气设备、心电监护、血压表、定时器等。

（二）患者准备及评估

（1）向患者解释免疫吸附的方法和意义，指导患者调整心理状态，消除紧张、焦虑情绪，从而对治疗充满信心，积极配合医务人员做好治疗的准备。

（2）术前做好相关检查：血型、凝血全套、免疫全套、抗体、血电解质、肾功能、肝功能等。

（3）吸附治疗当日测量体温、脉搏、呼吸、血压及体重，必要时可连接心电监护系统和供氧设备。

（4）建立血管通路：免疫吸附前应评估患者的血管通路。由于免疫吸附治疗时血液流量要求在80～120mL/分，故主要选择四肢大静脉穿刺，以便血液抽吸和回输畅通。患者血管条件不佳时，治疗前应建立临时性血管通路，如股静脉、锁骨下静脉或中心静脉留置导管，以保证2～4周的免疫吸附治疗。

（5）签署知情同意书。

（三）操作方法

蛋白A免疫吸附治疗分单柱免疫吸附和双柱免疫吸附治疗。

1. 单柱免疫吸附治疗法　由于蛋白A免疫吸附包括了血浆分离及血浆吸附两个过程，故在治疗前必须先做好血浆分离部分的连接与预冲。

（1）连接与预冲

1）连接循环管路和血浆分离器，用1 000mL生理盐水从动脉端进行预冲。

2）排除蛋白A免疫吸附柱内的保存液（具有防腐消毒作用），并连接相应管路。将2 000mL生理盐水从吸附柱的入口处注入，进行预冲。

3）用1 000mL生理盐水加上2 500U肝素，分别将血浆分离部分的循环管路及免疫吸附部分的循环管路进行再预冲。

4）根据机器提示，将血浆分离、免疫吸附两部分进行有效连接。如将连续肾脏替代疗法所用的机器用于免疫吸附时，必须将所有的连接部分、监护部分进行检查和测试后再应用，以确保患者安全。

（2）患者的连接

1）建立血管通路。

2）注入抗凝剂。

3）连接血浆置换部分。

4）设置血液流量和置换血浆流量，全血以90～120mL/分的速度流经血浆分离器分浆；血液有形成分通过血浆分离器回输入体内。

5）分离后的血浆由蛋白A免疫吸附柱进行吸附，血浆流量为25～35mL/分；吸附10～12分钟后（血浆流量250～420mL），停止血浆分离，用50mL生理盐水将血浆回输体内。

6）夹闭血浆泵，将吸附后的血浆通路转至废液通道，然后打开洗脱泵，用甘氨酸洗脱液洗脱吸附柱黏附的蛋白质和抗体，用pH计或精密pH试纸于废液出口处进行测试，当pH≤2.3时，洗脱过程完成。

7）夹闭洗脱泵，打开平衡泵，用平衡液对吸附柱进行平衡，用pH计或精密pH试纸于废液出口处进行测试，当pH≥7时，平衡过程完成，吸附柱再生。

8）用50～100mL生理盐水置换出平衡液。

9）夹闭再生泵，将废液通道转至血浆通路，打开血浆泵，开始下一循环治疗。

10）常规治疗量是患者血浆容量的2～3倍。

（3）回血：常规治疗量完成后，应进行回血。

1）留取血液标本。

2）连接生理盐水，将蛋白A免疫吸附柱内的血浆回输患者。

3）卸下免疫吸附柱，做消毒贮存处理。

4）按常规将血浆分离器内的血液回输患者。

（4）吸附柱的消毒和保存：每次吸附治疗结束时，将血浆回输给患者，然后对吸附柱进行洗脱、平衡，再应用贮存液（含0.1%迭氮钠的磷酸盐缓冲液，pH7.4）冲洗、注满吸附柱，将管路两端进行密闭连接，置于无菌袋内，于1～10℃下冷藏保存（注明患者姓名、床号、使用次数、消毒日期、消毒液名称、操作者姓名）。为防止污染，在整个准备、治疗和后处理操作中，应注意保持无菌。

2. 双柱免疫吸附治疗法　顾名思义，双柱蛋白A免疫吸附治疗是在血浆置换后有两个蛋白A免疫吸附柱。当第一个蛋白A免疫吸附柱在进行血浆吸附时（包括吸附、回输、洗脱、平衡、再生），第二个吸附柱也冲洗完毕，两个柱工作状态开始自动转换。当第一个吸附柱吸附抗体饱和后（约10分钟），第二个柱开始吸附血浆而第一个柱进行再生。方法：由酸液泵和缓冲液泵自动混合两种液体（酸和缓冲剂，预先配制好），形成一种有 pH 梯度（2.2~7.0）的液体进入该柱，蛋白 A 吸附柱上的抗体遇酸后脱落，随即被缓冲液冲走，进入吸附废液袋内并弃去；当吸附柱内 pH 值恢复到 7.0 时，第二个柱又饱和，两个柱工作状态又转换（每 10 分钟转换一次）。被吸附过的血浆（不含抗体血浆或再生血浆）进入血浆袋内，并通过泵回输患者体内。整个治疗过程均由电脑控制，达到事先设定的血浆循环总量和要排出的 IgG 总量。

五、护理干预

在操作和观察中应严格执行各种操作规程，严密监护，防止各种并发症的发生。

（1）密切观察血压、脉搏，每 30 分钟测量一次。注意患者神态、呼吸、面色等改变，做好治疗和护理记录。询问患者有无口麻、头昏、头晕、心悸等症状。

（2）吸附过程中，注意各种参数的准确选择，如血泵流速、血浆分离量等，防止血浆分离器破膜、凝血等。

（3）吸附过程中，严密观察洗脱、平衡过程并检测 pH，防止血浆丢失，防止洗脱液流入体内。人工监护时，操作护士必须坚守岗位，使用定时装置，严格确认 pH 后再进行洗脱和平衡。

（4）准确合理使用抗凝剂，观察抗凝剂的使用效果和使用后的并发症。

（5）准确留取血液标本和流出液标本。

（6）吸附治疗中输入过多的枸橼酸抗凝溶液，易引起低血钙反应。术前常规给予葡萄糖酸钙，以免发生严重的枸橼酸反应。

六、操作技术流程（单柱蛋白 A 免疫吸附）

见图 11－5。

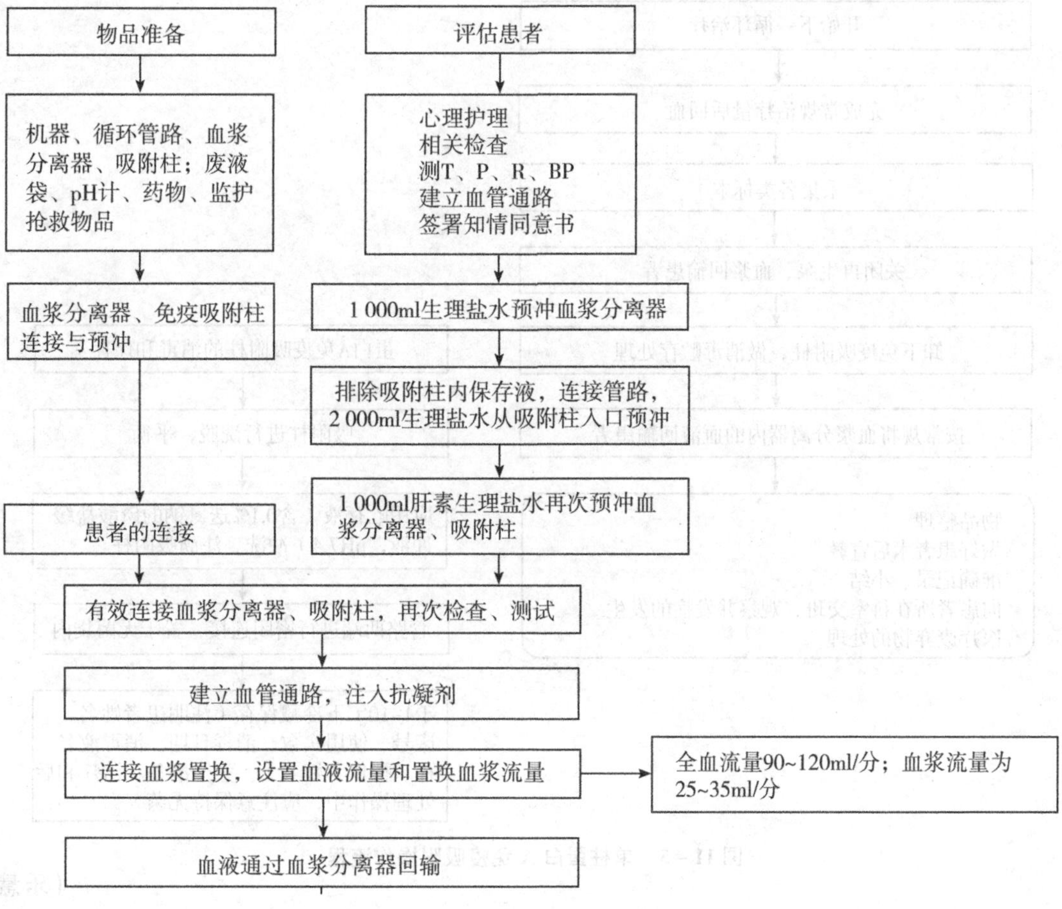

血浆由蛋白A免疫吸附柱进行吸附
吸附10~12分钟后（血浆流经250~420ml）
停止血浆分离
用50ml生理盐水将血浆回输体内
夹闭血浆泵，将吸附后的血浆通路转至废液通道，打开洗脱泵
洗脱液洗脱吸附柱黏附的蛋白和抗体
洗脱液为无菌的甘氨酸溶液(pH2.2)
废液出口测试pH，pH≤2.3时，洗脱过程完成
夹闭洗脱泵，打开平衡泵
平衡液为无菌的磷酸盐缓冲液(pH7.4)
废液出口处测试pH，当pH≥7时，平衡过程完成，吸附柱再生
50~100ml 生理盐水置换出平衡液
夹闭再生泵，将废液通道转回至血浆通路，打开血浆泵
开始下一循环治疗
完成常规治疗量后回血
采集各类标本
关闭再生泵，血浆回输患者
卸下免疫吸附柱，做消毒贮存处理
蛋白A免疫吸附柱的消毒和保存
按常规将血浆分离器内的血液回输患者
吸附柱进行洗脱，平衡
物品整理
做好患者术后宣教
准确记录、小结
向患者所在科室交班，观察并发症的发生
医疗废弃物的处理
应用贮存液（含0.1%迭氮钠的磷酸盐缓冲液，pH7.4）冲洗、注满吸附柱
管路两端进行密闭连接，置于无菌袋内
于1~10℃下冷藏保存（注明患者姓名、床号、使用次数、消毒日期、消毒液名称、操作者姓名）。整个准备、治疗和后处理操作中，应注意保持无菌

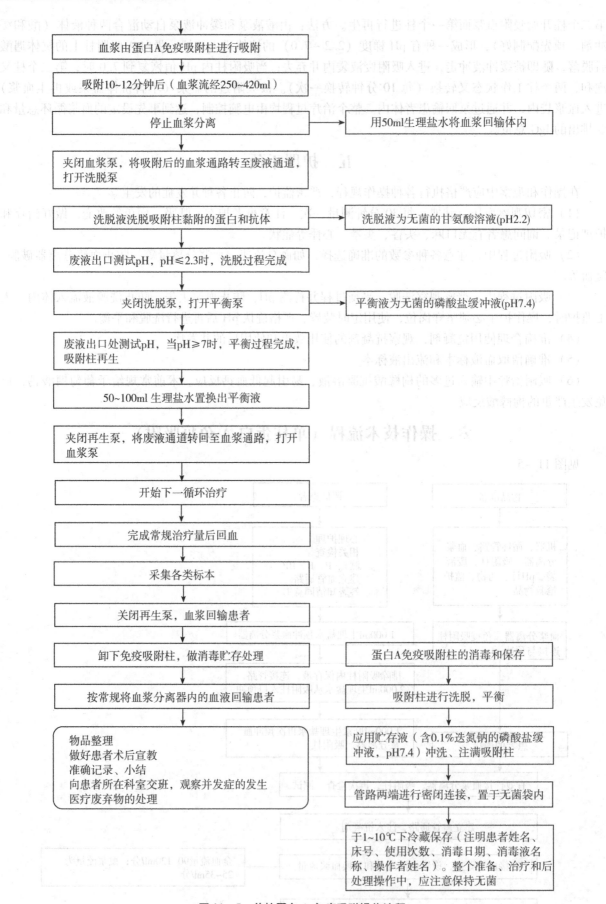

图 11－5　单柱蛋白 A 免疫吸附操作流程

（乐慧君）

参考文献

[1] 王爱平．现代临床护理学．北京：人民卫生出版社，2015.
[2] 徐燕，周兰姝．现代护理学．北京：人民军医出版社，2015.
[3] 黄人健，李秀华．现代护理学高级教程．北京：人民军医出版社，2014.
[4] 李淑迦，应兰．临床护理常规．北京：中国医药科技出版社，2013.
[5] 尹安春，史铁英．内科疾病临床护理路径．北京：人民卫生出版社，2014.
[6] 唐少兰，杨建芬．外科护理．北京：科学出版社，2015.
[7] 史淑杰．神经系统疾病护理指南．北京：人民卫生出版社，2013.
[8] 黄素梅，张燕京．外科护理学．北京：中国医药科技出版社，2013.
[9] 丁淑贞，丁全峰．骨科临床护理．北京：中国协和医科大学，2016.
[10] 宁宁，朱红，陈佳丽．骨科护理手册（第2版）．北京：科学出版社，2015.
[11] 朱霞明，童淑萍．血液系统疾病护理实践手册．北京：清华大学出版社，2016.
[12] 田姣，李哲主．实用普外科护理手册．北京：化学工业出版社，2017.
[13] 崔焱，仰曙芬．儿科护理学（第6版）．北京：人民卫生出版社，2017.
[14] 束余声，王艳．外科护理学．北京：科学出版社有限责任公司，2017.
[15] 范保兴，张德．外科护理学（第3版）．北京：科学出版社有限责任公司，2017.
[16] 刘芳，杨莘，高岚．神经内科重症护理手册．北京：人民卫生出版社，2017.
[17] 李建民，孙玉倩．外科护理学．北京：清华大学出版社，2014.
[18] 朱建英，叶文琴．创伤骨科护理学（第2版）．北京：科学出版社，2017.
[19] 李俊华，曹文元．成人护理（上册）——内外科护理．北京：人民卫生出版社，2015.
[20] 丁淑贞，李平．实用特殊科室护理管理．北京：中国协和医科大学出版社，2014.
[21] 吴蓓雯．肿瘤专科护理．北京：人民卫生出版社，2012.
[22] 胡雁，陆箴琦．实用肿瘤护理（第2版）．上海：上海科学技术出版社，2013.
[23] 尤黎明，吴瑛．内科护理学（第6版）．北京：人民卫生出版社，2017.
[24] 黄人健，李秀华．内科护理学高级教程．北京：人民卫生出版社，2016.
[25] 黄人健，李秀华．妇产科护理学高级教程．北京：中华医学电子音像出版社，2018.
[26] 安力彬，陆虹主．妇产科护理学（第6版）．北京：人民卫生出版社，2017.